UTB

Eine Arbeitsgemeinschaft der Verlage

Böhlau Verlag · Wien · Köln · Weimar
Verlag Barbara Budrich · Opladen · Toronto
facultas.wuv · Wien
Wilhelm Fink · München
A. Francke Verlag · Tübingen und Basel
Haupt Verlag · Bern · Stuttgart · Wien
Julius Klinkhardt Verlagsbuchhandlung · Bad Heilbrunn
Mohr Siebeck · Tübingen
Nomos Verlagsgesellschaft · Baden-Baden
Ernst Reinhardt Verlag · München · Basel
Ferdinand Schöningh · Paderborn · München · Wien · Zürich
Eugen Ulmer Verlag · Stuttgart
UVK Verlagsgesellschaft · Konstanz, mit UVK / Lucius · München
Vandenhoeck & Ruprecht · Göttingen · Bristol
vdf Hochschulverlag AG an der ETH Zürich

PsychoMed compact – Band 6

Die Reihe wurde begründet von Prof. Dr. Hans Peter Rosemeier (†) und Prof. Dr. Nicole von Steinbüchel; sie wird herausgegeben von Prof. Dr. Elmar Brähler und Prof. Dr. Nicole von Steinbüchel.

Tewes Wischmann

Einführung Reproduktionsmedizin

Medizinische Grundlagen – Psychosomatik – Psychosoziale Aspekte

Ernst Reinhardt Verlag München Basel

PD Dr. sc. hum. *Tewes Wischmann*, Dipl.-Psych., Psychologischer Psychotherapeut, Psychoanalytiker (DGAP), lehrt Medizinische Psychologie am Klinikum der Universität Heidelberg und leitet die psychotherapeutischen Ambulanzangebote des Institutes.

Bibliografische Information der Deutschen Nationalbibliothek

Die Deutsche Nationalbibliothek verzeichnet diese Publikation in der Deutschen Nationalbibliografie; detaillierte bibliografische Daten sind im Internet über <http://dnb.d-nb.de> abrufbar.

UTB-Band-Nr.: 3757
ISBN 978-3-8252-3757-8

Printed in Germany
Einbandgestaltung: Atelier Reichert, Stuttgart
Covermotiv: © guenter2, sitox / istockphoto.com
Satz: ew print & medien service gmbh, Würzburg

Ernst Reinhardt Verlag, Kemnatenstr. 46, D-80639 München
Net: www.reinhardt-verlag.de E-Mail: info@reinhardt-verlag.de

Inhalt

Hinweise zur Benutzung dieses Lehrbuches

Zur schnelleren Orientierung werden in den Randspalten Piktogramme benutzt, die folgende Bedeutung haben:

Literaturempfehlung

Begriffserklärung, Definition

Pro und Contra, Kritik

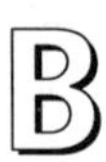

Beispiel

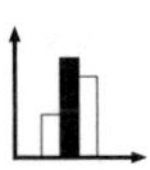

Forschungen, Studien

Fragen zur Wiederholung am Ende des Kapitels

Vorwort

Ende 1989 begann meine Tätigkeit am Universitätsklinikum Heidelberg. Eine Kollegin aus der Medizinischen Psychologie arbeitete bereits einige Jahre eng mit den Ärztinnen und Ärzten der Kinderwunsch-Sprechstunde an der Universitäts-Frauenklinik Heidelberg zusammen und führte regelmäßig Gespräche mit Frauen vor deren ersten IVF-Versuchen. Damals war Kinderwunschberatung noch „reine Frauensache“: Der Partner war meist gar nicht erst zum Gespräch eingeladen worden. Eine Zeit lang leisteten wir uns den Luxus, als „Beraterpaar“ zusammen mit dem Kinderwunschpaar zu sprechen, wobei die Teilnahmebereitschaft aufseiten der Männer ausgesprochen hoch war (was vielleicht auch auf die Anwesenheit des männlichen Beraters zurückzuführen war).

Inhaltlich war unsere Kinderwunschberatung anfangs an der damals (im deutschsprachigen Raum) noch vorherrschenden psychosomatisch-psychoanalytischen Sichtweise orientiert: Die „Sterilität“ wurde als Ausdruck unbewusster Konflikte gegenüber Mutter- bzw. Elternschaft gedeutet, also überwiegend als „psychogene Sterilität“ (s. Kap. 8.1). Eine solche pathologieorientierte Sichtweise in einer professionellen Kinderwunschberatung erscheint heutzutage nahezu unvorstellbar, fristet aber in Nischen noch ihr Dasein. So wird beispielsweise in einem aktuellen Psychosomatik-Kompendium unter der Überschrift „Sterile Partnerschaft“ u.a. dieser „Persönlichkeitstyp“ skizziert: „Frauen, die Mutterschaft als Quelle von Sorgen und Hässlichwerden fürchten.“ (Klußmann/Nickel 2009, 460) Professionelle psychosoziale Kinderwunschberatung vertritt diesen Ansatz heutzutage selbstverständlich nicht mehr, sondern fokussiert auf das Erleben und die erfolgreiche Bewältigung dieser Krisenerfahrung durch die betroffenen Frauen und Männer.

Im Dezember 1989 erfolgte die Ausschreibung des Bundesforschungsministeriums zur Förderung von Vorhaben im Bereich der Fertilitätsstörungen, mit dem Schwerpunkt der psychosozialen Aspekte. In der Studie „Heidelberger Kinderwunsch-Sprechstunde“ wurden ab 1994 in sechseinhalb Jahren über 375 Paare beraten und wissenschaftlich begleitet, psychologische Fragebögen von insgesamt über 900 Paaren wurden ausgewertet (Wischmann 2004). In dieser Zeit veränderte sich das Beratungskonzept grundlegend, insbesondere aufgrund unserer klinischen Erfahrung, der Studienergebnisse und unter Berücksichtigung der Entwicklungen im angelsächsischen Raum. Hierhin gehört der Begriff der „Entpathologisierung“: Alle anspruchsvollen Studien zeigen, dass Paare mit unerfülltem Kinderwunsch (mit oder ohne medizinischen Befund) in der Regel psychologisch völlig unauffällig sind, genauso wie Familien nach assistierter Reproduktion oder ungewollt kinderlos bleibende Frauen und Männer (s. Kap. 8.2). Die psychosozialen Auswirkungen des Kinderwunsches und insbesondere der reproduktionsmedizinischen Behandlung sind dagegen lange unterschätzt worden – und sie werden es von betroffenen Paaren und in der Laienöffentlichkeit immer noch.

Was sind die jüngsten Entwicklungen? Psychosoziale Kinderwunschberatung professionalisiert sich zunehmend, z. B. in der „Deutschen Gesellschaft für Kinderwunschberatung“ (www.bkid.de). Sie wird präsenter in der Öffentlichkeit und in den meisten reproduktionsmedizinischen Zentren. Eine internationale Vernetzung der psychosozialen Beratungsverbände hat sich bereits etabliert (www.iico-infertilitycounseling.org). Neu im Beratungsalltag ist der Umgang mit Paaren, die reproduktionsmedizinische Verfahren im Ausland in Anspruch nehmen (wollen); Stichwort „reproduktives Reisen“ (s. Kap. 6 und 10.5).

Der Darstellung der reproduktionsmedizinischen Grundlagen in diesem Buch liegen die Bücher von Strowitzki (1998), Diedrich und Kunz (2005) und Gienger und Gienger (2009) sowie das Medienpaket „Kinderwunsch“ der BZgA (1999) und der TAB-Arbeitsbericht „Fortpflanzungsmedizin“ (Revermann/Hüsing 2011) zugrunde. Für präzise und verbindliche medizinische Angaben wird in den relevanten Kapiteln immer auf die von Ärzten verfassten Standardlehrbücher zu dieser Thematik verwiesen. Dieses Buch soll und kann die persönliche medizinische Beratung durch die entsprechend ausgebildete Ärztin oder den Arzt selbstverständlich nicht ersetzen. Ebenso wenig macht dieses Buch eine professionelle psychosoziale Kinderwunschberatung überflüssig. Es richtet sich auch nicht vorwiegend an Betroffene als an Studierende der Psychologie, Medizin, Sozialpädagogik und -arbeit und des Gesundheitswesens, an Dozenten der Gynäkologie und der Psychosomatik sowie an Fachjournalisten. Auf eine detaillierte Darstellung der psychosozialen Beratungsinhalte wurde hier verzichtet, es sei auf das Beratungsmanual von Stammer und Kollegen (2004) und den Patientenratgeber von Wischmann und Stammer (2010) verwiesen. Da sich die (sozial) rechtlichen Rahmenbedingungen der reproduktionsmedizinischen Maßnahmen sowohl in Deutschland als auch sonst in Europa ständig verändern, können die hier gemachten Aussagen nur auf den Stand Ende 2011 bezogen werden und müssen auf ihre Aktualität und rechtliche Verbindlichkeit jeweils überprüft werden.

Gerne danke ich den Reihenherausgebern Prof. Dr. Nicole von Steinbüchl und Prof. Dr. Elmar Brähler für das Angebot, dieses Buch in der Reihe „PsychoMed compact" erscheinen lassen zu dürfen. In großem Maße dankbar bin ich der Lektorin Dipl.-Psych. Ulrike Landersdorfer für ihre geduldige und Mut machende Haltung sowie den anderen Mitarbeiterinnen und Mitarbeitern des Ernst Reinhardt Verlags für ihre Unterstützung und Hilfestellung. Herrn Dr. Dieter Grundmann danke ich für die Erstellung der Illustrationen in Kapitel 3. Ich hoffe, dass alle an der Reproduktionsmedizin und deren psychosozialen Aspekten Interessierten hier mit diesem Buch eine anregende Lektüre vorfinden.

Heidelberg, im Sommer 2012 Tewes Wischmann

1 Einführung

Die Entwicklung der Reproduktionsmedizin fand ihren ersten Höhepunkt in der Geburt von Louise Joy Brown 1978, ein Ereignis, das dem Nobelpreiskomitee im Jahre 2010 einen Nobelpreis für Sir Robert Edwards, einem der beiden Pioniere von damals, würdig war (s. Kap. 4.1). Ein weiterer Höhepunkt, nämlich die erfolgreiche reproduktive Klonierung menschlicher Embryonen, entpuppte sich 2006 hingegen als wissenschaftliche Fälschung (Wischmann 2006a).

erstes „Retortenbaby"

Was die Forschung zu menschlichen Stammzellen für die Reproduktionsmedizin zukünftig erbringen wird, ist noch völlig offen. Inzwischen dürften weltweit mehr als vier Millionen Kinder nach Verfahren der assistierten Reproduktion auf die Welt gekommen sein, in Deutschland sind es allein über 160.000 Kinder (Stand Ende 2011). Aus medizinischer Sicht gilt die sog. „künstliche Befruchtung", also die In-vitro-Fertilisation, deshalb inzwischen als Standardverfahren, aus ethischer Sicht allerdings nicht so ohne Weiteres (s. Kap. 5).

Risiken

Was trotz allem Fortschritt aber immer wieder im Schatten der Wahrnehmung zu entschwinden droht, ist, dass viele Paare die reproduktionsmedizinische Behandlung ohne Kind verlassen müssen (s. Kap. 4.4.2) bzw. dass Paare mit Mehrlingsschwangerschaften nach assistierter Reproduktion erhebliche Risiken in Kauf nehmen (s. Kap. 4.5 und 4.6). Eine Senkung der Mehrlingsrate nach reproduktionsmedizinischer Behandlung ist mit entsprechenden Techniken ohne Weiteres möglich, würde in Deutschland jedoch rechtliche Veränderungen erforderlich machen (s. Kap. 6). Alternativmedizinische Verfahren werden von einigen, die der Schulmedizin sehr kritisch gegenüberstehen, als vollwertiger Ersatz zur assistierten Reproduktion gesehen (s. Kap. 7), viel häufiger werden diese aber flankierend zur Reproduktionsmedizin eingesetzt.

psychosoziale Aspekte

Den eben aufgezeigten rasanten (bzw. rasant erscheinenden) medizinischen Entwicklungen hinkte lange Zeit die Beschäftigung mit den psychosozialen Facetten der Reproduktionsmedizin hinterher. Inzwischen ist wissenschaftlich in diesem Bereich viel erforscht worden. Der Forschungsstand zu diesen psychosomatischen und psychosozialen Aspekten basiert längst nicht mehr nur auf anekdotischen Einzelfallbetrachtungen (s. Kap. 8.1). Es liegen zahlreiche kontrollierte Studien und Metaanalysen vor, national und international sind zwischenzeitlich Leitlinien zu diesem Fachbereich erstellt worden (s. Kap. 9).

professionelle psychosoziale Beratung

In Deutschland sind erst in jüngster Zeit Überlegungen zu einer breiten und niedrigschwelligen Implementierung psychosozialer Beratungsangebote für Frauen und Männer mit unerfülltem Kinderwunsch angestellt worden (Revermann/Hüsing 2011). Wie eine professionelle psychosoziale Beratung inhaltlich strukturiert sein sollte, steht demgegenüber bereits schon einige Zeit fest (Stammer et al. 2004):

- Eine die aktuellen Erkenntnisse integrierende psychosoziale Kinderwunschberatung hat den emotionalen „Impact" dieser existenziellen Krise für die Betroffenen als Beratungsfokus zum Inhalt, ggf. allerdings auch die Fertilität möglicherweise schädigendes Verhalten (s. Kap. 8.2.2).
- Sie ist im Gesprächsablauf transparent, entstigmatisiert und aktiviert die Ressourcen des Paares (s. Kap. 10.2).
- Die regelhaft auftretenden emotionalen Krisen („Achterbahn der Gefühle") und die möglichen sexuellen Funktionsstörungen werden in der Beratung antizipiert, aktiv angesprochen und akzeptiert, was in der Regel zur Entlastung des Paares führt (s. Kap. 10.3).
- Das meist unterschiedliche emotionale Erleben der ungewollten Kinderlosigkeit bei beiden Partnern ist zu berücksichtigen (s. Kap. 8.3).
- Bei einseitigen Schuldzuweisungen wird eine verstehende und ergebnisoffene Haltung vonseiten der Berater gewahrt (s. Kap. 10.1).
- Letztlich sollte die Kinderwunschberatung dem Paar ermöglichen, sich vom „Traum vom eigenen Kind" – zumindest zeitweise – zu verabschieden und das Leben „außerhalb des Kinderwunsches" wiederzuentdecken und zu revitalisieren (s. Kap. 8.5).
- Bei der Behandlung mit Gametenspende gilt es, die Besonderheiten dieser Art von Familienbildung (wie Spenderanonymi-

tät und Kindesaufklärung) bereits im Vorfeld mit dem Paar zu besprechen (s. Kap. 4.7).

„Geschäft mit der Hoffnung"

Der „Traum vom eigenen Kind" verleitet viele Paare dazu, auch Verfahren der Reproduktionsmedizin in Anspruch zu nehmen, deren Wirksamkeit mehr als umstritten ist (s. Kap. 4.8). Ob es sich um Techniken der Spermienselektion handelt wie PICSI („physiological intracytoplasmic sperm injection", Worrilow et al. 2009) oder IMSI („intracytoplasmic morphological selected sperm injection", Bartoov et al. 2003) oder um den sog. „embryo glue" (Valojerdi et al. 2006): Im besten Fall handelt es sich hier um Pilotversuche ohne greifbare Erfolge, im schlechtesten Fall ausschließlich um Geschäfte mit der Hoffnung ungewollt kinderloser Frauen und Männer. Meistens sind sie allerdings beides. Genau das Gleiche gilt für die manchmal nahezu bizarr zu nennenden Interventionen aus dem psychosozialen Bereich mit dem Ziel der Steigerung der Schwangerschaftsraten, die es bis zur Publikation in internationale Fachzeitschriften gebracht haben: Seien es Hypnotherapie bei der In-vitro-Fertilisation (Levitas et al. 2006) oder das sog. „Medical Clowning", also der Einsatz von professionellen Clown-Darstellern im medizinischen Kontext, hier zur Verbesserung der Schwangerschaftsrate bei assistierter Reproduktion (Friedler et al. 2011). In der Regel erfahren diese Publikationen – zumindest kurzfristig – eine hohe Resonanz in der Boulevard-Presse. Allerdings sind solche Studien durch andere Forschergruppen – zumindest bisher – nicht repliziert worden.

Diesen breit gefächerten Entwicklungen der Reproduktionsmedizin in allen ihren Aspekten erleben sich die betroffenen Paare mit unerfülltem Kinderwunsch nahezu alleine gegenüberstehend. Meist völlig unerwartet von der Erfahrung geschockt, dass es Probleme beim Schwangerwerden und Kinderkriegen gibt, müssen sie sich erst in dem Dschungel der vielfältigen reproduktionsmedizinischen Angebote mit ihren Versprechungen orientieren. Hier ist es sowohl für psychosoziale Berater als auch für medizinische Behandler – und auch alle anderen professionellen Fachkräfte in diesem Bereich – unerlässlich, neben der sachbezogenen Informationsvermittlung auch empathische Gesprächsführungskompetenz auf dem Hintergrund einer wertschätzenden Haltung zu zeigen. Dazu ist es außerordentlich hilfreich zu wissen, was in von unerfülltem Kinderwunsch betroffenen Frauen und Männern vor sich geht, welche Gedanken, Gefühle und Fantasien diese in den verschiedenen Stadien der Auseinandersetzung mit dieser Krise beschäftigen. Daher die Lesetipps am Ende dieses Kapitels: Von (ehemals) betroffenen Frauen und Männern geschrieben und auch deshalb so anregend, weil sie aufzeigen, dass jede noch so große Krise etwas erfolgreicher bewältigt werden kann, wenn der Sinn für Humor nicht völlig verloren geht.

Albarelli, F., Widhalm, S. (2010): Eiertanz. Das Kinderwunschbuch. mgv-Verlag, München

Bednarz, D. (2009): Überleben an der Wickelfront. Vom Elternglück in den besten Jahren. Goldmann Verlag, München

Moretti, C., Moretti, M. (2012): Baby-Bingo: Die Achterbahnfahrt eines glücklichen Paares in der Kinderwunschzeit. Diana Verlag, München

Wegener, F. (2011): Nichtschwimmer. Ullstein Taschenbuch Verlag, Berlin

2 Historisches, Mythen und Märchen

Fruchtbarkeitsgottheiten

Fruchtbarkeit und die damit verknüpften Mythen hatten seit jeher eine sehr große Bedeutung für die Menschen. Alte Gottheiten waren für die Fruchtbarkeit in wahrscheinlich jeder Kultur der Menschheit zuständig: Die Göttinnen Demeter in Griechenland und Ceres im alten Rom, bei den Germanen Freya und Kokopelli bei den Indianern Nordamerikas. Neben den verschiedenen angebeteten Gottheiten gab es auch schon immer diverse Riten zur Erhaltung und Steigerung der Fruchtbarkeit. Viele Geschichten ranken sich um den Kinderwunsch, manche muten magisch an, werden aber auch heutzutage durchgeführt. Über manche kann man schmunzeln. Schließlich sind die Themen Fruchtbarkeit, Kinderwunsch und ungewollte Kinderlosigkeit auch Inhalte von Märchen und Sagen. In diesem Kapitel wird ein Überblick über Historisches, Mythen und Märchen gegeben.

2.1 Glaube und Aberglaube

Leihmutterschaft in der Bibel

Eines der häufigsten Zitate im Zusammenhang mit ungewollter Kinderlosigkeit entstammt dem Alten Testament:

> „Rahel, die Gattin des Jakob sprach in ihrer Verzweiflung zu ihm: ‚Schaffe mir Kinder, wo nicht, sterbe ich.' Jakob aber ward sehr zornig auf Rahel und sprach: ‚Bin ich doch nicht Gott, der dir deines Leibes Frucht nicht geben will.' Sie aber sprach: ‚Siehe, da ist meine Magd Bilha; gehe zu ihr, dass sie auf meinen Schoß gebäre und ich doch durch sie aufgebaut werde.' Und sie gab ihm also Bilha, ihre Magd, zum Weibe, und Jakob ging zu ihr. Also ward Bilha schwanger und gebar Jakob einen Sohn. […] Gott gedachte aber an Rahel und erhörte sie und machte sie fruchtbar. Da ward sie schwanger und gebar einen Sohn und sprach: ‚Gott hat meine Schmach von mir genommen.'" (1. Mose 30)

Dieses Zitat weist auf drei Dinge hin: Erstens verdeutlicht es den Leidensdruck der ungewollt kinderlosen Frau, die diesen Zustand als Schmach oder Schande empfand, gelegentlich sogar als

Strafe für vergangene Sünden. Zweitens illustriert es, dass Leihmutterschaft schon eine lange Tradition hat. In der Bibel finden sich noch etliche Beispiele, u.a. auch bei Sara und Abraham. Drittens zeigt das Ende dieser Geschichte, dass langjährige Unfruchtbarkeit – zumindest in der Bibel – doch noch in einer Schwangerschaft enden kann. Damit findet auf der einen Seite sowohl der Mythos von der „psychogenen Sterilität" hier eine seiner Wurzeln (s. Kap. 8.2.2), und auf der anderen Seite ist die ablehnende Haltung der katholischen Kirche zur „künstlichen Befruchtung" verständlich (s. Kap. 5), wenn erst Gottes Erbarmen eine Unfruchtbarkeit beenden hilft.

Zauber und Magie

Es gibt wohl kaum eine Erfahrung, die von so viel abergläubischem Zauber und Magie umgeben ist, wie die Erfahrung einer Fruchtbarkeitsstörung. Zauberriten und -tränke, Fruchtbarkeitstänze („Tanz in den Mai"), Wallfahrten, Heilkräuter, Bade- bzw. Moorkuren und Medikamente wurden – und werden teilweise heute noch – zur Heilung eingesetzt. Auch die Astrologie wurde und wird bemüht:

Hierbei soll es entscheidend sein, dass die Frau mit Kinderwunsch darüber Bescheid weiß, in welcher Phase sich der Mond bei ihrer eigenen Geburt befand. Die Wahrscheinlichkeit schwanger zu werden soll demnach besonders hoch sein, wenn die Empfängnis in der gleichen Mondphase stattfindet.

frühe Fruchtbarkeitsdiagnostika

Mithilfe einer „kosmobiologischen Empfängnisplanung" kann im Internet die „Empfängnisfähigkeitsperiode" eingegrenzt werden.

Nach Hippokrates sei der Frühling die beste Zeit für die Konzeption:

Wer Knaben zeugen wolle, solle den Beischlaf gegen Ende der weiblichen Periode ausüben und den linken Hoden umschnüren, denn nur der rechte Hoden erzeuge Knaben. Wer ein Mädchen zeugen wolle, solle den Beischlaf auf dem Höhepunkt der Regelblutung unter Umschnürung des rechten Hodens durchführen.

Auch die Ursache der Infertilität versuchte man herauszufinden, z. B. mit der „Harnkeimprobe".

Nach den Anweisungen Konstantins von Afrika sollte sie wie folgt vorgenommen werden:

„Signiere zwei Tongefäße mit verschiedenen Zeichen, fülle sie mit Mergel und bringe Gerstenkörner hinein, lasse die Versuchspersonen in die Gefäße urinieren und verwahre dieselben an einem kühlen Orte. Der Partner, bei dem die übergossene Gerste nach sieben Tagen nicht gekeimt hat, ist der schuldige Teil der sterilen Ehe." (zit. n. Stauber 1988, 7)

Die magisch anmutende Parallelisierung von pflanzlicher und menschlicher Fruchtbarkeit wird in dieser Probe überdeutlich, ebenso die Verknüpfung mit der Schuldfrage.

Im Mittelalter wurde eine fraglich „sterile" Frau mit entblößtem Unterleib auf einen Topf gesetzt, ihr Körper mit Kleidungsstücken und Tüchern von allen Seiten sorgfältig abgedeckt und schließlich unter ihr im Topf ein Räucherwerk von bestimmtem Geruch entzündet. Erriet die Frau, was unter ihr glimmte, so lag der Grund der Unfruchtbarkeit nicht bei ihr. Man dachte nämlich, wenn der Geruch bis zu ihrer Nase aufsteigen könne, dann müssten die inneren Wege frei sein.

moderne Entwicklung

Erst die Entwicklung der modernen Anatomie und insbesondere die Erfindung des Mikroskops machten den Weg frei zu den heutigen Erkenntnissen über das reproduktive Organsystem des Menschen und über die annähernde Gleichverteilung der Infertilitätsdiagnosen zwischen Frauen und Männern. Trotzdem ist unerfüllter Kinderwunsch auch heutzutage immer noch überwiegend „Frauensache":

Bei den knapp 1.000 Paaren, die zwischen 1994 und 1999 in der Studie „Heidelberger Kinderwunsch-Sprechstunde" untersucht worden waren, waren die Frauen mit durchschnittlich 2,9 Jahren Dauer bereits über ein Jahr länger in medizinischer Diagnostik bzw. Therapie gewesen im Vergleich zu ihren Partnern mit 1,8 Jahren durchschnittlicher Dauer (Wischmann 2004).

2.2 Mythen und Wunder

Fruchtbarkeitsgebete und -zauber

Da ungewollte Kinderlosigkeit meist eine Lebenskrise darstellt, bitten viele Gläubige auch um Gottes Beistand. Daher finden sich in vielen Kirchen Zeichen von Fürbitten für die Fruchtbarkeit (s. Kap. 10.5), z. B. handgeschriebene Wunschzettel vor und Babyfotos nach der Geburt des ersehnten Kindes.

Eine Wallfahrt zum Tsambika-Kloster auf der griechischen Insel Rhodos soll bei unerfülltem Kinderwunsch Wunder bewirken. Gläubige Christen werden zur Milchgrotte nahe der Geburtskirche von Jesus nach Bethlehem pilgern. Dort soll der Legende nach Mutter Maria beim Stillen ihres Kindes ein Tropfen Muttermilch auf den Boden gefallen sein, so dass seither die Grotte innen weiß ist. Etwas von diesem weißen Felsenstaub eingenommen, soll es die Erfüllung des Kinderwunsches fördern. Näher liegt die Wallfahrtskirche in Schildthurn in Niederbayern. Dort war das Wiegenschutzen üblich, das Bewegen einer Votiv-Wiege bei Kinderwunsch.

In vielen Kulturen gab es Fruchtbarkeitszauber. Dazu gehörten Amulette, Zaubersprüche und Beschwörungsformeln, Zaubertränke, -salben und -kräuter sowie Rituale, meist unter Verwendung von diversen Ritualgegenständen.

Fruchtbarkeitssymbole

Seit Urzeiten gelten kleine Frauenfiguren mit üppigen Rundungen respektive eindeutig weiblichen Geschlechtsmerkmalen als Fruchtbarkeitssymbole.

Zu den ältesten bekannten Figurinen gehört eine 1908 in Österreich gefundene Statuette aus Kalkstein, die sog. Venus von Willendorf.

In vielen Kulturen ist die Darstellung des erigierten männlichen Penis als Phallus ein bedeutendes Fruchtbarkeitssymbol.

So wird beim Fruchtbarkeitsfest *Hônen-Matsuri* in Japan ein zweieinhalb Meter langer Holzphallus von Priestern während einer Prozession getragen.

Als Fruchtbarkeitssymbole aus der Natur gelten Apfel, Ei, Erbsen, Granatapfel, Reis und Walnuss, bei den Tieren Frosch und Kröte, Fuchs, Hase, Kaurischnecke, Skarabäus und Stier sowie in Mitteleuropa der Storch (s. Kap. 7). Beim Fruchtbarkeitsfest schlechthin, dem Osterfest, finden sich mit Osterhase und Osterei gleich zwei wirkmächtige Fruchtbarkeitssymbole.

- So lässt sich auch erklären, weshalb der englische Arzt Dr. William Sermon 1671 Hasenspeichel als altes Hausmittel bei Kinderwunsch empfahl. Allerdings sei es ratsam, so der Doktor, „den Speichel möglichst frisch und direkt vom Maul eines Hasen zu zapfen".
- Auch der alte Ritus, an Ostern singend um die Felder zu gehen, um diese fruchtbar zu machen, ist als Osterspaziergang noch als Relikt vorhanden.
- Im Internet (z. B. http://www.kinderwunschwelt.de/html/fruchtbarkeit.html) kursiert ein angeblicher keltischer Fruchtbarkeitszauber, den die Frau mit Kinderwunsch rezitieren soll: „Für Dich, mein Kind, ist mein Körper bereit, für Dich, mein Kind, ist meine Seele bereit, für Dich, mein Kind, ist mein Herz bereit. Bei Erde, Feuer, Wind und See, in meinen Armen wirst Du liegen!"
- An einigen Stellen in der Schweiz gibt es sog. Chindlisteine, um die sich viele Fruchtbarkeitsrituale ranken (in Deutschland gelegentlich Steinrutschen genannt). Vom Chindlistein bei Heiden im Kanton Appenzell heißt es im Volksmund, Frauen sollen mit entblößtem Hinterteil den Chindlistein hinunterrutschen, um ihre Fruchtbarkeit zu steigern und den erhofften Kinderwunsch in Erfüllung gehen zu lassen. Eine andere Erklärung gibt vor, dass es auch die deutlich erhöhte „geobiologische Energie" dieser Chindlisteine sein könnte, die bei Frauen mit Kinderwunsch die Empfängnisbereitschaft steigern würde.
- Noch weiter geht das Buch „Spirituelle Empfängnis. Sanfte Wege bei ungewollter Kinderlosigkeit", das auf dem Cover mit dem Vermerk wirbt, es sei „mit Liebesenergie durch das bekannte Medium Sylvia Douglas aufgeladen" worden (von Krosigk/Mueller 2005). Frau Douglas stellte ihre Liebes-

energie auch den Büchern „Wie wir alle unseren kosmischen Begleitpartner finden" und „Spirituelle Diät: mit der Kraft des Kosmos abnehmen" zur Verfügung.

Fruchtbarkeitsmythen

Mit einer Vielzahl von Mythen rund um die Fruchtbarkeit rechnet der Autor und langjährige Leiter eines IVF-Labors Michelmann (2009) in seinem Zeitschriftenbeitrag ab: die Schwächung des männlichen Körpers durch regelmäßigen Spermienverlust, die „Giftigkeit" der menstruierenden Frau oder die Geburtshäufigkeiten neun Monate nach Stromausfällen oder nach der Fußball-WM 2006 in Deutschland. Alle diese Mythen seien nach wissenschaftlichen Erkenntnissen nicht haltbar.

2.3 Märchen und Sagen

Im Märchen tritt die ungewollte Kinderlosigkeit an vielen Stellen auf, z. B. im Märchen von Rapunzel:

„Es war einmal ein Mann und eine Frau, die wünschten sich schon lange vergeblich ein Kind. Endlich machte sich die Frau Hoffnung, der liebe Gott werde ihren Wunsch erfüllen."
(http://www.maerchen.com/grimm/rapunzel.php)

Die Frau gebärt Rapunzel, die das Paar allerdings einer bösen Zauberin überlassen muss (ein ähnliches Motiv wie bei Rumpelstilzchen). So auch bei Dornröschen:

„Vor Zeiten war ein König und eine Königin, die sprachen jeden Tag: ‚Ach, wenn wir doch ein Kind hätten!' und kriegten immer keins. Da trug sich zu, als die Königin einmal im Bade saß, dass ein Frosch aus dem Wasser ans Land kroch und zu ihr sprach: ‚Dein Wunsch wird erfüllt werden, ehe ein Jahr vergeht, wirst du eine Tochter zur Welt bringen.'"
(http://www.maerchen.com/grimm/dornroeschen.php)

Tiefenpsychologisch interpretiert, ist ein Kind ohne Inkaufnahme vorheriger Sexualität (Frosch) kaum zu erwarten – zumindest in Zeiten, als man ohne medizinisch assistierte Reproduktion auskommen musste. Hier noch ein drittes Beispiel, das Märchen „Die Nelke":

„Es war eine Königin, die hatte unser Herr Gott verschlossen, dass sie keine Kinder gebar. Da ging sie alle Morgen in den Garten und bat zu Gott im Himmel, er möchte ihr einen Sohn oder eine Tochter bescheren. Da kam ein Engel vom Himmel und sprach ‚Gib dich zufrieden, du sollst einen Sohn haben mit

wünschlichen Gedanken, denn was er sich wünscht auf der Welt, das wird er erhalten.' Sie ging zum König und sagte ihm die fröhliche Botschaft, und als die Zeit herum war, gebar sie einen Sohn, und der König war in großer Freude."
(http://www.maerchen.com/grimm/die-nelke.php)

geraubte Wunschkinder

Aber auch dieser Sohn wird geraubt. Vielleicht ein warnendes Beispiel dafür, das so ersehnte Kind nicht zu sehr zu idealisieren, da Trennungen dann noch schmerzhafter wahrgenommen werden – ein Problem, mit dem sich allerdings alle liebenden Eltern herumzuschlagen haben, unabhängig von der Zeugungsart des Kindes. Vielleicht in die gleiche Kerbe zielt das letzte Märchenbeispiel, „Das Eselein":

„Es lebte einmal ein König und eine Königin, die waren reich und hatten alles, was sie sich wünschten, nur keine Kinder. Darüber klagte sie Tag und Nacht und sprach: ‚Ich bin wie ein Acker, auf dem nichts wächst.' Endlich erfüllte Gott ihre Wünsche: als das Kind aber zur Welt kam, sah's nicht aus wie ein Menschenkind, sondern war ein junges Eselein. Wie die Mutter das erblickte, fing ihr Jammer und Geschrei erst recht an, sie hätte lieber gar kein Kind gehabt als einen Esel, und sagte, man sollt ihn ins Wasser werfen, damit ihn die Fische fräßen."

Hätte auch der König das Kind nicht angenommen, hätte es wohl kaum das psychologisch so wichtige Urvertrauen erfahren können. So kann sich aber das Eselein keck zu einem musikalischen Jüngling entwickeln, indem es aus der Not (große Ohren) eine Tugend (Musikalität) macht. Also: Die Dinge erst mal in der Form annehmen, wie sie einem zunächst begegnen, und nicht, wie man sie gerne hätte. Einer Sage nach bleibt die Ehe kinderlos, wenn bei der Trauung jemand ein Schloss bei dem Worte des Predigers „Seid fruchtbar und mehret Euch" heimlich zuschließt und nachher in einen Brunnen wirft.

2.4 Zusammenfassung

Fruchtbarkeitsrituale

Um die Fruchtbarkeit zu erhalten bzw. zu fördern, haben die Menschen seit jeher Rituale entwickelt. Diese muten oft magisch an, da schwanger zu werden und ein Kind zu gebären oft mit einem Wunder gleichgesetzt wurde. Gemessen an der Menschheitsgeschichte umfasst die Zeit der modernen Medizin mit ihren Erkenntnissen über die Zusammenhänge bei der menschlichen Reproduktion nur einen kurzen Zeitabschnitt. Auch heutzutage haben magisch anmutende Rituale noch einen hohen Stellenwert, zumindest bei gläubigen Menschen. Aus psychologischer Sicht haben Rituale meist eine entlastende Wirkung, wie es auch von Trauerritualen bekannt ist, und können auch Trost spenden. Es sind allerdings auch Mythen mit der menschlichen Fortpflanzung verknüpft, welche die Verarbeitung ungewollter Kinderlosigkeit erschweren. Dazu zählt insbesondere die Annahme einer „psychogenen" Infertilität, also eines unerfüllten Kinderwunsches, der ausschließlich oder überwiegend aufgrund psychischer Faktoren bedingt ist. Solche Mythen können nicht nur Schuldgefühle hervorrufen, gelegentlich können sie auch eine notwendige reproduktionsmedizinische Diagnostik bzw. Therapie verzögern. Die Unterscheidung von Halt gebenden gegenüber unter Stress setzenden Mythen und Märchen bei unerfülltem Kinderwunsch ist daher essenziell notwendig.

2.5 Fragen zum Kapitel

Überprüfen Sie Ihr Wissen!

1 Was verstand man unter der „Harnkeimprobe"?

2 Welche Fruchtbarkeitssymbole aus dem Tierreich werden oft genannt?

3 Gibt es einen „Babyboom" neun Monate nach Stromausfällen?

Grabner-Haider, A., Marx, H. (2005): Das Buch der Mythen aller Zeiten und Völker. Marixverlag, Wiesbaden
König, U. (1998): Das große Buch der Fruchtbarkeit. Weltbild, Augsburg

3 Grundlagen

3.1 Begriffsbestimmung

Nach den Kriterien der Weltgesundheitsorganisation (WHO) wird von **Infertilität** gesprochen, wenn bei einem Paar trotz regelmäßigem ungeschützten Geschlechtsverkehr nach einem Jahr keine Schwangerschaft eingetreten ist (Zegers-Hochschild et al. 2009). Andere Definitionen (z. B. nach den NICE-Guidelines in Großbritannien 2004) gehen dagegen von einem zweijährigen Zeitraum aus. Die Unterscheidung zwischen **Sterilität** (nicht schwanger zu werden) und **Infertilität** (die Schwangerschaft nicht auszutragen) ist international nicht üblich. Zudem greift der im Folgenden meistens verwendete Begriff **„Fertilitätsstörung"** den Prozesscharakter der Störung auf und wird der Diagnosestellung als Kontinuum mehr gerecht.

Die Reproduktionsmedizin (auch: technisch assistierte Reproduktion, engl.: assisted reproductive technology – ART) umfasst alle Behandlungen und Verfahren, die den Umgang mit menschlichen Eizellen, Spermien oder Embryonen mit dem Ziel umfassen, eine Schwangerschaft und die Geburt eines Kindes herbeizuführen. Zu den Verfahren der assistierten Reproduktion, also der medizinisch unterstützten Herbeiführung einer Schwangerschaft, werden die In-vitro-Fertilisation (IVF) und die Intrazytoplasmatische Spermieninjektion (ICSI) gezählt, oft auch die intrauterine Insemination (IUI) nach vorheriger hormoneller Stimulation der Frau.

IVF Bei der IVF handelt es sich um das „klassische" Verfahren der sog. „künstlichen Befruchtung", die 1978 mit der Geburt von Louise Brown weltweit für Aufsehen sorgte. Die kurze Mitteilung der beiden Pioniere Patrick Steptoe und Robert Edwards in *The Lancet* dürfte zu den am meisten zitierten wissenschaftlichen Arbeiten gehören (Steptoe/Edwards 1978).

Dieser als medizinische Sensation angesehene Vorgang – der 2010 (also 32 Jahre später) die Verleihung des Nobelpreises für Medizin und Physiologie an den noch lebenden Sir Robert Edwards zur Folge hatte – führte zu etlichen ethischen und psychologischen, teilweise sehr erhitzt geführten Diskussionen. Im Bericht zu diesem Ereignis titelte *Der Spiegel* damals „Ein Schritt Richtung Homunkulus" (1978). Weiterhin wurde vom Medizinpsychologen Hubert Speidel beispielsweise diese Frage gestellt: Sollte die künstliche Befruchtung,

„dieser Perversion des Zeugungsaktes", nur „der unheiligen Allianz von zur Kinderaufzucht ungeeigneten Eltern und der von einer Machbarkeitsideologie und dem Konkurrenzdruck besessener Gynäkologen" überlassen werden? (Speidel 1989, 121). Jetzt, nach über 30 Jahren „künstlicher Befruchtung", liegen genügend Ergebnisse wissenschaftlicher Studien zu den psychosozialen Aspekten ungewollter Kinderlosigkeit und der assistierten Reproduktion (ART) vor, die eine weniger emotionsgeladene Einschätzung dieser Entwicklungen ermöglichen. Auf weiterhin ethisch umstrittene Punkte wird noch in Kapitel 5 eingegangen. Eine kurze Definition der Verfahren der assistierten Reproduktion – wie sie in Deutschland angewendet werden – wird hier gegeben, bevor sie ausführlich in Kapitel 4 beschrieben werden.

- In-vitro-Fertilisation (IVF). Nach vorheriger Hormonstimulation punktierte und behandelte Eizellen der Frau werden mit (aufbereitetem) Sperma des Mannes in der Petrischale kultiviert. Nach einigen Tagen im Brutschrank erfolgt der Rücktransfer von ein oder zwei (bis max. 3) befruchteten Eizellen in die Gebärmutter.
- Intrazytoplasmatische Spermieninjektion (ICSI). Punktion und Rücktransfer erfolgen wie bei der IVF, dazwischen findet eine Mikroinjektion eines einzelnen Spermiums in die Eizelle statt.
- Intrauterine Insemination (IUI) mit vorheriger hormoneller Stimulation. Das Einbringen von Sperma in die Gebärmutter mittels Katheter nach Hormonstimulation der Frau.

3.2 Epidemiologie von Fertilitätsstörungen

Prävalenz ungewollter Kinderlosigkeit

Wie viele Paare sind von ungewollter Kinderlosigkeit aktuell in Deutschland betroffen? Die Zahlen hierzu schwanken erheblich und sind – wie viele Statistiken – auch von den jeweiligen Interessen geleitet. Während z. B. die Pharmaindustrie von über 2,5 Millionen Paaren in Deutschland ausgeht, sprechen manche Gesundheitspolitiker und Gesundheitspolitikerinnen von weniger als einer Million Paare. Nach aktuellen Schätzungen sind in Deutschland 0,5 bis 1,4 Millionen Paare ungewollt kinderlos, also 3 bis 9% aller Paare mit Kinderwunsch (Gnoth et al. 2005; Boivin et al. 2007). Diese Berechnung bezieht sich auf die ca. 16 Millionen Frauen „im reproduktiven Alter", was in internationalen Statistiken die Altersspanne 15 bis 45 Jahre umfasst. Da davon auszugehen ist, dass Jugendliche in der Regel noch keinen unerfüllten Kinderwunsch haben, würde aufgrund dieser zugrunde gelegten Population eine Überschätzung – potenziell behandlungsbedürftiger – ungewollt kinderloser Frauen (bzw. Paare) resultieren. Da andererseits ungewollt kinderlos gebliebene Frauen älter als 45 Jahre außerhalb dieser Population liegen, dürften sich diese Abweichungen in der Gesamtzahl wieder kompensieren. Die oben genannten Zahlen erscheinen insgesamt auch zuverlässig, wie eine Umfrage im Auftrag der Zeitschrift *Eltern* Ende 2010 ergab: 10% der befragten 427 Frauen und 4% der befragten 674 Männer bejahten die Frage „Ich kann aus medizinischen Gründen keine Kinder haben".

Die Lebenszeitprävalenz von Fruchtbarkeitsstörungen, also die Wahrscheinlichkeit zu irgendeinem Zeitpunkt im Leben (ein- oder mehrmals) von einer solchen Störung betroffen zu sein, liegt höher. So tritt einjähriges Warten auf eine Schwangerschaft bei jeder dritten bis vierten Frau auf (McQuillan et al. 2003; Schmidt 2006), wobei sich diese Frauen deswegen nicht unbedingt als ungewollt kinderlos empfinden müssen. Nach zwei Jahren ungeschützten Geschlechtsverkehrs sind immerhin noch 11% aller Paare auch noch nicht schwanger (Slama et al. 2012). Präzisere Zahlenangaben zur Prävalenz ungewollter Kinderlosigkeit sind zurzeit nicht möglich – zum einen, da häufig eine gewollte Kinderlosigkeit in ungewollte Kinderlosigkeit übergeht, und zum anderen, da unklar ist, wie z. B. Paare gewertet werden sollen, bei denen ein Partner mit Kinderwunsch auf den anderen Partner wartet, der (noch) keinen Kinderwunsch hat. Der Kinderwunsch wird aufgeschoben, bis die Rahmenbedingungen ein geringeres (meist berufliches) Risiko für das Paar (und dabei insbesondere für die Frau!) darstellen (Mills et al. 2011). Wenn er dann schließlich realisiert werden soll, werden die biologischen Grenzen möglicherweise entscheidend wirksam.

zeitliche Verschiebung der Elternschaft

In ihrem Review machen Mills und Kollegen (2011) folgende Faktoren für die zunehmende zeitliche Verschiebung der Elternschaft verantwortlich: Die Einführung sicherer Empfängnisverhütung mit der „Pille", die Zunahme höherer Bildung bei den Frauen, Einkommenseinbußen bei früher Mutterschaft, Veränderung der gesellschaftlichen und individuellen Werte (z. B. hin zur Ein- oder Zwei-Kind-Familie), eine Unvereinbarkeit von Mutterschaft und Berufstätigkeit, die zunehmende Instabilität von Partnerschaften und vor allem der negative Einfluss ökonomischer Ungewissheiten wie z. B. ein drohender Arbeitsplatzverlust.

Kreyenfeld (2010) konnte bei einer Untersuchung in Deutschland zeigen, dass der Zusammenhang zwischen Familienbildung und ökonomischen Ungewissheiten vom Bildungsgrad abhängig ist: Während höher gebildete Frauen die Familienbildung in solchen Situationen eher zeitlich hinausschieben, ist bei weniger gebildeten Frauen eine häufige „Antwort" auf solche Ungewissheiten, Kinder zu bekommen.

steigendes Erstgeburtsalter

Es ist davon auszugehen, dass ungewollte Kinderlosigkeit in Deutschland weiter zunehmen wird. Dafür ist in erster Linie das immer weiter steigende Durchschnittsalter der Frauen bei Erstgeburt ursächlich (s. Abb. 3.1). Dieses liegt in Deutschland inzwischen bei über 30 Jahren (bei verheirateten Müttern), während es vor 30 Jahren in den alten Bundesländern noch bei 25 Jahren und in der damaligen DDR bei 22 Jahren lag (BIB 2005). Dieser Trend ist europaweit zu beobachten: Seit den 1970er Jahren ist das Alter der Frau bei Erstgeburt im Durchschnitt um ca. vier Jahre gestiegen, von damals 25 Jahren auf 29 Jahre im Jahr 2008 (Mills et al. 2011). Das Alter der Frau ist allerdings der entscheidende Faktor in Bezug auf mögliche Fruchtbarkeitsstörungen, wie in Kapitel 3.6 erläutert wird. Weiterhin mehren sich auch Risikofaktoren für

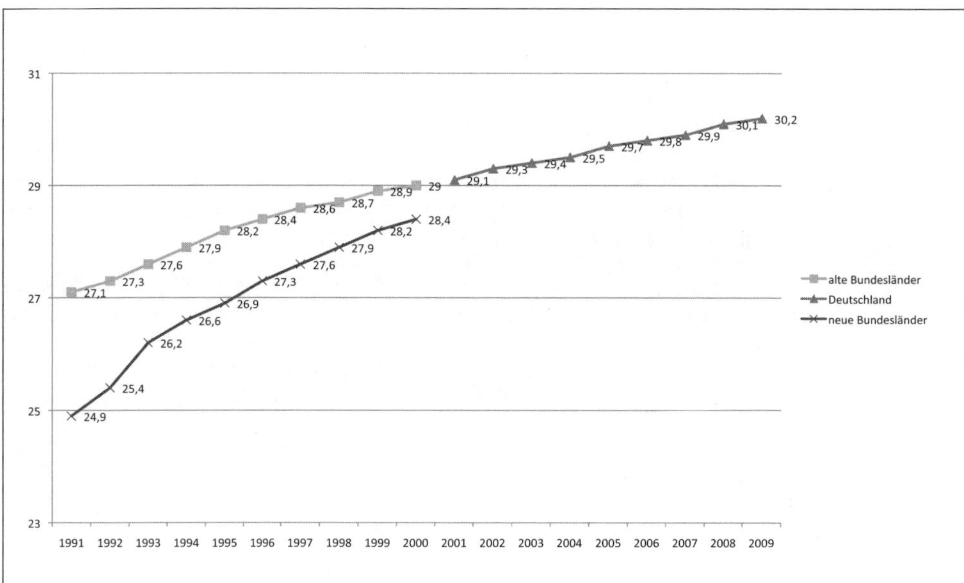

Abb. 3.1: Durchschnittliches Alter der Frauen in Deutschland bei Erstgeburt

ungewollte Kinderlosigkeit, wozu in erster Linie zunehmende Chlamydieninfektionen und Übergewicht bei jungen Mädchen zählen (Wischmann 2006a) sowie in geringerem Ausmaße die Zunahme von Hodenkrebserkrankungen bei den Männern in den westlichen Ländern (Purdue et al. 2005; Chia et al. 2010).

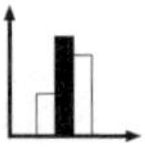

Eine Studie in Großbritannien an über 36.000 Frauen ergab, dass sich der Anteil adipöser Frauen, also mit einem BMI ≥ 30 kg/m², in der Altersgruppe 24 bis 28 Jahre sich seit 1990 innerhalb von zwei Jahrzehnten auf über 20% verdoppelte (Heslehurst et al. 2007).

„Spermienkrise“

Ob eine in den Medien viel diskutierte „Spermienkrise“ vorliegt, ist aus wissenschaftlicher Sicht immer noch sehr umstritten. Eine Metaanalyse von 61 Studien (Carlsen et al. 1992) zur Veränderung der Spermiogrammparameter in den letzten Jahrzehnten kam zu dem – zumindest in den Medien so zitierten – Ergebnis, dass ein Mann heutzutage nur noch halb so viele Spermien produziert wie sein Großvater. Für den Rückgang der Spermienzahl seien wahrscheinlich veränderte Umwelteinflüsse ursächlich, insbesondere die Zunahme östrogenähnlicher Substanzen in der Umwelt über die letzten Jahrzehnte. Die in der Öffentlichkeit aufsehenerregende Studie wurde in etlichen wissenschaftlichen Fachartikeln sehr kritisch bewertet. Hauptkritikpunkt war, dass die häufigen regionalen Schwankungen – die Spermienanzahl eines New Yorkers liegt nahezu doppelt so hoch wie die eines Kaliforniers – den „Abwärtstrend“ maßgeblich konfundierten. Re-Analysen dieser Metaanalyse unter Berücksichtigung dieser regionalen Unterschiede ergaben dementsprechend keinen über die letzten Jahrzehnte festzustellenden Rückgang der durchschnittlichen Spermienanzahl beim Menschen.

Die methodisch sorgfältigeren Studien, die nach der Studie von Carlsen und Kollegen durchgeführt worden waren, ergaben keine eindeutigen Resultate: Sechs dieser Studien (insgesamt 9.215 Männer) wiesen auf Rückgang in einem oder mehrerer Spermiogrammparameter hin. 16 andere Studien (mit insgesamt 103.313 Männern) fanden hingegen keinen Rückgang oder sogar leichte Verbesserungen in den wichtigen Spermiogrammkennwerten. Widersprüchliche Resultate ergaben schließlich fünf weitere Studien an 22.278 Männern (Darstellung nach Fisch 2008). Auffällig aber bleibt, dass es zwischen einigen Regionen Europas und der USA erhebliche Schwankungsbreiten der Spermiogrammwerte gab und gibt, für die noch keine plausible Erklärung vorliegt. Ob dafür z. B. das bei Männern über die letzten Jahrzehnte regional unterschiedlich vermehrt auftretende Übergewicht verantwortlich sein könnte, ist bisher noch nicht systematisch überprüft worden.

Veränderung der Spermiogrammnormwerte

Im Kontrast zu den genannten Studienergebnissen steht allerdings, dass sich die Normwerte für ein Spermiogramm die letzten Jahrzehnte verändert haben (s. Tab. 3.1):

Tab. 3.1: Normwerte Spermiogramm: Veränderungen über die Zeit

	Konzentration (pro Milliliter)	**Beweglichkeit (normal beweglich)**	**Morphologie (Normalformen)**
1961	60 Millionen	70%	k. A.
1971	40 Millionen	60%	40%
1987	20 Millionen	50%	30%
1999	20 Millionen	50%	14%
2010	15 Millionen	40%	4%

- Wurde vor 50 Jahren von einer **Oligozoospermie** gesprochen, wenn die Spermienkonzentration unter 60 Millionen pro Milliliter lag (Schirren 1961), galt danach für über zwei Jahrzehnte der Schwellenwert von 40 Millionen, weitere zwei Jahrzehnte lang 20 Millionen (WHO 1993). Inzwischen gibt die WHO den Grenzwert von 15 Millionen aus (Cooper et al. 2010).
- Ähnlich vollzog sich die Entwicklung bezüglich der anderen beiden zentralen Spermiogrammparameter: Eine **Asthenozoospermie** wird heute bei weniger als 40% progressiv beweglicher Spermien diagnostiziert. Vorher war es bereits bei weniger als 50% der Fall und davor bei weniger als 60% oder anfangs gar 70% Progressivbeweglichkeit.
- Eine nicht normale Morphologie der Spermien scheint die Fruchtbarkeit doch weniger zu beeinträchtigen, als lange vermutet wurde – sofern die Normwertfestlegung darauf hindeutet: Erst bei weniger als 4% normal geformter Spermien wird aktuell von einer **Teratozoospermie** gesprochen. Zuvor lag der Grenzwert bei 14%, davor bei 30% und ursprünglich bereits bei 40% Spermien mit nicht normaler Morphologie. Die Kriterien zur Morphologiebeurteilung haben sich allerdings über die Jahrzehnte verändert. Diese neuen WHO-Grenzwerte sind – im Gegensatz zu den bisherigen nach Expertenübereinkunft erstellten Kriterien – zudem auf der Basis von Studien an Männern durchgeführt worden, bei denen nachgewiesen worden war, dass keine Einschränkung ihrer Fruchtbarkeit vorlag. Inwieweit sich aufgrund der neuen WHO-Grenzwerte Änderungen in der Indikationsstellung der männlichen Infertilität und damit einhergehend auch in der Kostenerstattung durch die Krankenkassen ergeben werden, kann noch nicht abgeschätzt werden.

So ergab eine amerikanische Studie, dass von 982 Männern, die nach den WHO-Kriterien von 1999 als eingeschränkt fruchtbar klassifiziert worden waren, 380 Männer (= 38,7%) nach den Kriterien von 2010 als „normal" fruchtbar gelten würden (Esteves et al. 2011).

Nicht nur aufgrund der Zunahme von Fruchtbarkeitsstörungen, sondern auch aufgrund der wachsenden Ausbreitung der Techniken der assistierten Reproduktion ist davon auszugehen, dass immer mehr Kinder nach reproduktionsmedizinischer Behandlung geboren werden. So sind hier innerhalb von 14 Jahren (1997–2010) knapp 160.000 Kinder nach ART geboren worden (DIR 2011). Ihr Geburtenanteil liegt in Deutschland inzwischen bei 1,5% (de Mouzon et al. 2012). Es ist also hier inzwischen etwa jede 60. Geburt auf Verfahren der ART zurückzuführen.

Geburtenrückgang in Deutschland

Insgesamt werden in Deutschland allerdings immer weniger Kinder geboren (s. Abb. 3.2). Seit dem „Babyboom"-Rekordjahr 1964 mit über 1,35 Millionen geborenen Kindern hat sich die Zahl der Geburten auf inzwischen unter 700.000 im Jahr halbiert. Nach Angaben der Bundesregierung leben nur noch in jedem vierten Haushalt Kinder. Auch die durchschnittliche Zahl der Kinder pro Mutter ist über die letzten Jahrzehnte deutlich gesunken (s. Abb. 3.3). Deutlich wird aus Abbildung 3.3, wie es nach der „Wende" 1990 für einige Jahre zu einem drastischen Rückgang der Kinderzahl pro Frau in den neuen Bundesländern kam. Innerhalb von Europa steht der Geburtsjahrgang 1955 aller (ge-

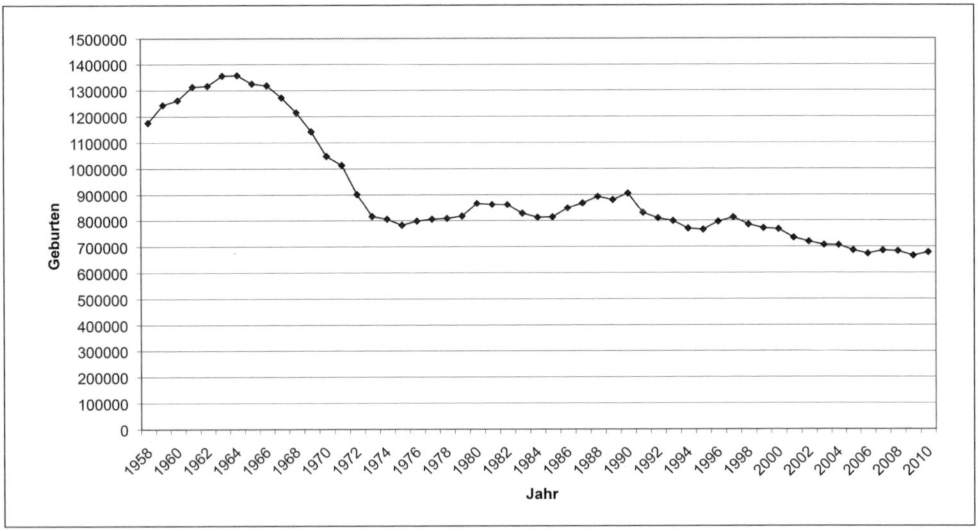

Abb. 3.2: Geburten 1958 bis 2010 in Deutschland

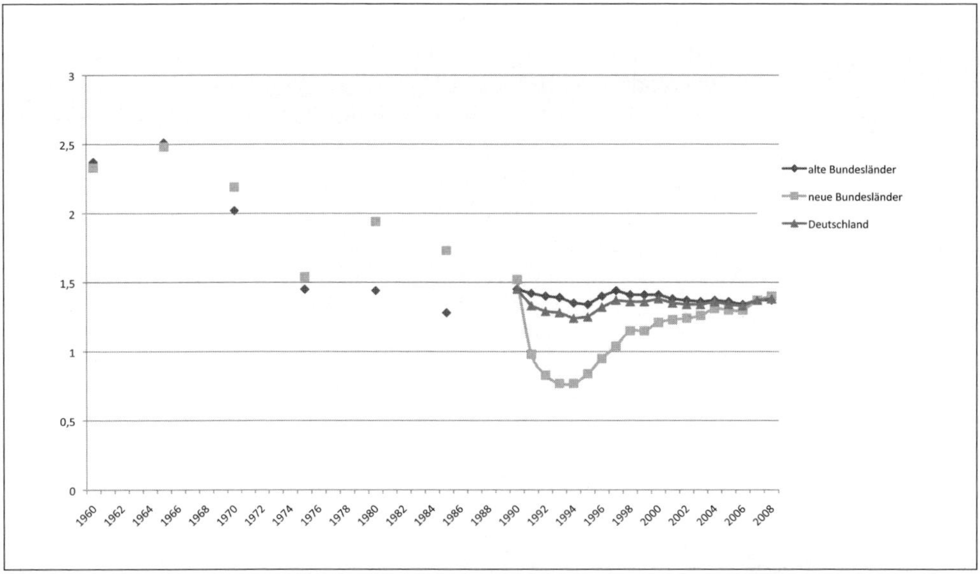

Abb. 3.3: Zusammengefasste Geburtenziffer 1960 bis 2008 in Deutschland

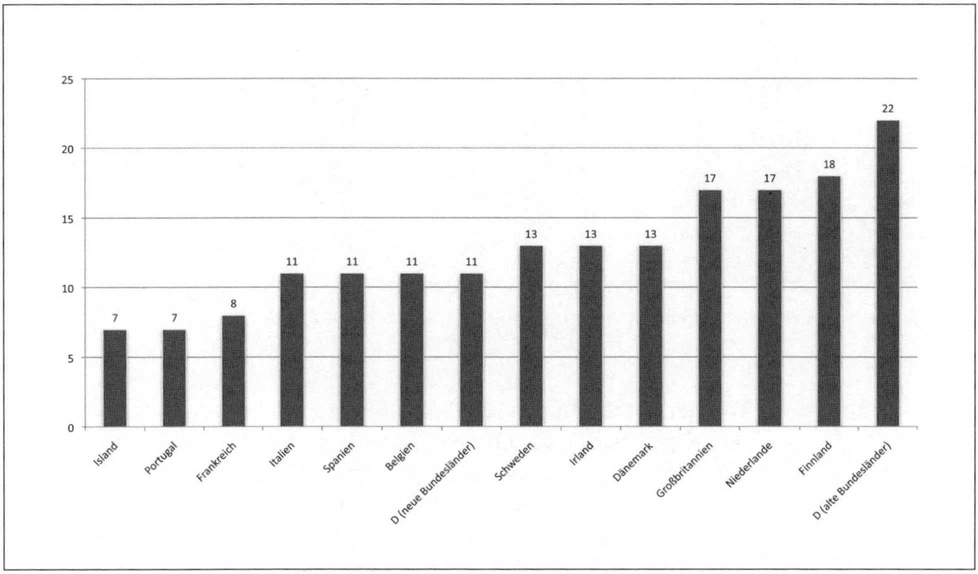

Abb. 3.4: Kinderlose Frauen in Europa (in Prozent; Geburtsjahrgang 1955; Stand 2001)

wollt und ungewollt) kinderlosen Frauen in Deutschland (alte Bundesländer) mit 22% an erster Stelle (zum Vergleich: 8% in Frankreich; s. Abb. 3.4).

kinderlose Akademikerinnen

Der in den Medien häufig genannte Prozentsatz von 40% kinderloser Akademikerinnen ist allerdings um 10 bis 15% zu hoch angesetzt (s. Abb. 3.5; zu weiteren gängigen epidemiologischen Spekulationen und Fehlinterpretationen s. Stöbel-Richter/Brähler 2006). Insbesondere in den neuen Bundesländern liegt der Anteil von Akademikerinnen ohne Kinder deutlich unter den in der Presse verbreiteten Prozentzahlen.

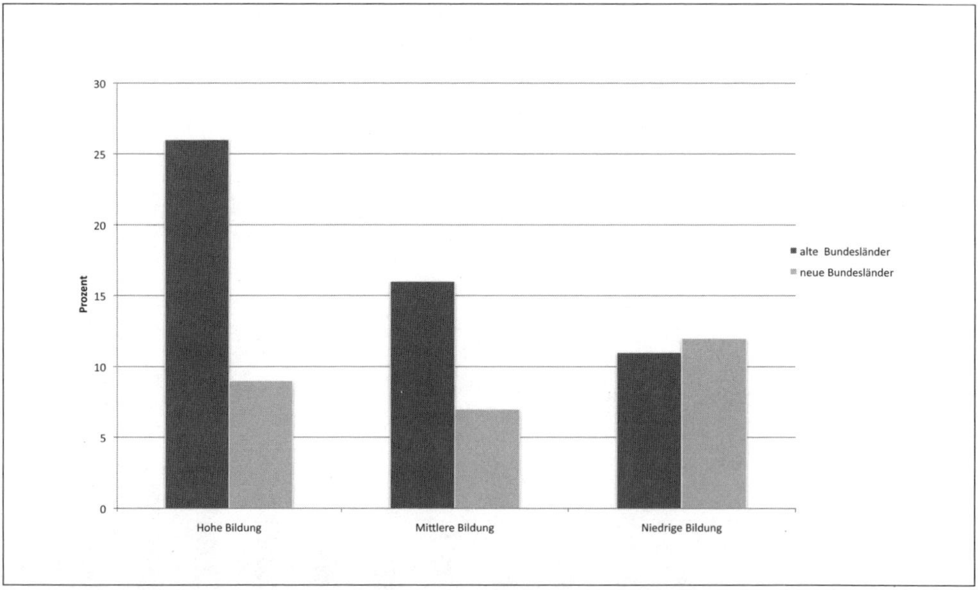

Abb. 3.5: Anteil kinderloser Akademikerinnen über 40 Jahren in Deutschland (Ost-West-Vergleich)

Bei den jetzt 45-jährigen (west)deutschen Frauen beträgt der Anteil Kinderloser im Durchschnitt bereits 32%, während die Anzahl der Familien mit zwei oder mehr Kindern über die letzten Jahre nahezu konstant geblieben ist (Diedrich/Kunz 2005; s. Abb. 3.6). Die Zwei-Kind-Familie stellt allerdings nicht mehr das Ideal dar: Über 40% der Frauen tendieren nach neueren Umfragen inzwischen zur Ein-Kind-Familie (Dorbritz 2004).

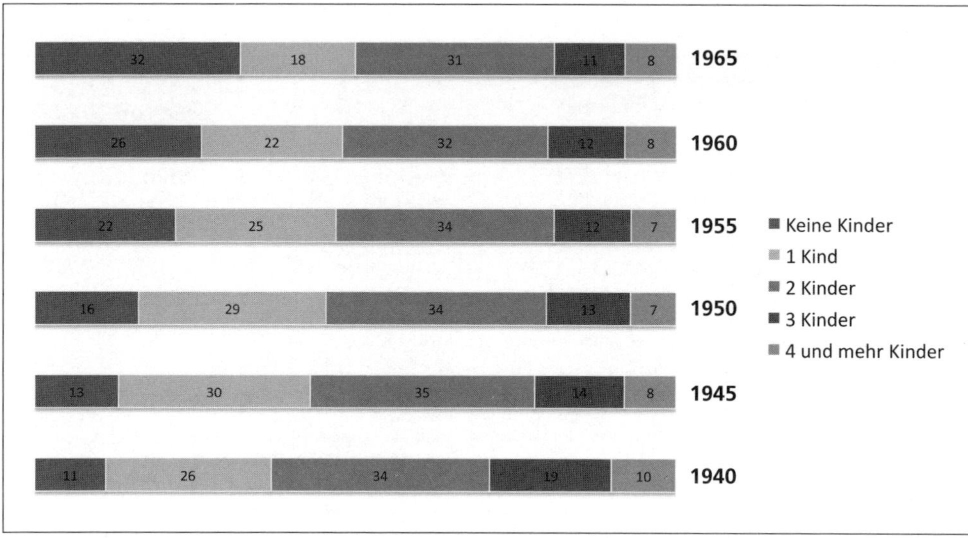

Abb. 3.6: Prozentualer Anteil kinderloser Frauen nach Geburtsjahrgang

zunehmende gewollte Kinderlosigkeit

Die Zahl der Paare in Deutschland, die überhaupt keine Kinder möchten, nimmt zu (BIB 2005): Konnten sich 1992 noch 9,9% der Frauen und 11,8% der Männer nicht vorstellen, Kinder zu bekommen, waren es im Jahr 2004 bereits 14,6% der Frauen und sogar 26,3% der Männer (befragt wurde die Altersgruppe 20–39 Jahre) – ein Hinweis auf den „Zeugungsstreik" der Männer?

In einer (etwas älteren) Umfrage des Instituts für Demoskopie Allensbach (2004) stimmten 50% der interviewten kinderlosen Frauen und Männer ohne (weiteren) Kinderwunsch der Aussage zu, dass Kinder zu anstrengend seien und man nicht wisse, ob man die Kraft und Nerven dazu hätte. 44% gaben an, dass sie möglichst viele Freiräume haben und sich nicht einschränken wollten (s. Abb. 3.7).

Treffend bemerkte dazu die ZEIT-Redakteurin Susanne Gaschke (2005, 4): „Beziehungsanbahnung mit einem Kinderwunsch in den Augen gehört in unseren Zeiten der Unverbindlichkeit zu den fast aussichtslosen Projekten." Denn wenn einer der beiden Partner (noch) kein Kind will, übt er bzw. sie damit eine Art „Veto"-Recht aus, welches die Realisierung des Kinderwunsches in der Regel für das Paar als Ganzes hinauszögert.

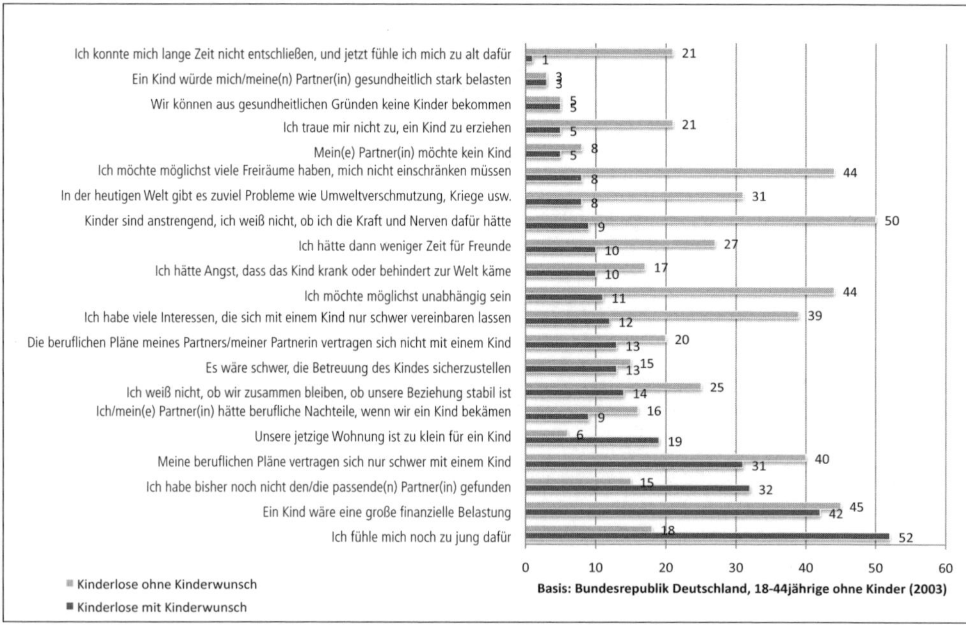

Abb. 3.7: Allensbachumfrage 2003 unter Paaren mit und ohne Kinderwunsch

3.3 Fertilität, Gesellschaft, Politik

Wie bereits erwähnt, sind ökonomische Ungewissheiten einer der Hauptgründe dafür, die gewünschte Familienbildung zeitlich aufzuschieben. In der Forsa-Umfrage für die Zeitschrift *Eltern* im Jahr 2010 stimmten 63% der Befragten der Aussage zu, dass die fehlende solide finanzielle Basis sie von einer Familiengründung abhalten würde. Für 48% hatte der Beruf bzw. die Ausbildung momentan noch Vorrang, und 44% gaben an, dass der passende Partner bzw. die passende Partnerin noch fehle. Eine weitere Ursache für den schwindenden Kinderwunsch dürfte sowohl in den hohen Arbeits- und Mobilitätsanforderungen an die modernen Partnerschaften liegen („Living Apart Together", Levin 2004) als auch in der zunehmenden Instabilität von Partnerschaften (Schmitt/Winkelmann 2005).

Ausbildung und Familiengründung

Die Familiengründung während der Berufsausbildung bzw. des Studiums erscheint in Deutschland noch schwerer realisierbar als im Beruf. Kinder sind immer noch das größte biografische

Risiko für Frauen. Eine – nicht repräsentative – Online-Umfrage unter den Medizinstudierenden in Deutschland, die Anfang 2011 von der Bundesvertretung der Medizinstudierenden in Deutschland durchgeführt worden war, erbrachte folgende Ergebnisse:

Während ca. 59% der Studierenden angaben, den Konflikt zwischen Familie und Beruf als stark oder sehr stark zu empfinden, waren es bei den jungen Ärzten und Ärztinnen sogar ca. 74%. Die Frage „Sind Kinder ein Karrierehemmnis?", bejahten ca. 69% der Ärzte und fast 88% der Ärztinnen. Nahezu 90% der Studierenden und der Ärzte bzw. Ärztinnen stimmten in dieser Umfrage der Aussage zu, dass die Forderung nach familienfreundlichen Arbeitsbedingungen in einem Vorstellungsgespräch ihre Bewerbungschancen verschlechtern würden. Nur ca. 18% der Studierenden hielten ihre Universität für „stark" oder „sehr stark" familienfreundlich. Auch nur etwa 30% der Studierenden gaben an, Verbesserungen hinsichtlich Familienfreundlichkeit an ihren Universitätskliniken beobachten zu können. Angesichts von einem Anteil von inzwischen ca. 60% Studentinnen im Medizinstudium, kam die studiendurchführende Bundesvertretung der Medizinstudierenden in Deutschland zum Fazit, dass die Missstände in Fakultäten und Kliniken groß seien, und dass die Studienergebnisse die Wichtigkeit unterstreichen würden, sich in diesen beiden Bereichen für ein Umdenken und eine verbesserte Arbeitskultur einzusetzen (s. http://bvmd.de/projekte/freundilie/).

familienpolitische Maßnahmen

Die verschiedenen Bemühungen der Politik, Paare zu ermuntern, Familien zu gründen (und das möglichst früh, damit nicht altersbedingte Fertilitätsstörungen bedeutsam werden könnten), sollen hier nicht detailliert erläutert werden. Die Zusammenhänge von bevölkerungs- und familienpolitisch gedachten Maßnahmen – wie z. B. Mutterschutz, Elterngeld, Erziehungsurlaub, Errichtung von Kindertagesstätten und Steuererleichterungen – und die Entwicklung der Geburtenraten sind insgesamt weitaus komplexer, als zu vermuten ist. So sind z. B. in Europa die Geburtenraten am höchsten in den skandinavischen Ländern und in Frankreich. Die bevölkerungspolitischen Maßnahmen unterscheiden sich in diesen Ländern allerdings teilweise erheblich. Mills und Kollegen (2011) weisen in ihrer Übersichtsarbeit darauf hin, dass Maßnahmen, welche die Unvereinbarkeit von Arbeits- und Mutterrollen reduzieren, zur Mutterschaft im jüngeren Alter führen. Der Effekt von direkten Geldzuwendungen sei hingegen uneinheitlich. Der einzige Faktor, der eine unmittelbare (negative) Auswirkung auf die Geburtenrate hat, ist die wirtschaftliche Verunsicherung. Die allermeisten Wirtschaftskrisen ziehen – mit der entsprechenden zeitlichen Verzögerung – einen Rückgang in der Geburtenrate nach sich. Dieses Phänomen war besonders deutlich in den östlichen Ländern Europas zu beobachten, nachdem die Sowjetunion aufgehört hatte zu existieren. So zählen die Länder Lettland, Bulgarien und Slowenien zu den Ländern mit der niedrigsten Geburtenrate pro Frau weltweit. Auch nach der Wiedervereinigung Deutschlands war in den neuen Bundesländern dieser Trend zu beobachten, wie im vorigen Kapitel aufgezeigt.

gesellschaftlicher Kontext

Neben ökonomischen (und organisatorischen) Voraussetzungen sind natürlich auch die Entwicklungen im gesellschaftlichen Kontext prägend für die Realisierung bzw. Nicht-Realisierung des Kinderwunsches. Stammer und Kollegen (2004) weisen darauf hin, dass sich die Rolle des Kindes, der Mutter und des Vaters über die letzten Jahrzehnte hinweg drastisch geändert hat, insbesondere zurückzuführen auf die Etablierung zuverlässiger Kontrazeptionsmethoden („die Pille"). Frauen sind nicht mehr so stark auf die Mutterrolle fixiert, Paarbeziehungen sind nicht mehr an die Bildung einer eigenen Familie gekoppelt, ausgelebte Sexualität ist nicht mehr gleichbedeutend mit „Eltern werden". Nach Groß (1999) kann der Kinderwunsch in seiner heutigen Form als Phänomen der Moderne betrachtet werden, da erst die eben erwähnte Möglichkeit einer zuverlässigen Kontrazeption überhaupt eine tatsächliche Wahlfreiheit zwischen Mutterschaft und gewollter Kinderlosigkeit ermöglicht hat. In ihrer Biografie zur Motivation des Kinderwunsches resümiert sie:

> „Der Kinderwunsch ist weder biologisch noch instinktiv verankert. Es gibt keine Beweise für einen menschlichen Fortpflanzungstrieb. Lediglich die Interaktion zwischen Säuglingen und Erwachsenen basiert auf gewissen instinktiv verankerten Mechanismen. Geschlechtsspezifische Arbeitsteilung und die Zuweisung von Familienarbeit an Frauen ist hingegen Resultat kultureller Tradition. In diesem Sinne existiert kein natürlicher Kinderwunsch, denn erst die Trennung von Sexualität und Fortpflanzung ermöglicht einen expliziten Kinderwunsch. Nur durch zuverlässige Kontrazeptiva ist es möglich, eine Schwangerschaft bewusst herbeizuführen oder auszuschließen. Erst diese Wahlfreiheit bietet die Voraussetzung für Wünsche. Ob Kinder in früheren Zeiten erwünscht, unerwünscht oder als Ergebnis der Sexualität einfach akzeptiert wurden, darüber sind keine verlässlichen Aussagen möglich." (Groß 1999, 338)

Ehe und „Lebensabschnittspartnerschaft"

Neben den ökonomischen und gesellschaftlichen Faktoren spielen in die Veränderungen der Familiengründung maßgeblich auch die Wandlungen in den Partnerschaften und deren Stabilitäten eine wichtige Rolle. War vor 100 Jahren noch klar, dass die erste Ehe in den meisten Fällen auch die einzige Ehe blieb, hat sich dies grundlegend gewandelt. Die Zahl der Eheschließungen nimmt weiter ab, die Scheidungsrate liegt bei ca. 40% – in den Großstädten wird jede zweite Ehe geschieden –, der Begriff der „Lebensabschnittspartnerschaft" etabliert sich zunehmend. Aufgrund dieses Wandels in der Variabilität von Beziehungsgestaltungen ist sowohl die Gesellschaft als auch die Politik gefordert, Modelle der Familienbildung und der Kindererziehung zu entwickeln, umzusetzen und zu etablieren, die eine befriedigende Elternschaft auch außerhalb der traditionellen Familienform ermöglicht. Dabei sollte es auch kein Tabu sein, z. B. lesbischen und homosexuellen Paaren wie auch Alleinstehenden Hilfe bei der Familienbildung zur Verfügung zu stellen – auch in Deutschland.

3.4 Biologische Grundlagen der Fortpflanzung bei der Frau

inneres und äußeres Genitale

Die Fortpflanzungsorgane der Frau umfassen die Schamlippen und die Scheide (= „äußeres Genitale") sowie die Gebärmutter, die Eileiter und die Eierstöcke (= „inneres Genitale", s. Abb. 3.8.1). Die Gebärmutter (Uterus) reicht mit dem Muttermund (Portio) und dem Gebärmutterhals (Zervix) in die Scheide (Vagina) hinein. Die Gebärmutter ist sehr stark dehnbar und vergrößert ihr Volumen während einer Schwangerschaft um ein Vielfaches, bei sexueller Erregung und bei der Monatsblutung (Menstruation) zieht sie sich zusammen. Die Gebärmutterhöhle ist mit einer Schleimhaut (Endometrium) ausgekleidet, in die sich der Embryo einnisten kann. Die Scheide ist ein sehr elastischer, stark dehnbarer muskulärer Schlauch von etwa 8 bis 12 cm Länge. Die Verbindung zwischen der Gebärmutter und den Eierstöcken (Ovarien) wird durch die zwei Eileiter (Tuben) gebildet. An den Einmündungen in der Gebärmutter sind sie dünn (innerer Durchmesser ca. 1 mm), während sie an den Eierstöcken trichterförmig enden. Beim Eisprung nimmt dieser Trichter die Eizelle auf, um sie in die Tube weiterzuleiten. Üblicherweise findet die Befruchtung der Eizelle (Oozyte) der Frau durch die Samenzelle (Spermium) des Mannes im Eileiter statt.

Eizellreserve im Leben der Frau

In den beiden etwa walnussgroßen Eierstöcken sind von Geburt an alle Eizellen der Frau angelegt. Nach Ausreifung des weiblichen Fetus sind vor der Geburt bereits alle Eizellen in den

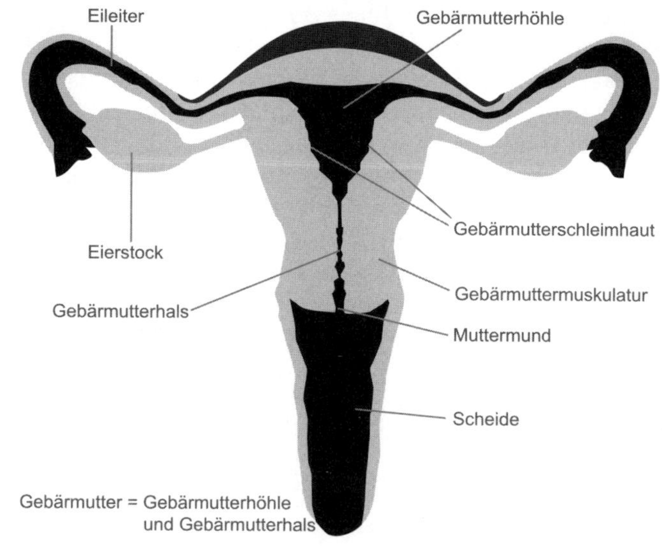

Abb. 3.8.1: Inneres Genitale der Frau (stilisierte Darstellung)

Ovarien gebildet worden (ca. 6–7 Millionen; s. Kap. 3.7). Im Laufe des Lebens nimmt die Anzahl ab: Die 25-jährige Frau verfügt noch über ca. 100.000 Eizellen, bis zum Beginn der Wechseljahre (Klimakterium) fällt diese Zahl auf wenige Hundert bis Tausend. Diese dramatisch erscheinende Abnahme wird relativiert durch die Tatsache, dass in der reproduktiven Phase der Frau – also zwischen der ersten Regelblutung (Menarche) und der letzten Regelblutung (Menopause) – üblicherweise nicht mehr als insgesamt ca. 300 bis 500 Eizellen zum Eisprung kommen werden. Die Eizelle enthält im Zellkern das weibliche Erbmaterial (Chromosomen) und ist maximal 0,15 mm groß (und damit die einzige für das menschliche Auge noch sichtbare Zelle). Die Eizelle befindet sich im Eibläschen (Follikel), sie ist dort von schützenden und ernährenden Zellschichten umgeben. Der sprungreife Follikel hat kurz vor dem Eisprung (Ovulation) einen Durchmesser von etwa 25 mm und ist damit für den Arzt im Ultraschall gut sichtbar.

weiblicher Zyklus

Ab der Menarche beginnt bei der Frau der monatliche Zyklus (Ovarialzyklus), der üblicherweise regelmäßig stattfindet, bis er in den Wechseljahren (Klimakterium) mit der Menopause endet. Er fängt definitionsgemäß mit dem ersten Tag der Monatsblutung (Periode) an und endet am Tag vor der nächsten Blutung. Der weibliche Zyklus dauert im Durchschnitt 28 Tage, Abweichungen von bis zu plus/minus vier Tagen sind ebenfalls normal. Der Zyklus lässt sich in zwei Phasen einteilen: Die *Follikelphase* (vom ersten Tag der Periode bis zum Eisprung) und die *Gelbkörper-* oder *Lutealphase* (vom Eisprung bis zum Eintreten der nächsten Periode). In der Follikelphase reift die Eizelle heran, in der Gelbkörperphase wird die Gebärmutter auf die Einnistung des Embryos vorbereitet (s. Abb. 3.8.2). Die Follikelphase ist zeitlich sehr variabel, wohingegen die Lutealphase in der Regel mit 12 bis 16 Tagen relativ konstant ist. Das ist insofern von hoher praktischer Relevanz, als dass der Zeitpunkt des Eisprungs – und damit die „fruchtbaren Tage" – nicht 100%ig vorhergesagt werden kann. Dies ist sowohl für die Empfängnisverhütung als auch für

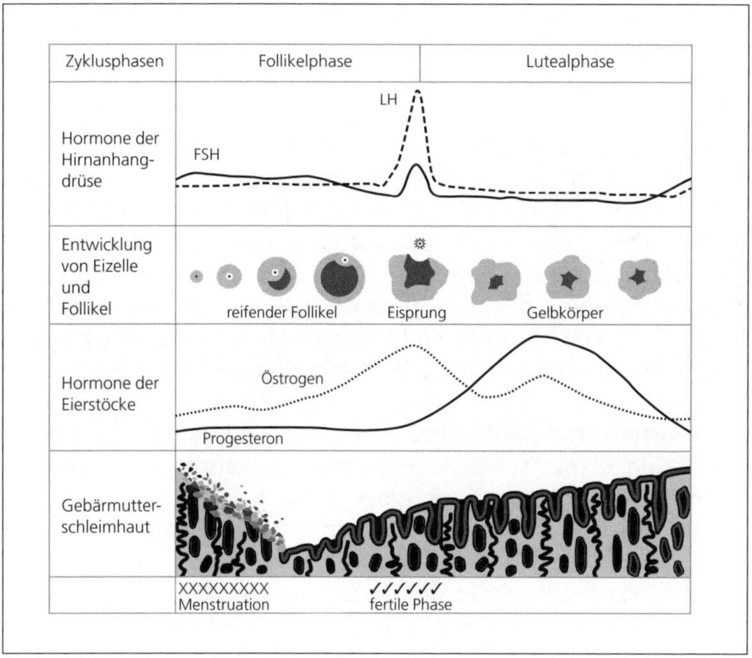

Abb. 3.8.2: Monatszyklus der Frau (stilisierte Darstellung)

die Realisierung des Kinderwunsches bedeutsam. Das bedeutet, dass in der ersten Zyklushälfte eine Empfängnis jederzeit möglich ist, nur in der zweiten Zyklushälfte nach dem Eisprung nicht mehr.

hormoneller Regelkreisablauf

Der Zyklus der Frau wird durch einen Regelkreis verschiedener Hormone gesteuert, an dem Hormone des Hypothalamus (ein Teil des Zwischenhirns), der Hirnanhangsdrüse (Hypophyse) und der Eierstöcke beteiligt sind. Für eine genaue Beschreibung des fein abgestimmten Regelkreisablaufs sei auf die einschlägigen endokrinologischen Lehrbücher verwiesen. Hier sollen nur die wichtigsten daran beteiligten Hormone genannt werden. Das *Hormon GnRH* (Gonadotropin Releasing-Hormon) des Hypothalamus regt die Hirnanhangsdrüse an, die Hormone FSH und LH auszuschütten, die die Funktion der Eierstöcke regulieren. Das follikelstimulierende *Hormon FSH* bewirkt die Eizellreifung, das luteinisierende *Hormon LH* löst den Eisprung aus. Die heranreifenden Follikel produzieren das „weibliche" Geschlechtshormon Östrogen, das für den Aufbau der Gebärmutterschleimhaut sorgt. Zum Eisprung hin verflüssigt sich der Schleim des Gebärmutterhalses und wird damit für die Samenzellen leichter passierbar. In diesem flüssigen Schleim können die Spermien einige Tage überleben. Sofern keine Erkrankung (bzw. keine Schwangerschaft) vorliegt, wächst in jedem Zyklus der Frau in einem der beiden Eierstöcke ein dominanter Follikel heran (sehr selten zwei Follikel oder mehr). Der reife Follikel kann aufgrund seiner Größe (20–25 mm) gut im Ultraschallbild dargestellt werden. In der Hypophyse kommt es zu einem plötzlichen überschießenden Ausstoßen von LH („LH-Peak"), der mit zeitlicher Verzögerung von etwa einem Tag den Eisprung auslöst. Die Eizelle löst sich aus dem Follikel und wird von der Trichteröffnung des nächstgelegenen Eileiters aufgenommen. Sie wird im Eileiter mittels Flimmerhärchen langsam Richtung Gebärmutter transportiert und bleibt etwa einen Tag lang befruchtungsfähig. Nach dem Eisprung bildet sich aus dem gesprungenen Follikel der Gelbkörper (Corpus luteum, s. Abb. 3.8.2).

Das in der zweiten Zyklusphase in den Eierstöcken vom Gelbkörper gebildete *Hormon Progesteron* erhält die Gebärmutterschleimhaut und bereitet sie – zusammen mit den Östrogenen – für die Einnistung des Embryos vor. Die Gebärmutterschleimhaut wächst dabei von ihrer ursprünglichen Dicke von etwa 1 mm zu Zyklusbeginn bis zu über 10 mm zu Zyklusmitte heran, was im

Ultraschallbild durch den Frauenarzt gut beurteilbar ist. Bleibt die Eizelle nach dem Eisprung unbefruchtet oder nistet sich eine befruchtete Eizelle nicht in der Gebärmutterschleimhaut ein, schrumpft der Gelbkörper und wird abgebaut. Es lösen sich die oberen Schichten der Schleimhaut ab, sie werden dann abgestoßen, und es kommt zum Beginn der nächsten Monatsblutung. Im nächsten Zyklus baut sich die Gebärmutterschleimhaut unter dem hormonellen Einfluss dann wieder neu auf.

3.5 Biologische Grundlagen der Fortpflanzung beim Mann

Zu den Fortpflanzungsorganen des Mannes zählen Penis, Samenbläschen, Vorsteherdrüse (Prostata), Samenleiter, Nebenhoden und Hoden (s. Abb. 3.9.1). Das männliche Glied (Penis) besteht aus den Schwellkörpern und der Eichel am Ende, die von der verschiebbaren Vorhaut bedeckt ist. Im Penis verläuft die Harnröhre des Mannes, sie mündet in der Eichel. Sowohl der Urin als auch die Samenflüssigkeit gelangen durch die Harnröhre nach außen. Im Normalzustand ist der Penis weich, bei sexueller Erregung fließt vermehrt Blut in die Schwellkörper, der Penis wird größer und versteift sich (Erektion). Nach dem Samenerguss (Ejakulation) bzw. nach Abnahme der Erregung fließt weniger Blut in die Schwellkörper, so dass der Penis wieder weicher und kleiner wird.

Spermiogenese

Die beiden Hoden (Testes) sind beim Mann etwa pflaumengroß und vom Hodensack (Skrotum) umhüllt. In den Hoden werden die Samenzellen (Spermien) gebildet, zudem wird in ihnen das Sexualhormon Testosteron produziert. In feinen Samenkanälchen im Hoden werden die Spermien gebildet, die dann in abführenden Hodenkanälen gesammelt und dann weiter in die Nebenhoden (Epididymis) transportiert werden, wo sie weiter ausreifen und lagern.

Die Ausreifung der Spermien (Spermiogenese) von den Vorstufen der Spermatogonien bis hin zum reifen Spermium dauert etwa 70 Tage. Von daher müssen wissenschaftliche Studien, die den Einfluss von gesundheitlichen Noxen oder psychischem Stress auf die Spermiogenese als Untersuchungsziel haben, diesen Zeitraum berücksichtigen (was in der Regel bisher nicht der Fall war). Die Spermienreifung findet üblicherweise ab der Pubertät ständig statt, täglich werden beim Mann etwa 20 bis 100

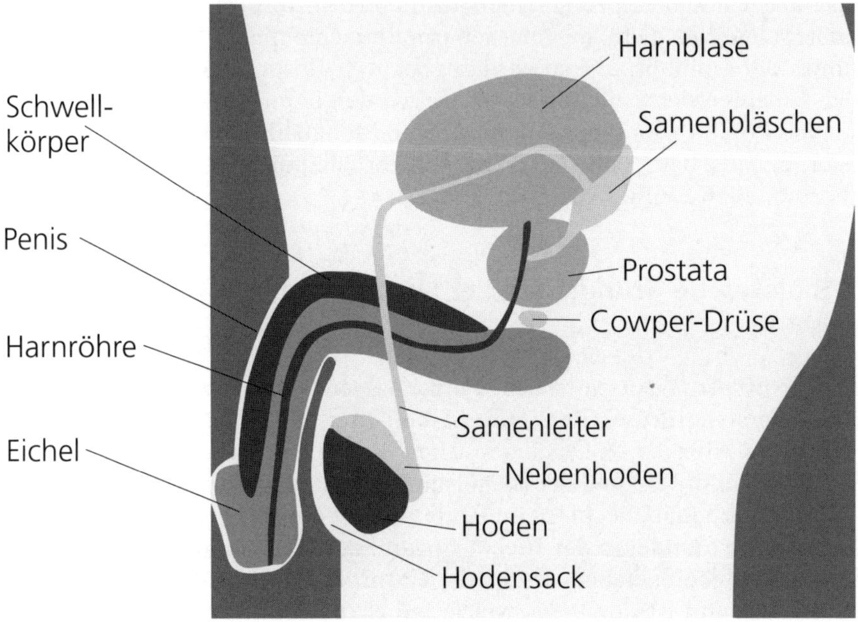

Abb. 3.9.1: Fortpflanzungsorgane des Mannes (stilisierte Darstellung)

Millionen Spermien gebildet. Auch die Keimzellreifung des Mannes steht unter dem Einfluss der Hormone FSH und LH. Noch vor der eigentlichen Ejakulation wird bei sexueller Erregung durch die Cowper-Drüsen (s. Abb. 3.9.1) ein Sekret gebildet („Lusttropfen"), welches gelegentlich auch bereits Samenzellen enthält und damit zu einer Schwangerschaft führen kann, auch wenn die Ejakulation noch nicht stattgefunden hat. Bei der Ejakulation werden die Spermien mit den Sekreten von Prostata und Samenbläschen gemischt und durch die Samenleiter in die Harnröhre geschleudert, um schließlich an deren Öffnung in der Eichel hinauszugelangen (Ejakulat). Spermien machen im Ejakulat nur etwa 5% aus, der Rest sind die Sekrete.

Die Samenzelle selbst ist mit dem bloßen Auge nicht sichtbar. Sie besteht aus drei Teilen: Der Spermienkopf enthält das männliche Erbgut (Chromosomen) und ist von einer Hüllschicht umgeben, die für das Eindringen in die Eizelle von großer Bedeutung ist. Das Mittelstück des Spermiums liefert die notwendige Stoffwechselenergie. Der Spermienschwanz sorgt für die Fortbewegung des Spermiums.

Für eine optimale Spermienqualität wird eine regelmäßige sexuelle Betätigung empfohlen. Zu regelmäßig sollte sie aber nicht sein, damit die Spermiogenese entsprechend viele neue Spermien hervorbringen kann. In einer Analyse von über 9.000 Spermiogrammen von ca. 6.000 Männern kamen israelische Forscher zu der Empfehlung, vor Abgabe einer Samenprobe einen Tag sexuelle Karenz einzuhalten (Levitas et al. 2005). Eine längere Karenzzeit von z. B. zwei bis sieben Tagen, wie von manchen Urologen (und früher auch von der WHO) empfohlen, sei nach dieser Studie nicht sinnvoll, da es keine wesentlich besseren Ergebnisse bringen würde. Dauerte die sexuelle Abstinenz hingegen länger als zehn Tage, nahm die durchschnittliche Beweglichkeit und die Anzahl normal geformter Spermien allerdings statistisch signifikant ab. Bei längerer Zeit ohne sexuelle Betätigung werden die Spermien im Körper wieder abgebaut.

3.6 Befruchtung und Einnistung des Embryos

Spontankonzeption

Die Befruchtung des Embryos und seine Einnistung in die Gebärmutterschleimhaut ist ein hochkomplexer Prozess, der in seinen Einzelheiten von der Medizin bisher noch nicht vollständig aufgeklärt worden ist. Voraussetzung für eine Spontankonzeption, also eine Befruchtung auf „natürlichem" Weg, ist der ungeschützte Vaginalverkehr von Frau und Mann innerhalb des fruchtbaren Zeitfensters im weiblichen Zyklus, bei dem es zur Ejakulation von Samenflüssigkeit in die Scheide der Frau kommt. Diese trivial anmutende Tatsache ist in der Beratung von Paaren mit Kinderwunsch von immenser praktischer Bedeutung: Zum einen wissen viele Paare um die fruchtbaren Tage nicht genau Bescheid, zum anderen gibt es etliche unterschiedliche Varianten des Sexualverkehrs, die nicht selbstverständlich mit der Ejakulation in der Vagina beendet werden. Wie später ausgeführt (s. Abb. 8.1), liegt das Konzeptionsoptimum aufgrund der unterschiedlichen Lebensdauer von Ei- und Samenzellen zwei Tage vor dem Eisprung. Nach dem Eisprung, also nach Erhöhung der Basaltemperatur (s. Kap. 4.2.1), ist die Schwangerschaftschance hingegen deutlich geringer (ca. 1–2% im Gegensatz zu optimalen ca. 30%). Bezüglich der Varianten im Sexualverkehr ist es wichtig, bei der Anamneseerhebung durch den Arzt bzw. die Ärztin, nicht nur nach der Häufigkeit des „Verkehrs“ zu fragen, sondern auch (natürlich diskret!) nach der Art des Verkehrs und der Häufigkeit des Samenergusses in der Scheide.

Vorkernstadium

Nach der Ejakulation beim Vaginalverkehr gelangen im Regelfall mehrere 100 Millionen Spermien in die Scheide. Die vitalen Spermien wandern durch den Gebärmutterhalsschleim und die Gebärmutter in die Eileiter. Bis sie im Eileiter eintreffen, hat sich ihre Anzahl auf deutlich unter 1.000 verringert. Während des Transports zur Eizelle finden im Spermienkopf mehrere Umbauprozesse statt, die zur Befruchtung notwendig sind. Wie die Spermien genau zur Eizelle finden, ist noch nicht abschließend geklärt. Vermutet wird, dass das von der Eizelle in den Eileiter abgegebene Progesteron als Signalstoff wirkt. Gelingt es einem Spermium, die äußere Hülle (Zona pellucida) der befruchtungsfähigen Eizelle zu durchdringen, wird das Spermium in die Eizelle eingeschleust. Zugleich werden Eizellmembran und Zona pellucida in einem komplizierten biochemischen Prozess umgewandelt, so dass kein weiteres Spermium mehr in die Eizelle eindringen kann. Am ersten Tag nach dem Eindringen des Spermiums in die Eizelle ist das mütterliche und das väterliche Erbgut noch in zwei Vorkernen in der Eizelle voneinander getrennt verpackt, das sog. „Pronukleus“- oder Vorkernstadium, das nach der derzeit gültigen rechtlichen Auffassung in Deutschland noch keinen Embryo darstellt (s. Kap. 6). Innerhalb der nächsten 24 Stunden kommt es dann im Normalfall zur Verschmelzung der beiden Vorkerne mit der Neukombination des Erbgutes und zur ersten Teilung der Eizelle (s. Abb. 3.9.2).

Einnistung ins Endometrium

Die befruchtete Eizelle wandert innerhalb von vier bis fünf Tagen durch den Eileiter in die Gebärmutterhöhle, wo sie sich zwei Tage später in das Endometrium einnistet. Während dieser Zeit macht der Embryo mehrere Zellteilungen durch: Vom Zweizell- über das Vierzell- und Achtzellstadium zum Sechzehnzellstadium (etwa am Ende des 3. Tages). Ungefähr am vierten Tag erreicht die Eizelle das Teilungsstadium der Morula („Maulbeerkeim“). In einem späteren Teilungsstadium (ungefähr am 5.–6. Tag) wird die Eizelle Blastozyste genannt, sie hat zu diesem Zeitpunkt die Gebärmutterhöhle erreicht und gewinnt durch Flüssigkeitsaufnahme an Größe, die Zona pellucida beginnt sich aufzulösen. Nach Auflösung der Zona pellucida und Schlüpfen des Embryos findet die Einnistung in das Endometrium statt (Implantation). Mit der Verbindung zu den mütterlichen Blutgefä-

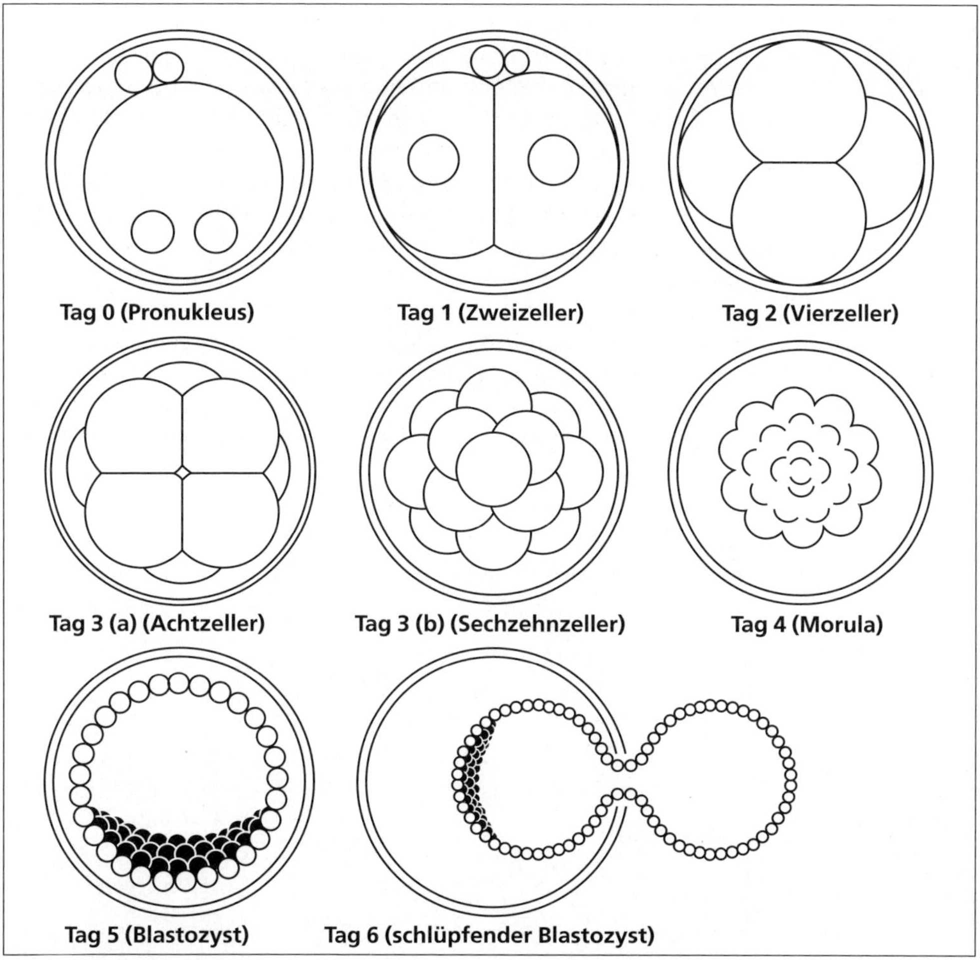

Abb. 3.9.2: Stadien der Embryonalentwicklung (stilisierte Darstellung)

ßen hat die Schwangerschaft begonnen. Das *Hormon humanes Choriongonadotropin (hCG)* erhält die Schwangerschaft aufrecht, der Nachweis dieses Hormons mittels Urin- bzw. Bluttest gilt als Bestätigung der sog. biochemischen Schwangerschaft.

Implantationsversagen

Da nicht jede befruchtete Eizelle entwicklungsfähig ist, kann es zu Aborten kommen, sei es durch Versagen bei der Einnistung oder später (s. Abb. 3.10). Es ist davon auszugehen, dass bei Spontankonzeptionen nur etwa 30% der befruchteten Eizellen zu der

Lebendgeburt eines Kindes führen. Etwa 30% dieser Eizellen nisten sich nicht ein, ein ebenso hoher Anteil abortiert als biochemische Schwangerschaft, und in etwa 10% aller Spontanschwangerschaften kommt es zu einer Fehl- oder Totgeburt. Üblicherweise werden das Implantationsversagen oder die biochemische Schwangerschaft von der Frau kaum wahrgenommen, da sie unbemerkt ist oder vielleicht nur zu einer Zwischenblutung im Zyklus führt. Frauen mit Kinderwunsch, die sich in reproduktionsmedizinischer Behandlung befinden, werden von dieser „natürlichen Auslese" der Embryonen allerdings betroffen Kenntnis nehmen. Der Reproduktionsmediziner Diedrich und seine Kollegen gehen davon aus, „dass im statistischen Mittel weniger als einer von 10 durch IVF gezeugten Embryonen implantiert wird, sich regelrecht entwickelt und zu einer Geburt führt" (2008, 25). Dieser niedrige Prozentsatz ist den meisten Paaren mit unerfülltem Kinderwunsch nicht bewusst.

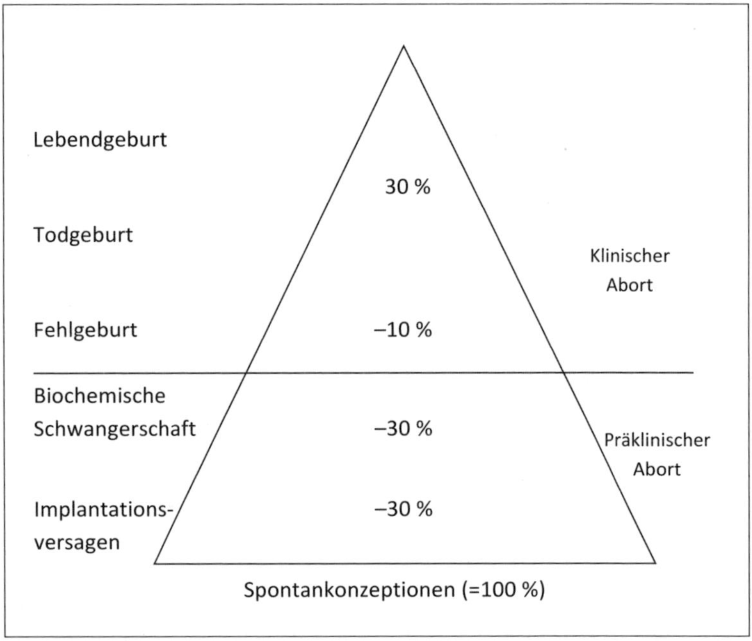

Abb. 3.10: Implantations-, Abort- und Lebendgeburtenraten nach Spontankonzeptionen (mod. n. Diedrich et al. 2008)

3.7 Einflussfaktoren bei der Fruchtbarkeit

Die Fruchtbarkeit des Menschen ist von einer Reihe von Faktoren abhängig, von denen der wichtigste das Alter der Frau ist. Wie wenig genau dies in der Allgemeinbevölkerung bekannt ist, ergab eine repräsentative Umfrage aus dem Jahr 2006.

Das Leipziger Forscherteam um Yve Stöbel-Richter (2006) befragte 2.110 Deutsche zu Einstellungen und Wissen zu Fragen der Reproduktionsmedizin. Unter anderem sollte eine Einschätzung dazu abgegeben werden, ab wann die Fruchtbarkeit der Frau langsam abnimmt. Die Ergebnisse dieser Umfrage sind Abbildung 3.11 zu entnehmen. Nur die wenigsten der Befragten (3%) wussten, dass dies bereits mit 22 bis 25 Jahren der Fall ist (s. weiter unten). Ein Drittel nahm sogar an, dass die Fruchtbarkeit erst ab einem Alter von 45 Jahren bzw. nach den Wechseljahren abnimmt. Je älter die Befragten selbst waren, desto eher wurde die Abnahme der Fruchtbarkeit in höhere Lebensjahre verschoben. Männer gaben im Schnitt höhere Altersstufen an im Vergleich zu Frauen.

„Yummie Mummies" in den Medien

Nicht ganz unschuldig an diesen Fehleinschätzungen dürften die zunehmenden Medienberichte um späte Mutterschaft sein, insbesondere die von US-amerikanischen Filmstars. So bekam die Schauspielerin Selma Hayek ihr erstes Kind mit 41 Jahren, eben-

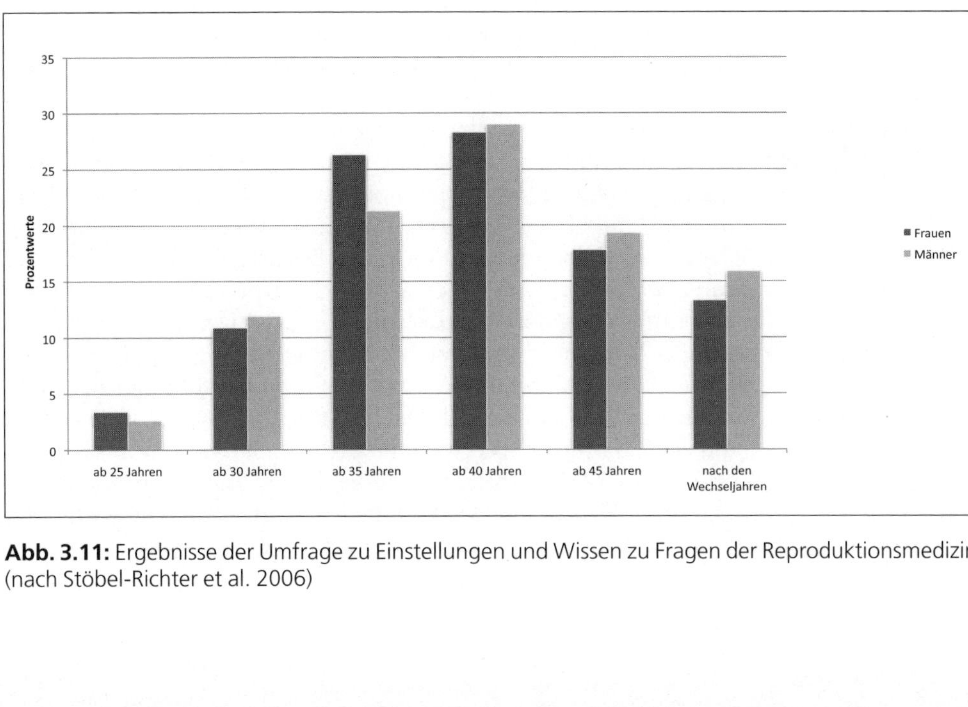

Abb. 3.11: Ergebnisse der Umfrage zu Einstellungen und Wissen zu Fragen der Reproduktionsmedizin (nach Stöbel-Richter et al. 2006)

so wie Nicole Kidman, Halle Berry oder Kim Basinger. Im Jahr 2008 wurden in den USA 541 Kinder von Müttern geboren, die 50 Jahre oder älter waren – wie z. B. die bekannte Fotografin Annie Leibowitz –, ein Anstieg von 375% innerhalb von zehn Jahren. Die deutsche Fernsehmoderatorin Birgit Schrowange bekam ihr erstes Kind mit 42 Jahren und äußerte in der Illustrierten „Bunte" im Dezember 2008 zu ihrem Kinderwunsch, als sie mittlerweile 50 Jahre alt und mit einem neuen Partner liiert war: „Mal gucken. Das ist ja heute kein Problem, auch mit 50 noch Zwillinge in die Welt zu setzen." (Die Bunte 51/2008) Die Mutter von Sängerin Sarah Connor habe es gerade vorgemacht. Ende 2010 ging durch die europäische Presse, dass die italienische Sängerin Gianna Nannini mit 54 Jahren ihr erstes Kind entbunden hatte. Die französische Präsidentengattin Carla Bruni Sarkozy bekam 2011 ihre erste Tochter zwei Monate vor ihrem 44. Geburtstag.

Nun kann allerdings in der Regel davon ausgegangen werden, dass bei den Müttern mit Mitte oder Ende 40 die Schwangerschaften nicht spontan erfolgten, sondern häufig mittels Methoden der assistierten Reproduktion. Meistens kommen dabei Verfahren zur Anwendung, die in Deutschland bisher verboten sind, wie eine Eizellspende oder eine Leihmutterschaft. So lässt sich auch erklären, dass viele dieser sog. „späten Promi-Mütter" – in den USA „Yummy Mummies" genannt – Zwillinge geboren haben, da ihnen zur Erhöhung der Schwangerschaftswahrscheinlichkeit wahrscheinlich mehrere Embryonen zurücktransferiert worden sind.

Fruchtbarkeit und Alter der Frau

Suggerieren die Medien inzwischen also die problemlose späte Schwangerschaft, so sieht die biologische Realität allerdings anders aus. Aus evolutionsbiologischer Sicht „sollte" eine Frau möglichst mit 20 bis 25 Jahren schwanger werden, zumindest liegt in dieser Zeitspanne die Phase der höchsten Fruchtbarkeit der Frau (Fekundabilität). Nach Übersichtsarbeiten ist die Schwangerschaftswahrscheinlichkeit mit ca. 22 Jahren am höchsten (s. Abb. 3.12) und nimmt danach beständig ab. Dieser Grafik (nach Homan et al. 2007) zufolge sinkt die Fekundabilität der Frau erst im Alter von 55 Jahren auf 0%. Im Jahre 2009 waren in Deutschland ca. 700 Mütter zu verzeichnen, die 45 Jahre oder älter waren (bei ca. 450.000 Müttern insgesamt). In der Statistik ist allerdings nicht ausgewiesen, bei wie vielen dieser Mütter zuvor Methoden der assistierten Reproduktion zur Anwendung kamen.

Bei einigen Volksgruppen, wie z. B. der Sekte der Hutterer in Nordamerika, bei denen neben gesunder Lebensweise die sexuelle Enthaltsamkeit vor und die Monogamie während der (im frühen Alter geschlossenen) Ehe zu beobachten waren, kam es tatsächlich auch in der Altersgruppe der 40- bis 45-jährigen Frauen noch häufiger zu Lebendgeburten von Kindern.

Es muss allerdings berücksichtigt werden, dass mit zunehmendem Alter der Frau (und in gewissem Maße auch mit dem des Mannes; Balasch 2010) die Wahrscheinlichkeit einer Fehlgeburt steigt, also die Schwangerschaften immer öfter nicht in einem lebenden gesunden Kind resultieren.

Als **Fehlgeburt (Abort)** definiert die Weltgesundheitsorganisation (WHO) die Ausstoßung bzw. Entfernung einer Frucht aus der Gebärmutter bis zu einem Gewicht von 500 g, in etwa der 24. Schwangerschaftswoche entsprechend. Die Ausstoßung eines lebenden oder toten Fetus mit einem Gewicht über 500 g wird als **Geburt** bzw. **Totgeburt** bezeichnet.

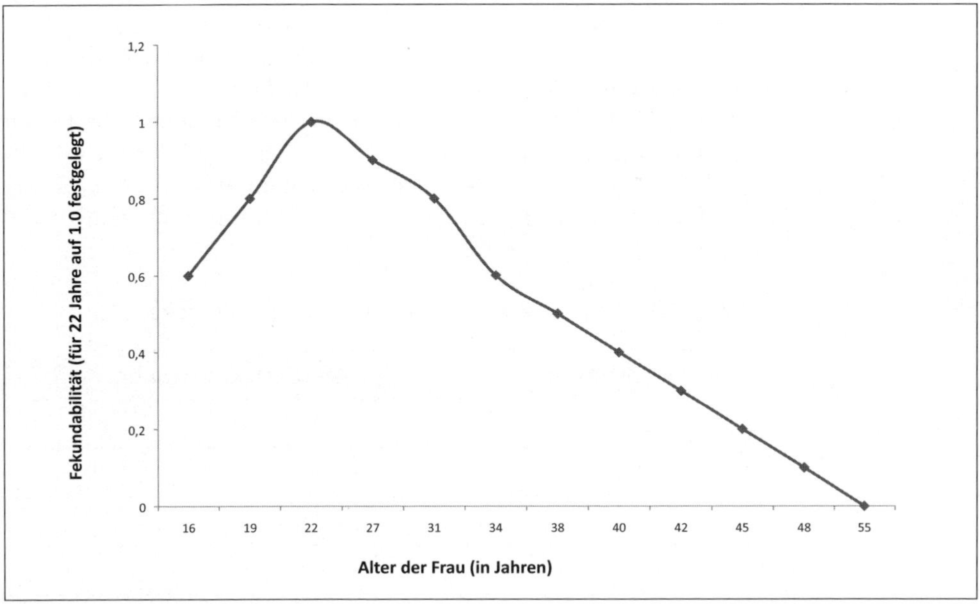

Abb. 3.12: Natürliche Fruchtbarkeit der Frau (nach Homan et al. 2007)

Durchschnittlich 15% aller klinischen Schwangerschaften enden als Fehlgeburt. Die meisten Fehlgeburten finden bis zur vierten oder fünften Schwangerschaftswoche statt, oft ohne dass die betroffene Frau überhaupt wusste, dass sie schwanger war (außer sie befand sich in reproduktionsmedizinischer Behandlung und es wurde eine biochemische Schwangerschaft nachgewiesen). Es wird davon ausgegangen, dass etwa die Hälfte aller Spontanschwangerschaften deshalb nicht ausgetragen wird. In der sechsten bis achten Schwangerschaftswoche reduziert sich dieses Risiko auf ca. 18%, und ab der 17. Schwangerschaftswoche sinkt es auf 2 bis 3%. Als Ursache für die meisten Fehlgeburten wird angenommen, dass der Embryo nicht lebensfähig gewesen wäre. Der frühe Abort stellt daher sozusagen einen „Schutzmechanismus" der Natur dar.

Chromosomenanomalien

Anomalien der Chromosomenzahl oder -struktur sind die häufigste Ursache früher Fehlgeburten. Bedingt durch die altersabhängige Zunahme von Chromosomenanomalien steigt daher das Abortrisiko von ca. 9% in der Gruppe der 20- bis 24-Jährigen auf ca. 75% bei Frauen über 45 Jahre (Andersen et al. 2000; s. Tab. 3.2). Die Altersabhängigkeit chromosomaler Anomalien hängt insbesondere von den biologischen Gegebenheiten der Reproduktion bei der Frau ab: Wie bereits erwähnt, beträgt die Zahl der potenziell befruchtbaren Eizellen beim weiblichen Fetus noch sechs bis sieben Millionen (s. Abb 3.13), danach sind es nur noch ein bis zwei Millionen bei der Geburt des Mädchens und rund 250.000 zum Zeitpunkt der ersten Regelblutung (Menarche). Mit 37 Jahren liegt diese Zahl etwa zehnmal niedriger, und am Ende ihres reproduktiven Lebens hat eine Frau nur noch wenige 100

Tab. 3.2: Mütterliches Alter als Risikofaktor für Spontanaborte

Mütterliches Alter	Risiko für Spontanabort
20–30 Jahre	9–17%
30–35 Jahre	17–23%
35–40 Jahre	23–45%
42 Jahre	54,5%
48 Jahre	> 80%

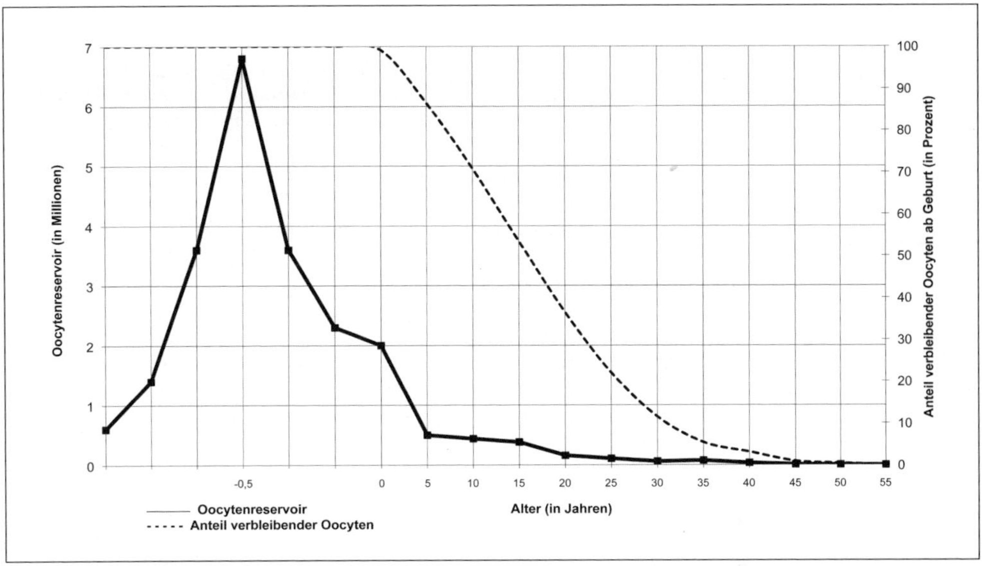

Abb. 3.13: Oozytenanzahl und ovarielle Reserve (mod. n. Baker 1971; Wallace/Kelsey 2010)

oder 1.000 Eizellen in den Ovarien (Balasch 2010). Nach Wallace und Kelsey (2010) liegt die ovarielle Reserve maximal bei 100% beim ca. fünf Monate altem weiblichen Embryo, sinkt bei der 30-jährigen Frau auf ca. 12% dieses Ausgangswertes ab und bei der 40-jährigen Frau auf ca. 3% (s. Abb. 3.13).

Fruchtbarkeit und Alter des Mannes

Die Spermien des Mannes werden hingegen ab der Pubertät immer wieder neu produziert. Bei einem gesunden Mann werden täglich 20 bis 100 Millionen neue Spermien gebildet. Das Alter des Vaters scheint allerdings auch eine gewisse Rolle zu spielen.

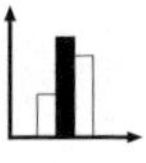

In einer Studie der Columbia University (New York) konnte bereits bei Partnerinnen 35-jähriger Männer ein dreifach erhöhtes Fehlgeburtsrisiko im Vergleich zu Frauen mit zehn Jahre jüngeren Männern nachgewiesen werden. Das Risiko war unabhängig vom Alter der Frauen und von Einflussfaktoren wie Diabetes, Rauchen oder vorangegangenen Aborten. Außerdem nimmt die Zahl progressiv beweglicher Spermien mit jedem Lebensjahr des Mannes um ca. 1% ab, und die DNA-Schädigungen der Spermatozoen zu (Sartorius/Nieschlag 2009).

Die mit dem Alter der Frau abnehmende Schwangerschaftswahrscheinlichkeit und zunehmende Aborthäufigkeit wurde in einer holländischen Studie (van Noord-Zaadstra et al. 1991) an 751 Partnerinnen von Männern mit Azoospermie vor donogener Insemination untersucht (s. Abb. 3.14). Diese Stich-

probe wurde ausgewählt, da mit zunehmender Partnerschaftsdauer – und damit meist auch zunehmendem Alter der Frau – die sexuelle Aktivität oft abnimmt (Frank et al. 1994; Klusmann 2002). Dies hat einen direkten Einfluss auf die Schwangerschaftswahrscheinlichkeit und ist somit als Confounder-Variable zu berücksichtigen. Zudem kann eine Abnahme der Spermienqualität mit zunehmendem Alter des Mannes nicht ausgeschlossen werden. Die Autoren kamen zu dem Schluss, dass das „kritische" Alter der Frau in Bezug auf die Abnahme der Fruchtbarkeit bei 31 Jahren liege. Unter zusätzlicher Berücksichtigung des mit dem Alter der Frau steigenden Abortrisikos schlossen die Autoren aus ihren Ergebnissen, dass die Chance einer 35-jährigen Frau auf die Geburt eines gesunden Kindes nur halb so groß wäre wie die einer 25-jährigen Frau.

Einschränkend merkten die Autoren zu diesen Ergebnissen an, dass die Schwangerschaftschancen bei donogener Insemination insgesamt etwas niedriger lägen als bei Spontankonzeption. Das läge einerseits daran, dass bei artifiziellen Inseminationen immer zuvor kryokonservierter Samen verwendet wird, andererseits könne bei Spontankonzeptionen wegen häufigerem Geschlechtsverkehr an den „fruchtbaren Tagen" von mehr Inseminationen ausgegangen werden als bei artifiziellen Inseminationen (Frank et al. 1994). Außerdem war in dieser Studie der Lebensstil der Frauen – z. B. in Bezug auf Rauchen oder Essverhalten – nicht kontrolliert worden. Es ist bekannt, dass Frauen mit „später" Schwangerschaft sich insgesamt eher gesünder verhalten als jüngere Schwangere.

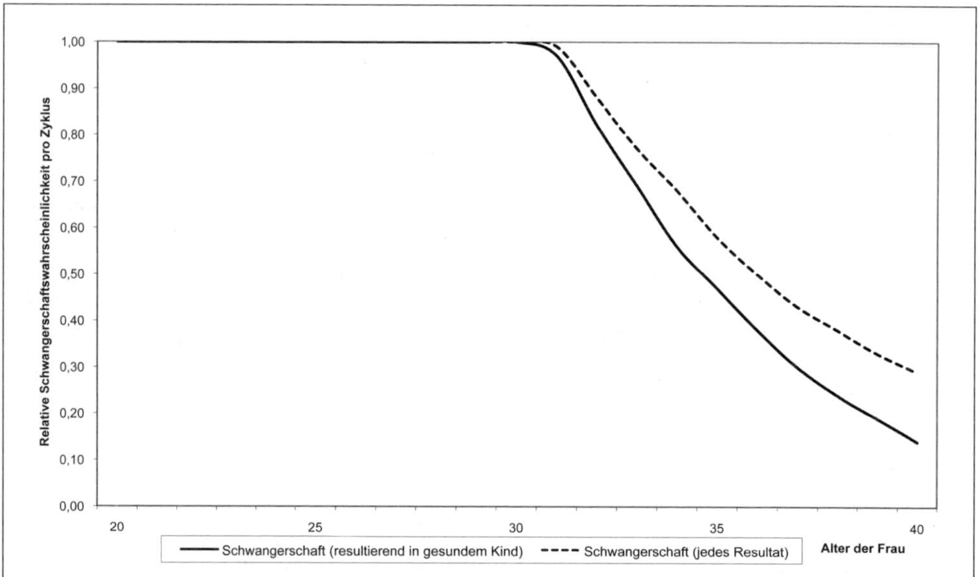

Abb. 3.14: Alter und Fekundabilität bei donogener Insemination

3.8 Diagnosen und Ätiopathogenese

3.8.1 Diagnosen nach dem Deutschen IVF-Register

Ursachenverteilung bei Frau und Mann

Die Diagnosen einer Fruchtbarkeitsstörung verteilen sich etwa gleich auf Frauen und Männer. Bei ca. 40% der betroffenen Paare haben beide Partner Fruchtbarkeitsstörungen, in etwa einem Drittel der Fälle liegt die Ursache nur bei der Frau, in etwa einem Fünftel nur bei dem Mann, und in weniger als 10% lässt sich bei keinem Partner eine Ursache für die Infertilität finden. Dabei sind die wichtigsten Ursachen bei der Frau in etwa einem Drittel der Fälle Eireifungsstörungen, in einem Viertel geschädigte Eileiter, seltener Endometriose oder ein zervikaler Faktor. Beim Mann ist das Oligo-Astheno-Teratozoospermie (= OAT-Syndrom) am häufigsten (also Einschränkungen sowohl der Spermienkonzentration, -beweglichkeit als auch -morphologie), gefolgt von Asthenozoospermie (Beweglichkeitseinschränkung der Spermien) und Teratozoospermie (viele fehlgeformte Spermien; Thonneau et al. 1991).

Eine Aufschlüsselung der Indikationen nach den Ursachen für die Infertilität bei Paaren vor assistierter Reproduktion mithilfe der Zahlen des Deutschen IVF-Registers zeigt, dass in über 40% aller behandelten Fälle sowohl die Fertilität des Mannes als auch die der Frau beeinträchtigt waren (s. Tab. 3.3). In etwa einem Drittel aller Fälle wurde der männliche Partner als alleiniger Verursa-

Tab. 3.3: Häufigkeit der Infertilitätsursachen bei Mann, Frau oder beiden Partnern, die in Deutschland mit IVF oder ICSI behandelt wurden (2009) (nach DIR 2010, 20)

	IVF	ICSI	Gesamt	%
Frau	3.577	1.477	5.054	12,3
Mann	1.158	12.819	13.977	33,9
Frau und Mann	3.537	13.908	17.445	42,4
Idiopathische Infertilität	1.079	843	1.922	4,7
Keine Angaben	531	2.242	2.773	6,7
Gesamt	9.882	31.289	41.171	100

cher der Infertilität angesehen, im Gegensatz zu ca. 14% bei den Frauen. Es waren allerdings auch in ca. 6% die Diagnosen bei den Frauen (noch) nicht vorhanden. In ca. 5% der Fälle waren weder beim Mann noch bei der Frau medizinische oder psychologische Ursachen festzustellen („idiopathische Infertilität").

Insgesamt vollständiger sind die Daten aus dem Zehn-Jahresbericht des DIR (Felberbaum et al. 2007). Als Hauptindikationsstellung bei IVF galt im Schnitt für 1997 bis 2004 bei 43% der Behandlungszyklen eine Tubenpathologie, bei ICSI mit 79% ein eingeschränktes Spermiogramm. Etwa 2,4% aller ICSI-Behandlungen erfolgten in diesem Zeitraum nach Diagnosestellung „idiopathische Sterilität", bei IVF waren es durchschnittlich immerhin 9,2%.

Indikationsverteilung für IVF und ICSI

Tabelle 3.4 gibt eine Übersicht, welche Indikationsstellungen bei der Durchführung von IVF- und ICSI-Behandlungen in Deutschland im Jahr 2008 vorlagen. Der hohe Anteil von Indikationen mit Normalbefund bei einem Partner bezieht sich vornehmlich auf die vergleichsweise häufigen Fälle, in denen sich eine Frau ohne Befund mit Mann mit eingeschränktem Spermiogramm einer ICSI-Behandlung unterzogen hatte. Interessanterweise bezieht sich die Indikation „Psychogene Faktoren" in allen 46 Fällen im Jahr 2009 ausschließlich auf die Frau, diese Indika-

Tab. 3.4: Häufigkeit der Indikationen für IVF oder ICSI in Deutschland (2009); Mehrfachnennungen möglich (nach DIR 2010, 20)

Indikation	Zahl der Fälle
Normalbefund	1.922
Tubenpathologie	6.043
Endometriose	2.747
Hyperandrogenämie/PCO	1.888
pathologischer Zyklus	2.814
psychogene Faktoren	46
Sonstige (inkl. Spermienantikörper, pathologischer Zervixfaktor)	8.961
Keine Angaben	2.773
eingeschränktes Spermiogramm	25.360
Azoospermie	1.087
Sonstige (inkl. pathologischer Funktionstest)	7.725

Tab. 3.5: Störungen der Fortpflanzungsfunktionen (mod. n. BZgA 2005)

Fruchtbarkeitsstörungen bei Frauen
• Eireifungsstörungen und/oder Störungen in der Lutealphase • Störung des Eitransportes im Eileiter • Störungen an der Gebärmutter
Fruchtbarkeitsstörungen bei Männern
• Störungen der Samenzellbildung • Störungen des Samentransports
Fruchtbarkeitsstörungen bei Frauen und Männern
• Entzündungen der Fortpflanzungsorgane • Immunologische Ursachen • Psychische Ursachen • Idiopathische Infertilität

tionsstellung wird auch an keiner anderen Stelle im DIR näher ausgeführt. Die häufigste Indikation für IVF ist ein tubarer Faktor, gefolgt von eingeschränkten Spermiogrammen. Bei der ICSI ist eindeutig das eingeschränkte Spermiogramm oder eine Azoospermie die Hauptindikation.

3.8.2 Fruchtbarkeitsstörungen und Ätiopathogenese

Welche Fruchtbarkeitsstörungen gibt es, und wie werden sie verursacht? Da die medizinischen Aspekte dieser Fragestellung sehr komplex und fachspezifisch sind, wird in diesem Abschnitt nur eine allgemein verständliche Übersicht hierzu gegeben. Im Überblick werden die wichtigsten Faktoren in Tabelle 3.5 gezeigt.

Fruchtbarkeitsstörungen bei der Frau

Eireifungsstörungen bzw. Störungen in der Lutealphase: Die Ursachen hierfür können im Hypothalamus, in der Hypophyse, in den Ovarien selber liegen oder in Hormondrüsen, die für die Eireifung zusätzlich wichtig sind, wie die Schilddrüse oder die Nebennierenrinde. Folgende Hormonstörungen sind hierfür bedeutsam:

- eine Überproduktion von männlichen Geschlechtshormonen (Hyperandrogenämie),
- eine Überproduktion des Hormons Prolaktin (Hyperprolaktinämie),
- eine Schilddrüsenüberfunktion (Hyperthyreose) bzw. -unterfunktion (Hypothyreose),
- eine Gelbkörperschwäche (Lutealinsuffizienz),
- das sog. Polyzystische Ovarsyndrom (PCO, mit vergrößerten Eierstöcken, Ovulationsstörungen, Verschiebung der Hirnanhangsdrüsenhormone LH und FSH und Erhöhung der männlichen Hormone),
- Störungen von Hypothalamus oder der Hypophyse (Hypogonadotrope Ovarialinsuffizienz) sowie
- die vorzeitigen Wechseljahre (Hypergonadotrope Ovarialinsuffizienz).

Ursachen für Funktions- und Hormonstörungen der Eierstöcke sind häufig starkes Über- oder Untergewicht bzw. Essstörungen, Hochleistungssport, Medikamente oder andere körperliche oder psychiatrische Erkrankungen.

Störungen des Eileiters: Der (ein- oder beidseitige) Verschluss der Eileiter ist häufig auf vorangegangene Entzündungen (z. B. aufgrund Chlamydieninfektion) zurückzuführen. Aber auch eine vorherige Eileiterschwangerschaft, Operationen oder eine Endometriose können dafür verantwortlich sein. In der Regel ist dann eine IVF- oder ICSI-Behandlung zur Realisierung des Kinderwunsches indiziert. Die Ätiopathogenese der Endometriose ist noch weitgehend ungeklärt (s. Kap. 8.2.3).

Störungen der Gebärmutter: Selten sind angeborene Fehlbildungen der Gebärmutter, z. B. getrennte Uterushälften bzw. Gebärmutter mit nur einem Horn. Hier würde in der Regel versucht werden, operativ zu sanieren, ähnlich wie bei großen Myomen in der Gebärmutter. Häufiger beeinträchtigen Entzündungen im inneren Genitale der Frau die Fruchtbarkeit, z. B. eine Entzündung des Gebärmutterhalses oder entzündlich veränderter Zervixschleim.

Fruchtbarkeitsstörungen beim Mann

Störungen der Samenzellbildung: Ursachen einer gestörten Samenzellbildung können hormonelle Störungen, Medikamenteneinnahme (Anabolika!), übermäßiger Nikotingenuss und sehr wahrscheinlich Umweltgifte (z. B. Lacklösungsmittel) und Umwelteinwirkungen (übermäßige Hitze, z. B. am Hochofen) sein. Auch angeborene und erworbene Veränderungen des Hodens sind für eine gestörte Samenzellproduktion verantwortlich zu machen. Weiterhin ist an Infektionen, Chromosomenanomalien, Durchblutungsstörungen, Diabetes und Tumoren zu denken.

Störungen des Samentransports: Seltener sind Störungen des Samentransportes ursächlich. So können Samenleiter oder Nebenhodengang nach Entzündungen durch sexuell übertragbare Krankheiten verklebt sein oder von Geburt an gar nicht erst angelegt sein. Die Schädigung der Samenleiter kann auch Folge einer Operation oder einer Verletzung sein.

Fruchtbarkeitsstörungen beim Paar

Immunologische Ursachen: Die Bedeutung immunologischer Ursachen ist in der Reproduktionsmedizin umstritten. Hier wird angenommen, dass Antikörper entweder die eigenen Keimzellen angreifen (insbesondere beim Mann) oder dass Antikörper im Gebärmutterhals oder im Endometrium sich gegen die eingedrungenen Spermien richten, die somit nicht in die Eizelle gelangen können. Die Therapie würde analog der Therapie bei Allergien mittels stufenweiser aktiver Immunisierung des Partners mit den Antikörpern erfolgen.

Psychische Ursachen: Die Bedeutung psychischer Ursachen für die ungewollte Kinderlosigkeit wird in Kapitel 8.2.2 eingehend abgehandelt.

Idiopathische Infertilität: Idiopathische Infertilität ist eine Ausschlussdiagnose. Sie bedeutet, dass mit den heute vorhandenen diagnostischen Mitteln weder medizinische noch psychosoziale Gründe für die ungewollte Kinderlosigkeit gefunden werden können. Da also keine Ursachen bekannt sind, könnte eigentlich auch keine Therapie empfohlen werden. In der Praxis wird aber meistens eine IVF- oder ICSI-Behandlung vorgeschlagen (s. Tab. 3.3).

3.9 Zusammenfassung

Von Infertilität wird nach einem Jahr regelmäßigen ungeschützten Vaginalverkehrs von Frau und Mann gesprochen. Es wird davon ausgegangen, dass 0,5 bis 1,4 Millionen Paare in Deutschland davon betroffen sind. Neben medizinischen Gründen sind in erster Linie gesellschaftliche Entwicklungen dafür verantwortlich zu machen, dass diese Zahl so hoch ist und voraussichtlich weiter steigen wird. Insbesondere das zunehmende Alter der Frau bei Realisierung eines Kinderwunsches gilt hierbei als ursächlich. Die Reproduktionsmedizin bietet mit der intrauterinen Insemination nach hormoneller Stimulation der Frau, mit der In-vitro-Fertilisation (IVF) und mit der Intrazytoplasmatischen Spermieninjektion (ICSI) eine Reihe von Verfahren zur Überwindung der Infertilität an. Die häufigste Indikation für IVF ist ein tubarer Faktor, gefolgt von eingeschränkten Spermiogrammen. Bei der ICSI ist eindeutig das eingeschränkte Spermiogramm oder eine Azoospermie die Hauptindikation.

Die biologischen Grundlagen bei der Frau und beim Mann zeigen, dass dieser scheinbar so einfache Prozess der Befruchtung und Schwangerschaft in Wirklichkeit ein hochkomplexes Regelsystem ist, dessen Einzelheiten auch noch nicht in allen Facetten verstanden worden ist.

3.10 Fragen zum Kapitel

1. Welche medizinischen Verfahren zählen zur „assistierten Reproduktion"?
2. Weshalb ist eine Zunahme ungewollter Kinderlosigkeit zu erwarten?
3. Was ist einer der Hauptgründe, von einer Familienbildung abzusehen?
4. Was ist der wichtigste Unterschied in der Entstehung von Gameten bei der Frau und beim Mann?
5. Was ist Grundlage der meisten Schwangerschaftstests?
6. Was ist unter einer Blastozyste zu verstehen?
7. Was ist die Hauptindikation für eine IVF bzw. für eine ICSI?
8. Welche Gruppen von Fruchtbarkeitsstörungen können unterschieden werden?

Groß, J. (1999): Kinderwunsch und Sterilität. Zur Motivation des Kinderwunsches bei Sterilitätspatientinnen. Psychosozial Verlag, Gießen

Marx, V. (1999): Das Samenbuch. Alles über Spermien, Sex und Fruchtbarkeit. Fischer Taschenbuch, Frankfurt/M.

Nilsson, L., Hamberger, L. (2009): Ein Kind entsteht. Goldmann, München

Spiewak, M. (2005): Wie weit gehen wir für ein Kind? Im Labyrinth der Fortpflanzungsmedizin. 2. Aufl. Eichborn, Frankfurt/M.

4 Verfahren der assistierten Reproduktion

4.1 Entwicklung der Reproduktionsmedizin

evidenzbasierte Medizin

Wenig bekannt ist, dass nahezu alle Verfahren der assistierten Reproduktion (bis auf ICSI) ihre Wurzeln in der Veterinärmedizin haben (s. Tab. 4.1). Harper und Mitarbeiter (2012a) weisen darauf hin, dass viele heute gebräuchliche Methoden der ART beim Menschen eingeführt worden sind, ohne dass sie vorher darauf hin getestet worden sind, ob sie für den Patienten sicher und nützlich seien. Idealerweise sollten neue Techniken im Sinne der evidenzbasierten Medizin folgende Schritte durchlaufen:

- Zunächst sollten sie im Tiermodell erprobt werden – sofern sinnvoll, was bei einer Präimplantationsdiagnostik beispielsweise nicht der Fall ist. In diesem Fall sollte eine Erprobung an Embryonen erfolgen, die für die Forschung gestiftet werden.
- In einem zweiten Schritt sollte dann eine randomisierte kontrollierte Studie an einer genügend großen Stichprobe erfolgen, mit ausreichend langer Nachbeobachtungszeit, um mögliche Langzeitfolgen zuverlässig erfassen zu können. Erst dann könnten Aussagen darüber getroffen werden, ob die neue Technik für den Menschen sicher sei und ob es einen klinischen „Benefit" gebe, sie also sowohl klinisch effektiv sei als auch die Kosten-Nutzen-Relation vertretbar ist.
- Für eine Reihe der aktuell verwendeten Methoden läge ein Effektivitätsbeweis im Sinne der evidenzbasierten Medizin nicht vor. Nach Meinung der Autoren seien die Entwicklungen von IVF-Behandlungen

„unglücklicherweise oft sowohl geld- als auch nachfragebedingt angetrieben und die notwendige Beforschung würde nicht stattfinden bzw. erst dann, wenn die Technik bereits in das klinische Setting eingeführt worden sei" (Harper et al. 2012a, 304).

Tab. 4.1: Meilensteine der assistierten Reproduktion

	Beim Tier	Beim Menschen
1782	Künstliche Inseminationen beim Hund	
1799		Erste Schwangerschaft nach künstlicher Insemination
1827	Entdeckung des Säugetiereis	
1884		Erste erfolgreiche donogene Insemination
1949	Erfolgreiches Einfrieren und Wiederauftauen von tierischem Sperma mittels Glycerin	
1951	Erstes Kalb nach Embryotransfer geboren	
1952	Erstes Kalb nach Insemination kryokonservierten Spermas geboren	
1953		Erste Schwangerschaft nach Insemination kryokonservierten Spermas
1959	Erste erfolgreiche IVF beim Kaninchen	
1961		Hormonelle Stimulation der Frau
1972	Lebendgeburt nach Kryotransfer von Mausembryos	
1976		Erste bekannte kommerzielle Leihmutterschaft in den USA
1978	Eierstocktransplantation bei der Kuh	1. IVF-Baby geboren (in Großbritannien)
1980		1. IVF-Baby in Australien
1981	1. IVF-Kalb geboren	Einführung der transvaginalen Follikelpunktion (Dänemark)
1982		1. IVF-Baby in Deutschland
1983		Geburt nach Eizellspende
1984		Geburt nach Embryo-Kryotransfer
1985		1. „Gamete Intrafallopian Transfer"
1986		Geburt nach Eizell-Kryotransfer
1987		Schwangerschaft nach subzonaler Insemination (SUZI)
1988		Spermaaspiration aus dem Nebenhoden (MESA) Präimplantationsdiagnostik (PID)
1991		Blastozystentransfer In-vitro-Maturation (IVM)
1992		1. ICSI-Baby (in Belgien)
1994	Transplantation von kryokonserviertem Ovarialgewebe beim Schaf	
1997	1. reproduktiv geklonte Schaf	
2000		Transplantation von kryokonserviertem Ovarialgewebe
2002	1. geklonte Katze („Copycat")	
2005		1. geklonter Embryo
2010		Medizin-Nobelpreis für IVF-Entwickler Robert Edwards

Nach Stammer und Kollegen (2004) müssten streng genommen alle Verfahren der sog. „künstlichen Befruchtung“ noch als experimentelle Verfahren gewertet werden, da es an randomisierten Studien bezüglich der Wirksamkeit dieser Verfahren im Vergleich zu anderen inzwischen etablierten Verfahren für spezifische Formen der Infertilität – außer tubarer Infertilität – immer noch mangele.

Wissenschaftsstreit zum Thema Fruchtbarkeit im Nationalsozialismus

Wenig bekannt ist, dass gerade durch die Politik des Nationalsozialismus wichtige Grundlagen der modernen Reproduktionsmedizin entstanden sind. Wie Marx (2003) überzeugend darlegt, war neben dem Vernichtungskrieg (Stichwort: Zwangssterilisationen und Massenmord an Kranken) auch der „Vermehrungskrieg" (Stichwort: Lebensborn) eine der Säulen nazistischer Biopolitik. Zu dieser Politik gehörten auch Überlegungen, wie die Fruchtbarkeit der („arischen") Deutschen insgesamt gesteigert werden könnte. In diesem Zusammenhang ist der Wissenschaftsstreit zwischen Hermann Knaus und Hermann Stieve von Bedeutung, der sich um die Frage der fruchtbaren Tage der Frau drehte (Stichwort: Fronturlaub zur Zeugung von erwünschtem Nachwuchs). Während Hermann Knaus davon ausging, dass es ein Konzeptionsoptimum innerhalb des weiblichen Zyklus gibt und die Frau zu anderen Zeitpunkten nicht schwanger werden könnte, war Hermann Stieve der Überzeugung, dass ein Eisprung potenziell zu jedem Zeitpunkt des Zyklus stattfinden könnte. Stieves menschenverachtende Versuche zur Bestätigung seiner These sind mehrfach beschrieben worden (Wischmann 2008a; 2011). Erst etwa 20 Jahre nach Kriegsende wurde der wissenschaftliche Streit als entschieden gewertet zugunsten Hermann Knaus' Ansicht.

4.2 Diagnostische Verfahren in der Reproduktionsmedizin

Nach älteren Richtlinien der European Society of Human Reproduction and Embryology (ESHRE) und der World Health Organization (WHO) – aber auch in neueren Publikationen (Boivin et al. 2007) und in den aktuellen englischen NICE-Guidelines (2004) – galten Frauen erst nach einem Zeitraum von zwei Jahren nach Absetzen von Verhütungsmaßnahmen und regelmäßigem Geschlechtsverkehr als **unfruchtbar** (The ESHRE Capri Workshop Group 1996; Rowe et al. 1993, s.a. Kap. 3.1). In allen neueren Veröffentlichungen der ESHRE und der WHO wird der Zeitraum von einem Jahr genannt (ESHRE 2010; Strowitzki 2009; Vayena et al. 2002; Zegers-Hochschild et al. 2009), eine Definition, die in den USA schon seit nahezu 20 Jahren üblich ist (s. www.asrm.org). In der Praxis wird Frauen ab dem 35. Lebensjahr empfohlen, sich bereits nach einem halben Jahr ungeschützten Geschlechtsverkehrs ohne eintretende Schwangerschaft einer eingehenden medizinischen Diagnostik zu unterziehen.

4.2.1 Diagnostik bei der Frau

Erstgespräch

Die Diagnostik bei der Frau beginnt beim Frauenarzt in der Regel mit einem ausführlichen Erstgespräch. In diesem wird als zentrale Information zunächst die Dauer des Kinderwunsches erhoben. Manche Frauen begeben sich bereits nach einigen Monaten unerfüllten Kinderwunsches in eine medizinische Abklärung, andere dagegen erst nach mehreren Jahren.

Eine Studie aus Kiel an 466 Patientinnen eines reproduktionsmedizinischen Zentrums ergab, dass sich im Durchschnitt die Frauen nach 2,3 Jahren Kinderwunsch an ihren Frauenarzt zur weiteren Abklärung bzw. Therapie wandten. Bis zur Vorstellung in dem universitären Kinderwunschzentrum vergingen weitere eineinhalb Jahre (Andarmani et al. 2010). Da die Rücklaufquote der Fragebögen 28% betrug und sich auch nicht jedes Paar mit Kinderwunsch an ein universitäres Zentrum wendet, ist die Generalisierbarkeit dieser Studienergebnisse schwer beurteilbar.

Weiterhin werden im Erstgespräch basale anamnestische Daten erhoben, wie Zahl vorheriger Schwangerschaften (auch extrauteriner Schwangerschaften) und die Zahl der bereits vorhandenen Kinder (auch die des Partners), Alter, Körpergröße und Gewicht, sowie mögliches Risikoverhalten (Nikotin-, Alkoholkonsum und Medikamenteneinnahme). Die gynäkologische Anamnese umfasst die Fragen nach der Menarche, Zykluslänge und -regelmäßigkeit sowie (schmerzhaften) Beschwerden dabei (Dysmenorrhoe), nach der letzten Periodenblutung und deren Dauer und möglichen Blutungsstörungen. Auch nach bisheriger Empfängnisverhütung und deren Methode („Pille“ bzw. Depotspritze, Spirale, Pessar, Kondom, Kalender- bzw. Temperaturmethode, chemische Mittel oder „coitus interruptus“) wird im Erstgespräch gefragt. Schließlich werden mögliche gynäkologische Vorerkrankungen (z. B. Endometriose) und abdominale bzw. gynäkologische Voroperationen (wie z. B. eine Blinddarmentfernung) erhoben.

Sexualanamnese

Wenn nicht schon im Erstgespräch, dann spätestens im Folgegespräch sollte auch nach dem Sexualleben der Frau bzw. des

Paares gefragt werden. Dazu gehören insbesondere Häufigkeit und Erleben des Geschlechtsverkehrs (und möglicher Schwierigkeiten dabei) sowie der Zeitpunkte im Zyklusverlauf der Frau. Auch wenn es trivial erscheinen mag, dass zur Erreichung einer Schwangerschaft (auf konventionellem Wege) ein Paar um den Zeitpunkt der Ovulation bei der Frau Geschlechtsverkehr mit Ejakulation der Spermien des Mannes tief in die Vagina der Frau haben muss (s. Kap. 3) – nicht immer zeigen sich Paare mit Kinderwunsch dementsprechend informiert. Daher sollte eine ausführliche, taktvoll durchgeführte Sexualanamnese („diskret und konkret") regelmäßig durchgeführt werden. Dies ist aber in der Praxis nicht immer der Fall (zur Übersicht s. Wischmann 2009c und Kap. 8.2) und unterbleibt gelegentlich sogar völlig. Selbstauskünfte – z. B. bezüglich der Koitusfrequenz – aufgrund von anamnestischen Fragebögen werden meist im Sinne der sozialen Erwünschtheit gegeben („2- bis 3-mal die Woche") und können das Gespräch über die Sexualität deshalb keinesfalls ersetzen.

Das frauenärztliche Erstgespräch wird häufig mit einer ersten orientierenden gynäkologischen Untersuchung abgeschlossen, bestehend aus einer Spiegeleinstellung des Muttermundes, einer Tastuntersuchung und einer transvaginalen Ultraschalluntersuchung. Anatomische Fehlbildungen (wie z. B. doppelte Gebär-

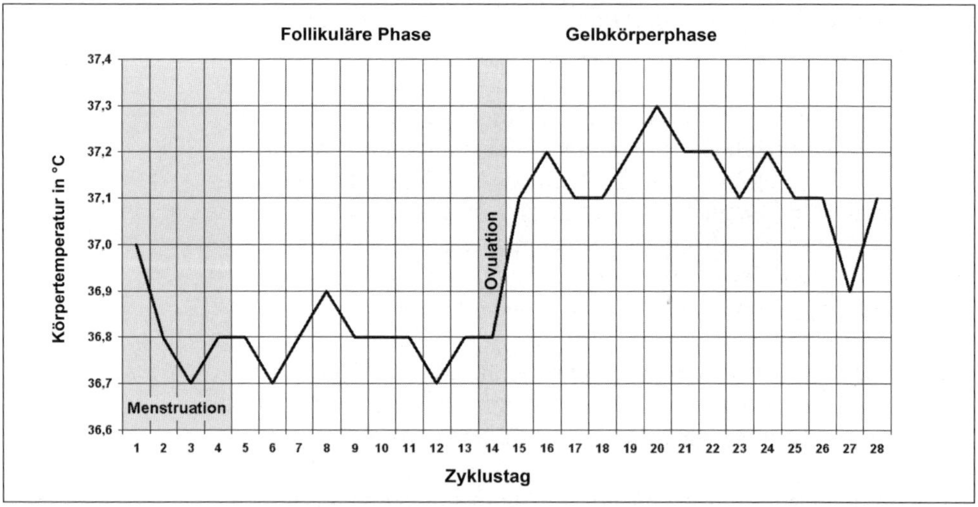

Abb. 4.1: Basaltemperaturkurve (Beispiel)

mutteranlage) oder größere Myome in der Gebärmutter können durch eine solche Untersuchung bereits erkannt werden. Ein Myom ist eine gutartige Muskelgeschwulst in der Gebärmutterwand. Ein Urintest gibt Auskunft über eventuell vorliegende bakterielle Entzündungen bei der Frau (z. B. Chlamydien).

Hormonstatus und Basaltemperaturkurve

Im nächsten diagnostischen Schritt wird der hormonelle Status der Frau abgeklärt und ihr Zyklus beurteilt. Das wichtigste Ziel dieser Untersuchung ist die Feststellung, ob der Eisprung bei der Frau normal abläuft oder nicht. Dazu wird ihr meistens vom Frauenarzt empfohlen, eine Zeit lang eine Basaltemperaturkurve (BTK) zu führen (s. Abb. 4.1).

Temperaturmessmethode

Zum Erstellen einer BTK wird die Frau gebeten, mit einem speziellen Thermometer morgens noch vor dem Aufstehen, am besten immer zur gleichen Zeit (und immer an der gleichen Stelle, also nur im Mund, nur in der Scheide oder nur im After), die Körpertemperatur zu messen und den Wert dann in das Blankokurvenblatt einzutragen. Besondere Umstände, wie z. B. fiebrige Effekte, Jetlag und abendliche Party, aber auch eine verspätete Messung, sollen zusätzlich notiert werden, da sie unerwartete „Temperaturausreißer" plausibel machen. Im Regelfall eines sog. biphasischen Zyklus steigt die Temperatur etwa einen Tag nach erfolgtem Eisprung um 0,2 bis 0,5 °C an und bleibt ungefähr auf diesem Niveau bis zum Eintritt der Monatsblutung (bei nicht erfolgter Schwangerschaft). Nach Abbildung 4.1 ist der Eisprung also wahrscheinlich am 14. Zyklustag der Frau erfolgt. Dieser geringe Temperaturanstieg lässt sich auf einem normalen Fieberthermometer kaum präzise ablesen, es sollte also ein spezielles Thermometer verwendet werden. Bei den wegen der kürzeren Messdauer bequemeren Digitalthermometern sollte vor dem Kauf deshalb besonders auf deren Messgenauigkeit geachtet werden. Ob sich der Kauf eines sog. „Zykluscomputers" lohnt, sollte mit dem Frauenarzt durchgesprochen werden. Hierbei handelt es sich um Geräte, die die Temperaturauswertung automatisieren und bei regelmäßigen Zyklen der Frau aufgrund ihrer „Lernfähigkeit" die fruchtbaren (bzw. unfruchtbaren) Tage mit der Zahl der wiederholten Messungen sehr genau eingrenzen können.

Hormonmessung

Einige Geräte bieten zusätzlich eine Hormonmessung an: Mittels Urinteststäbchen können die fruchtbaren Tage noch etwas genauer als über die Temperaturmessmethode allein bestimmt werden. Die Teststäbchen machen den Anstieg des LH sichtbar, auf den üblicherweise kurze Zeit später der Eisprung erfolgt (s. Abb. 3.8.2). Dazu muss die Frau etwa am Tag 6 ihres Zyklus mit der Messung beginnen und täglich die Teststäbchen anwenden, bis der LH-Peak deutlich sichtbar ist. Die höhere Messgenauigkeit von Zykluscomputer und LH-Sticks hat aber auch ihren Preis: Während ein Thermometer weniger als 5,– Euro und ein Digitalthermometer ca. 10,– Euro kostet, sind Zykluscomputer erst ab ca. 100,– Euro erhältlich. Die Teststäbchen schlagen mit zusätzlich nochmal 10,– bis 15,– Euro monatlich zu Buche.

Feststellung des Eisprungs

Die Fruchtbarkeit ist am höchsten in der Zeit zwei Tage vor dem Eisprung bis zum Tag des Eisprungs selber (s.a. Abb. 8.1). Zur genaueren Eingrenzung der fruchtbaren Zeit bietet sich zusätzlich eine *Schleimbeobachtung* an: Wie in Kapitel 3.4 beschrieben, wird der Zervixschleim zum Eisprungtermin hin immer dünnflüssiger, durchsichtiger und spinnbarer. Auf den BTK-Formblättern – die online zum Ausdrucken erhältlich sind, z. B. unter www.profamilia.de oder www.nfp-online.de – können Aussehen und Empfinden des Zervixschleims entsprechend notiert werden, ebenso wie die Zyklustage, an denen Geschlechtsverkehr stattgefunden hat. Weiter ergänzt werden kann die Bestimmung der fruchtbaren Tage durch eine regelmäßige *Tastuntersuchung* des Muttermundes durch die Frau. Während dieser sich nach der Regelblutung fest anfühlt (vergleichbar mit der Nasenspitze), ist er in der fruchtbaren Phase weich (wie Lippen oder Ohrläppchen) und leicht geöffnet, zudem liegt er höher in der Scheide. Nur manche Frauen nehmen den Eisprung auch durch ziehende oder stechende Schmerzen im Unterleib wahr, dem sog. *„Mittelschmerz"*, gelegentlich auch anhand eines *Spannungsgefühls in der Brust*. Eine ausführliche Anleitung zur Bestimmung der fruchtbaren Tage liefert die (kostenlose) pro familia-Broschüre „Körperzeichen weisen den Weg. Möglichkeiten der Fruchtbarkeitswahrnehmung".

Hormonbestimmungen

Um den Zyklusablauf genauer bestimmen zu können, werden durch den Frauenarzt Hormonbestimmungen vorgenommen, außerdem wird er zyklusabhängig vaginale Ultraschalluntersuchungen vornehmen. Mittels des Ultraschalls kann sowohl der Aufbau der Gebärmutterschleimhaut hin zum Zeitpunkt des Eisprungs als auch das Follikelwachstum in diesem Zeitraum beobachtet und ausgemessen werden. So kann schnell erkannt werden, ob die Follikelreifung regelhaft erfolgt oder möglicherweise unzureichend ist. Zwischen dem ersten und fünften Zyklustag werden mittels Blutuntersuchung die Basishormone Prolaktin und TSH (ein Schilddrüsenhormon) bestimmt, zusätzlich noch Östradiol, LH, FSH und Androgene. In der zweiten Zyklushälfte – etwa ab dem 20. Zyklustag – wird noch das Gelbkörperhormon Progesteron sowie Östrogen bestimmt.

Eileiterdiagnostik

Sollte die hormonelle Diagnostik einen unauffälligen Befund zeigen (s. Kap. 3.4), würden als nächster Schritt die Eileiter untersucht werden. Bevor diese invasivere Diagnostik bei der Frau unternommen wird, sollte spätestens jetzt ihr Partner untersucht werden (s. Kap. 4.2.2). Wenn sich bei ihm eine sehr stark eingeschränkte Zeugungsfähigkeit zeigen sollte, die die Durchführung einer IVF- oder ICSI-Behandlung als einzig realistische Option zur Folge hat, ist eine Eileiteruntersuchung bei der Frau nicht unbedingt notwendig. Zwei verschiedene Verfahren der Eileiteruntersuchung haben sich etabliert: Die *Ultraschalluntersuchung mittels Kontrastmittel* (Hysterosalpingo-Kontrastsonografie) und die *Bauchspiegelung* (Laparoskopie) *mit Farbstoffdurchspülung der Eileiter* (Chromopertubation). Letzteres Verfahren hat die früher übliche Röntgendarstellung der Eileiterdurchgängigkeit (Hysterosalpingografie) abgelöst.

- *Ultraschalluntersuchung:* Bei der Ultraschalluntersuchung wird über einen Adapter am Muttermund Kontrastmittel in die Gebärmutter eingespritzt. Anhand des Kontrastmittelabflusses durch die beiden Eileiter in die Bauchhöhle der Frau, erkennbar im Ultraschallbild, kann ein Eindruck über die Durchgängigkeit der Eileiter gewonnen werden. Dieses diagnostische Verfahren dauert nur wenige Minuten und kann ambulant durchgeführt werden, meist unter nur geringer Sedierung (Betäubung) der Patientin.
- *Bauchspiegelung:* In vielen reproduktionsmedizinischen Zentren wird inzwischen nur noch eine Bauchspiegelung zur Beurteilung der Eileiterdurchgängigkeit durchgeführt, da dieses Verfahren auch noch die Möglichkeit des operativen Eingriffs bietet. Es können also Verwachsungen (auch Zysten oder Endometrioseherde) nicht nur diagnostiziert, sondern ggf. auch gleich mikrochirurgisch behandelt werden. Die Bauchspiegelung zählt zu den minimal invasiven Verfahren, da sie mit kleinen Gewebeschnitten auskommt („Schlüsselloch-Chirurgie"), sie setzt aber eine Vollnarkose bei der Patientin voraus. Der Operateur führt durch die – höchstens zentimeterlangen –

Schnitte im Unterbauch der Frau ein Instrument (Laparoskop) mit Optik (Videokamera und Lichtquelle) sowie ein bis zwei weitere Instrumente (Taststab und bei einer therapeutischen Laparoskopie operative Instrumente wie Scheren und Schlingen) ein. Zur besseren Sichtbarmachung der inneren Organe ist der Bauchraum der Frau zuvor mit Kohlendioxid gefüllt worden. Schließlich wird über einen Adapter am Muttermund eine blaue Farblösung durch die Eileiter in den Bauchraum gespült, was über den Monitor „live" beobachtet werden kann.

Falls Verwachsungen am Eierstock bzw. am Eileiter vorliegen, ein Eileiterverschluss, Zysten oder Endometrioseherde sichtbar sind, können diese während der Bauchspiegelung idealerweise operativ therapiert werden. Zu den Risiken einer Laparoskopie gehören – neben den üblichen Risiken einer Vollnarkose – Verletzungen der inneren Organe und Infektionen.

Gebärmutterspiegelung

Bei der Gebärmutterspiegelung (Hysteroskopie) betrachtet der Arzt das Innere der Gebärmutter (einschließlich der Eileiterabgänge) mit einem speziellen Endoskop, das durch den Gebärmutterhals eingeführt wird. Gegebenenfalls können im Rahmen einer Gebärmutterspiegelung Myome operativ entfernt werden, wenn sie als (mit)ursächlich für den unerfüllten Kinderwunsch eingeschätzt werden. Dies empfiehlt sich meistens bei Myomen, welche in die Gebärmutter hineinragen (submuköse Myome), und bei Myomen, die auf den Eileiterabgang drücken. Vernarbungen und Verwachsungen des Gebärmutterhalses aufgrund vorhergehender Operationen oder Entzündungen können im Verlauf einer Gebärmutterspiegelung operativ behandelt werden. Gleiches gilt für angeborene Fehlbildungen, die die Fruchtbarkeit beeinträchtigen können, wie z. B. ein Uterus duplex (eine doppelte Gebärmutteranlage) oder ein Uterus septus (eine geteilte Gebärmutter).

4.2.2 Diagnostik beim Mann

Anamneseerhebung

Üblicherweise wird der Mann von einem niedergelassenen Urologen oder Andrologen (Männerarzt) auf Zeugungsfähigkeit untersucht. Die Diagnostik kann aber auch in einem reproduktionsmedizinischen Zentrum erfolgen. Wie bei der Erstuntersuchung der Frau steht zunächst das Gespräch im Vordergrund. Bei der Anamneseerhebung können schon wichtige Hinweise auf eine mögliche Einschränkung seiner Fruchtbarkeit gewonnen werden, wenn z. B. ein (spät behandelter) Hodenhochstand in der Kindheit bekannt ist bzw. Leistenbruchoperationen oder eine Mumpserkrankung in dieser Zeit. Weiterhin wird nach Entzündungen oder Operationen an Blase oder Hoden sowie nach Sportunfällen oder Verletzungen in diesem Bereich und nach vorherigen Geschlechtskrankheiten gefragt. Zusätzlich wird der aktuelle Lebensstil erhoben, wozu neben Genussmittel- und Medikamentengebrauch (Alkohol, Nikotin, Drogen einschließlich Anabolika) und Hobbies (häufige Saunabesuche, Radfahren in engen Radlerhosen) auch die berufliche Situation zählt.

Ist der Mann z. B. als Lackierer tätig, arbeitet er im Weinbau, könnten Lösungs- oder Pflanzenschutzmittel die Spermaqualität möglicherweise beeinträchtigen. Eine Tätigkeit als Schmelzer am Hochofen wäre mit der Gefahr erhöhter Temperaturbelastungen der Hoden verbunden.

körperliche Untersuchung

Schließlich sollte auch beim Mann noch das sexuelle Erleben und Verhalten exploriert werden, in der Realität findet dies aber häufig nicht statt (oder nicht genau genug).

An das Erstgespräch schließt sich eine körperliche Untersuchung an, bei der das männliche Genitale und die Hoden sowie der Hodensack abgetastet werden. Meist werden auch noch per Ultraschall die Hoden und die Prostata untersucht. Eine Blutentnahme ermöglicht die Bestimmung des hormonellen Status des Mannes, ein Urintest ergibt Hinweise auf möglicherweise vorliegende fruchtbarkeitsschädigende Infektionen. Bei entsprechenden Ergebnissen der klinischen Untersuchung – z. B. Vorliegen sehr kleiner Hoden oder fehlende Samenleiter – wird eine genetische Untersuchung (Karyogramm) empfohlen werden, um beispielsweise ein Klinefelter-Syndrom (bei dem eine XXY-Chromosomenanordnung statt einer XY-Anordnung vorliegt) oder eine Mukoviszidose-Erkrankung auszuschließen.

Spermiogrammerstellung

Die wichtigste Untersuchung beim Mann mit unerfülltem Kinderwunsch ist die Samenanalyse (Spermiogramm). Dazu muss er – nach einigen Tagen sexueller Enthaltsamkeit (Karenzzeit) – mittels Masturbation in einen dafür geeigneten sterilen Behälter eine Samenprobe abgeben. Üblicherweise geschieht dies in der andrologischen/urologischen Praxis bzw. im reproduktionsmedizinischen Zentrum in einem dafür vorgesehenen Zimmer.

Über die dort angebotenen „stimulierenden" Reize – in der Regel Illustrierte und Film-DVDs mit sexuellen bis pornografischen Inhalten – kann man allerdings sehr geteilter Meinung ein, was Menschenwürde, ethische Aspekte und

„Qualität“ angeht. Einige Männer bringen ihren Laptop mit eigenem „Material“ mit, in vielen reproduktionsmedizinischen Zentren kann die Partnerin bei der Samengewinnung unterstützend mitwirken. Manche Paare bevorzugen es, die Prozedur (ohne Kondom, da spermienabtötend!) in einem nahegelegenen Hotel vorzunehmen oder zu Hause, was aber nur dann möglich ist, wenn der Transport der Samenprobe zum Labor nicht zu zeitaufwendig ist.

Spermiogrammbeurteilung

Nach Verflüssigung des Ejakulates werden im Labor unter dem Mikroskop Anzahl, Beweglichkeit und Form der Spermien beurteilt. Zunächst wird die *Beweglichkeit (Motilität)* beurteilt, oft unter Hinzunahme computergestützter Verfahren wie „Computer Assisted Sperm Analysis“ (CASA), deren Vorteil (gemessen an der finanziellen Investition) allerdings noch strittig ist. Für ein uneingeschränkt befruchtungsfähiges Spermiogramm sollte der Anteil beweglicher Spermien bei mindestens 40% liegen (s. Kap. 3.2). Zur Bestimmung der *Spermienanzahl* wird eine geringe Menge der Spermaprobe in einer Zählkammer unter dem Mikroskop ausgezählt. Durch Hochrechnen der in den einzelnen Feldern der Zählkammer vorhandenen Spermien kann die Spermiendichte ermittelt werden. Diese sollte nach den WHO-Kriterien von 2010 bei mindestens 15 Millionen pro Milliliter liegen. Als drittes wichtiges Kriterium wird die *Form der Spermien (Morphologie)* mikroskopisch unter mehrhundertfacher Vergrößerung beurteilt. Hier wird nach den aktuellen WHO-Kriterien ein Anteil von mindestens 4% normal geformter Spermien für ausreichend gehalten. Bei dem neuen diagnostischen Verfahren der IMSI („intracytoplasmic morphological selected sperm injection“, s. Kap. 4.8) wird unter mehrtausendfacher mikroskopischer Vergrößerung gezielt nach dem Vorliegen morphologischer Spermiendefekte wie z. B. auffälligen Vakuolen (bläschenartige Defekte im Samenkopf) gesucht, diese Spermien werden dann nicht weiter verwendet.

Aber auch hier ist der Nutzen dieses sehr aufwendigen Verfahrens umstritten. Ähnliches ist zum pICSI-Verfahren(„physiologisches ICSI“) zu sagen, in dem die Bindungsfähigkeit der Spermien an Hyaluronsäure als Indikator für deren Reifegrad dienen soll.

Ergibt die morphologische Beurteilung z. B., dass alle Spermatozoen als Rundkopf-Spermatozoen einzuschätzen sind, so ist eine Befruchtung auf natürlichem Wege ausgeschlossen, da den Spermien das für die Durchdringung der Eizellenhaut notwendige Enzym Akrosin fehlt.

Die verschiedenen Diagnosegruppen aufgrund des Spermiogrammbefundes *(Oligozoospermie, Asthenozoospermie, Teratozoospermie, OAT-Syndrom)* wurden bereits in Kapitel 3 dargestellt. Werden weder im natürlichen Ejakulat noch in einer durch Zentrifugierung konzentrierten Aufbereitung des Ejakulats Spermien gefunden, spricht man von **Azoospermie** (WHO 2010). Sind Spermien nur im aufbereiteten Ejakulat nachweisbar, nicht hingegen im natürlichen Ejakulat, lautet die Diagnose **Kryptozoospermie**.

Spermiogramme weisen auch beim bekannt fruchtbaren Mann in ihren Parametern häufig starke Schwankungen auf. Daher wird zur Befundsicherung auf alle Fälle ein zweites Spermiogramm im Abstand von vier bis sechs Wochen zum ersten Spermiogramm zur Sicherung der Diagnosestellung durchgeführt, ggf. auch noch mehr. Zur erweiterten andrologischen Diagnostik gehören die mikrobiologische Untersuchung des Spermas auf Entzündungszeichen (hoher Anteil weißer Blutkörperchen) sowie die biochemische Untersuchung (z. B. Konzentration von Fruktose, Zitronensäure, Zink etc.). Bei abgesichertem Befund einer Azoospermie wird eine Hodenbiopsie (Gewebeentnahme aus dem Hoden mit anschließender mikroskopischer Beurteilung) empfohlen, um dort nach Spermien zur Durchführung einer reproduktionsmedizinischen Therapie zu suchen. Auch bei einer Kryptozoospermie wird in der Regel ein Verfahren der assistierten Reproduktion zur Anwendung kommen müssen.

Postkoitaltest

Ein diagnostisches Verfahren, das die Interaktion von Sperma und Zervixschleim untersucht, ist der Postkoitaltest (auch Sims-Huhner-Test oder „Morgen-danach"-Test genannt). Hierzu wird dem Paar geraten, zur fruchtbaren Zeit der Frau Geschlechtsverkehr miteinander zu haben. Der Arzt entnimmt 12 bis 18 Stunden danach während einer gynäkologischen Untersuchung – für die Frau schmerzfrei – Zervixschleim vom Muttermund. Unter dem Mikroskop wird dann nach beweglichen Spermien im Schleim gesucht. Finden sich keine oder ausschließlich unbewegliche Spermien im Zervixschleim, könnte dies auf Störungen der Gebärmutterhalspassage hinweisen, z. B. aufgrund immunologischer Faktoren (Unverträglichkeit von Spermien und Zervixschleim). Sollten sich gar keine Spermien im Zervixschleim finden, ist allerdings auch an die Möglichkeit zu denken, dass der Geschlechtsverkehr gar nicht stattgefunden hat.

Da dieser Test aber mit vielen Faktoren fehlerbehaftet ist und auch die daraus resultierenden therapeutischen Konsequenzen umstritten sind, ist diese Untersuchung in vielen Kliniken nicht mehr üblich. Es wird unter Reproduktionsmedizinern stark angezweifelt, inwieweit eine immunologische Infertilität als allein ursächlich für den unerfüllten Kinderwunsch gelten kann und welche therapeutischen Maßnahmen tatsächlich wirksam sind. In der Regel wird bei negativem Postkoitaltest die intrauterine Injektion von Spermien (IUI) als nächster Therapieschritt empfohlen.

4.3 Therapeutische Verfahren in der Reproduktionsmedizin

ART-Richtlinien

Zur Begriffsbestimmung sei hier eine Definition aus der ärztlichen Richtlinie von 2006 zitiert:

„Als assistierte Reproduktion wird die ärztliche Hilfe zur Erfüllung des Kinderwunsches eines Paares durch medizinische Hilfen und Techniken bezeichnet. In der Regel wird im Zusammenhang mit diesen Verfahren eine hormonelle Stimulation durchgeführt. Darunter versteht man den Einsatz von Medikamenten zur Unterstützung der Follikelreifung, sodass im Zyklus ein oder mehrere Follikel heranreifen. Die alleinige Insemination (ohne hormonelle Stimulation) sowie die alleinige hormonelle Stimulation (ohne Insemination) sind als Methode nicht von dieser Richtlinie erfasst." (Bundesärztekammer 2006, A1393)

Nach dieser Richtlinie sind die wichtigsten Verfahren der assistierten Reproduktion also die intrauterine Insemination (IUI) nach hormoneller Stimulation der Frau, die In-vitro-Fertilisation (IVF) und die intrazytoplasmatische Spermieninjektion (ICSI) – die beiden letztgenannten jeweils mit nachfolgendem Embryotransfer (ET). Nach den ART-Richtlinien muss der Arzt, der diese Verfahren anwendet, über die fakultative Weiterbildung „Gynäkologische Endokrinologie und Reproduktionsmedizin" verfügen (Bundesausschuss der Ärzte und Krankenkassen 2011). Eine ausschließlich hormonelle Stimulation bzw. eine ausschließliche Insemination darf auch vom niedergelassenen Frauenarzt ohne diese spezielle Weiterbildung vorgenommen werden.

Je nach Indikation erfolgt die Anwendung reproduktionsmedizinischer Techniken im abgestuften Verlauf. Nach abgeschlossener eingehender Diagnostik (*beider* Partner!) und unauffälligem Befund bei beiden werden – nachdem sichergestellt ist, dass eine genügend lange Zeit ungeschützten Geschlechtsverkehrs zu den fruchtbaren Tagen der Frau stattgefunden hat – in einem ersten Schritt Inseminationen im Spontanzyklus vorgenommen.

4.3.1 Intrauterine Insemination

Unter regelmäßiger Ultraschallkontrolle der Eierstöcke der Frau wird die voraussichtliche Zeit des Eisprungs bestimmt, zu dem dann mittels eines dünnen flexiblen Schlauches (Katheter) eine aufbereitete Probe der (durch Masturbation gewonnenen) Samenflüssigkeit direkt in die Gebärmutter injiziert wird. Der Eisprung kann vorher auch medikamentös gezielt ausgelöst werden. Dieses Vorgehen ist in der Regel völlig beschwerdefrei für die Frau und in einem zeitlich kurzen ambulanten Eingriff beim Frauenarzt zu bewerkstelligen.

Erfolgsaussichten

Eine Insemination kann im Falle des Misserfolgs mehrfach durchgeführt werden. Allerdings ist nach den „Richtlinien über ärztliche Maßnahmen zur künstlichen Befruchtung" des Bundesausschusses der Ärzte und Krankenkassen (2011) davon auszugehen, dass eine hinreichende Erfolgsaussicht dann nicht besteht, wenn die Insemination im Spontanzyklus bis zu achtmal bzw. die Insemination nach hormoneller Stimulation bis zu dreimal vollständig durchgeführt wurden, ohne dass eine klinisch nachgewiesene Schwangerschaft eingetreten ist. Von zusätzlichen Versuchen wird also nicht nur abgeraten, sie werden (in der Regel) auch nicht mehr von der Krankenkasse übernommen.

4.3.2 In-vitro-Fertilisation

Embryotransfer

Die In-vitro-Fertilisation (IVF) gilt als das „klassische" Verfahren der „künstlichen Befruchtung". Hierbei werden reife Eizellen nach hormoneller Stimulation der Frau aus den Eierstöcken entnommen (abpunktiert) und im Labor mit den aufbereiteten Samenzellen in der Petrischale (in vitro) zusammengebracht. Hat im Brutschrank eine Befruchtung der Eizellen und eine Zellteilung stattgefunden, so werden diese Prä-Embryonen (nach dem deutschen Embryonenschutzgesetz max. 3) zurück in die Gebärmutter transferiert. Die über die Zahl der zurücktransferierten Prä-Embryonen hinausgehende Anzahl befruchteter Eizellen werden üblicherweise – nach vorheriger Vereinbarung mit dem Paar – zur weiteren Verwendung in einem anderen Behandlungszyklus tiefgefroren (kryokonserviert).

Kryotransfer

Der Vorteil eines Behandlungszyklus mit tiefgefrorenen befruchteten Eizellen (Kryotransfer) ist hauptsächlich darin zu sehen, dass die Frau sich in diesem Zyklus die aufwendige und nicht risikolose Stimulationsbehandlung ersparen kann. Als Nachteil eines Kryotransferzyklus ist die deutlich niedrigere Schwangerschafts- bzw. Lebendgeburtenrate zu sehen (s. Kap. 4.4.2).

Auf die medizinischen Details einer IVF-Behandlung – wie die verschiedenen Stimulationsprotokolle (lang, kurz, ohne GnRH-Analoga, mit GnRH-Antagonisten), die Eizellbehandlung und die Spermienaufbereitung im Einzelnen sowie die konkreten zeitlichen Abläufe – kann hier nicht eingegangen werden. Es sei hier auf die einschlägigen medizinischen Lehrbücher (z. B. Diedrich/Ludwig/Griesinger 2012), Patientenratgeber (z. B. Gienger/Gienger 2009) und auf das Medienpaket „Kinderwunsch" der Bundeszentrale für gesundheitliche Aufklärung (BZgA 1999; 2005) verwiesen.

4.3.3 Intrazytoplasmatische Spermieninjektion

Mikromanipulator

Die intrazytoplasmatische Spermieninjektion (ICSI) verläuft weitgehend so wie die IVF, mit dem Unterschied, dass das Zusammenbringen der abpunktierten Eizellen mit den Samenzellen mithilfe eines sog. Mikromanipulators erfolgt. Dieser besteht im Wesentlichen aus einem leistungsstarken Mikroskop, montiert auf einem erschütterungsfrei aufgestellten Behandlungstisch mit erwärmbarer Oberfläche und Halterungen für sehr dünne Glaspipetten, die mittels Joysticks in äußerst fein abgestuften Bewegungen gesteuert werden können. Analog dem Vorgehen bei der IVF werden Ei- und Samenzellen in der Petrischale zusammengebracht, diese dann auf dem Behandlungstisch des Mikromanipulators fixiert. Mittels zweier „ferngesteuerter" Glaspipetten (eine Pipette zum Halten der Eizelle durch Unterdruck, die zweite dient als Injektionsnadel) wird ein einzelnes Spermium durch die äußere Hülle der Eizelle ins Zellinnere injiziert. Der weitere Verlauf entspricht wiederum dem einer IVF (Warten auf die Eizellteilung im Brutschrank, dann Rücktransfer von max. 3 Embryonen).

MESA, TESE

Der wesentliche Unterschied zwischen IVF und ICSI ist also, dass bei der IVF es der Natur/dem Zufall obliegt, welches Spermium die jeweilige Eizelle imprägniert, während es bei der ICSI der Mensch ist. Das verwendete Spermium entstammt entweder dem Ejakulat, oder die Spermien werden mikrochirurgisch aus dem Nebenhoden (Mikrochirurgische Epididymale Spermienaspiration – MESA) oder dem Hodengewebe (Testikuläre Spermienextraktion – TESE) entnommen. Für eine detailliertere Beschreibung des Ablaufs einer ICSI (mit MESA bzw. TESE) sei wiederum auf die entsprechenden medizinischen Informationsquellen verwiesen.

Tab. 4.2: Kosten der Verfahren der assistierten Reproduktion

Insemination (mit Stimulation):	250–1.000 €
IVF-Zyklus:	2.000–4.000 €
ICSI-Zyklus:	2.500–5.000 €
Kryokonservierung (Aufbereitung + ½ Jahr):	ca. 500 €
Kryokonservierung (Lagerungskosten/Jahr):	ca. 500 €
Assisted Hatching:	ca. 200 €

4.3.4 Kosten der Verfahren der assistierten Reproduktion

unterschiedliche Kosten

Da die Kosten der Verfahren der assistierten Reproduktion in hohem Maße individuell variieren, können hier nur Anhaltspunkte gegeben werden. Die unterschiedlichen Kosten kommen in erster Linie dadurch zustande, dass Frauen sehr verschieden auf die hormonelle Stimulation reagieren und daher die Dosierung der Hormonpräparate sehr unterschiedlich ausfällt. Die zur Stimulation verwendeten Medikamente sind teuer, ihre Kosten machen etwa die Hälfte der Gesamtkosten eines IVF- bzw. ICSI-Zyklus aus (Spiewak 2002). Tabelle 4.2 gibt einen Überblick über die anfallenden Kosten (Stand: Januar 2012).

Gesundheitsmodernisierungsgesetz

Da die Krankenkassen nur die Kosten der Diagnostik bei unerfülltem Kinderwunsch vollständig ersetzen, kommt auf die betroffenen Paare ein Eigenanteil hinzu. Dieser beträgt nach dem Inkrafttreten des Gesundheitsmodernisierungsgesetzes im Jahre 2004 50% der Kosten. Einige Bundesländer hatten zwischenzeitlich einen Finanzierungszuschuss zur Verfügung gestellt, so dass der Eigenanteil dort auf 25% sank. Inwieweit sich der Staat an der Finanzierung der ART beteiligen wird – wie z.B. in Österreich –, ist noch nicht klar. In der Schweiz muss die Behandlung finanziell komplett von den Paaren getragen werden. Einen großen Teil der Kosten machen die Medikamente zur Stimulation aus, deren Preise europaweit allerdings unterschiedlich hoch ausfallen. So kann die Ampulle eines Hormonpräparats, das in Deutschland 530,– Euro kostet, beispielsweise in Belgien für 350,– Euro erworben werden.

4.4 Statistische Berechnungen

4.4.1 Gesundheitsmodernisierungsgesetz

Erstbehandlungen IVF und ICSI

Seit 1997 haben sich bis einschließlich 2009 ca. 290.000 Frauen (bzw. Paare) erstmals in eine reproduktionsmedizinische Behandlung (IVF, ICSI, IVF/ICSI) begeben (nach Auskunft des DIR 2010), pro Jahr also durchschnittlich über 22.000 (s. Abb. 4.2). Der Grafik ist zu entnehmen, dass die Zahl der Erstbehandlungen über die Jahre ansteigt, allerdings nicht kontinuierlich, sondern mit Rückgängen um 1999/2000 und einem „Einbruch" im Jahr 2004. Die beiden Rückgänge in den Erstbehandlungszahlen lassen sich plausibel durch Veränderungen in der Kostenerstattung durch die Krankenversicherungen erklären. Der Bundesausschuss der Ärzte und Krankenkassen hatte beschlossen, dass ab 1998 eine ICSI-Behandlung nicht mehr Kassenleistung sein sollte, was ab Juli 1999 verbindlich durchgesetzt worden war. Aufgrund der Klage einer Betroffenen, die ihr erstes Kind bereits durch eine ICSI-Behandlung bekommen hatte, mussten die Kassen die Behandlungskosten ab Frühjahr 2001 auch für ICSI wieder übernehmen.

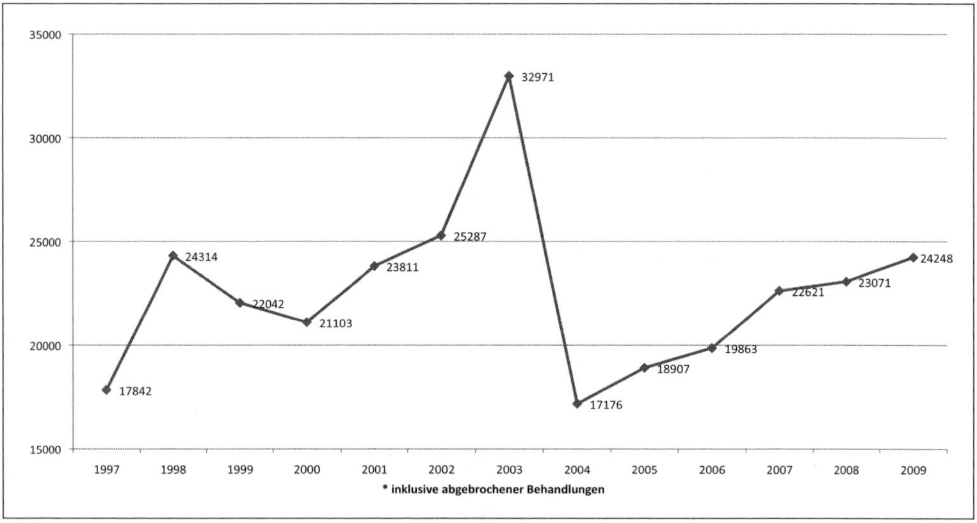

Abb. 4.2: Anzahl der Erstbehandlungen pro Jahr (1997–2009; IVF, ICSI, IVF/ICSI *)

Bestimmungen zur Kostenerstattung

Zum 1. Januar 2004 trat in Deutschland das Gesundheitsmodernisierungsgesetz in Kraft, welches erhebliche Änderungen bezüglich der Kostenerstattung der ART mit sich brachte. Waren vorher bis zu vier Behandlungszyklen zu 100% von der Kasse übernommen worden, sind seither nur drei Zyklen erstattungsfähig, und das auch nur zu 50% der ärztlichen und medikamentösen Kosten. Zudem wurden die Altersgrenzen weiter eingeengt, während andere Bestimmungen beibehalten wurden:

- Die Frau muss zu Behandlungsbeginn mindestens 25 und darf noch nicht 40 Jahre alt sein, ihr Partner auch mindestens 25 und noch nicht 50 Jahre alt.
- Nach einer Sterilisation besteht grundsätzlich kein Anspruch auf Leistungen zur künstlichen Befruchtung.
- Weiterhin besteht ein Anspruch nur, wenn die Personen miteinander verheiratet sind.
- Es dürfen ausschließlich Ei- und Samenzellen der Ehegatten verwendet werden.
- Kryokonservierungen (z. B. von Spermien, befruchteten Eizellen oder Ovargewebe) sind nicht Kassenleistung.
- Beide Ehegatten müssen zum Zeitpunkt der Durchführung der Maßnahmen HIV-negativ sein, bei der Frau muss ein ausreichender Schutz gegen die Rötelninfektion bestehen.
- Vor Beginn der Behandlung ist der Krankenkasse ein Behandlungsplan zur Genehmigung vorzulegen.
- Maßnahmen zur künstlichen Befruchtung dürfen nur durchgeführt werden, wenn hinreichende Aussicht besteht, dass durch die gewählte Behandlungsmethode eine Schwangerschaft herbeigeführt wird. Eine hinreichende Erfolgsaussicht besteht für die jeweiligen Behandlungsmaßnahmen dann nicht, wenn sie bei der Insemination im Spontanzyklus bis zu achtmal, bei der Insemination nach hormoneller Stimulation bis zu dreimal, bei der IVF und bei der ICSI bis zu dreimal vollständig durchgeführt wurden, ohne dass eine klinisch nachgewiesene Schwangerschaft eingetreten ist. Sofern eine klinisch nachgewiesene Schwangerschaft eingetreten ist, ohne dass es nachfolgend zur Geburt eines Kindes gekommen ist, wird dieser Behandlungsversuch nicht auf die vorstehende Anzahl angerechnet. Kommt es bei der IVF oder ICSI zweimal nicht zur Befruchtung der Eizelle (Zellteilung), besteht auch keine hinreichende Erfolgsaussicht mehr. Nach Geburt eines Kindes besteht erneut ein

Anspruch auf Herbeiführung einer Schwangerschaft durch „künstliche Befruchtung“.

4.4.2 Erfolgschancen der Reproduktionsmedizin

Erfolgskriterium Schwangerschaft

Zu den am meisten umstrittenen Zahlen in der Reproduktionsmedizin gehören die Erfolgszahlen. Je nach Definition und Sichtweise (z. B. Betroffene im Vergleich zu Reproduktionsmedizinern) fallen diese Zahlen sehr unterschiedlich aus. Um zu einer realistischen Einschätzung der Erfolgschancen zu kommen, ist es zunächst einmal notwendig, genau zu definieren, was als Erfolg der assistierten Reproduktion gezählt wird. Ist das Erreichen einer Schwangerschaft bei der behandelten Patientin das Erfolgskriterium, so gilt es zu unterscheiden:

- **biochemische Schwangerschaft:** Anstieg des Schwangerschaftshormons ß-hCG nach Einnistung des Embryos, nur nachweisbar über die Bestimmung des Hormons durch einen Bluttest (zeitlich später auch durch einen Urintest).
- **klinische Schwangerschaft:** Zusätzlich zum gestiegenen ß-hCG ist in der Gebärmutter der Frau ein Fruchtsack mit Herzaktivität per Ultraschall zu sehen. Auch eine Extrauteringravidität (EUG), also außerhalb der Gebärmutter (z. B. im Eileiter), gilt als klinische Schwangerschaft.

Kommt es in den ersten Schwangerschaftswochen zu einer frühen Fehlgeburt – was sehr häufig der Fall ist (s. Kap. 3) –, so hat zwar eine biochemische Schwangerschaft vorgelegen, es kann aber keine klinische Schwangerschaft mehr nachgewiesen werden. Dieser Unterschied ist insofern von Bedeutung, als viele Patientinnen in Kinderwunschtherapie nach Insemination oder Embryotransfer natürlich so schnell wie möglich wissen wollen, ob sich eine Schwangerschaft einstellt. Das führt dann häufig dazu, dass ein Urintest in der Apotheke oder der Drogerie besorgt wird, um Gewissheit zu erlangen. Beim Vorliegen eines positiven Ergebnisses des „Pipitests“ fühlen sich viele Frauen dann „schwanger“ und am Ziel ihres Traumes. Ein ernüchterndes Erwachen erfolgt dann häufig beim Frauenarzt, wenn beim Ultraschall kein Fruchtsack oder auch keine Herzaktivität gefunden werden kann.

klinische Schwangerschaftsrate

Aus verschiedenen Gründen von größerer Relevanz als die biochemische ist die klinische Schwangerschaftsrate. Diese ist – neben der Geburtenrate – das entscheidende Erfolgskriterium in der Reproduktionsmedizin geworden. So werden beispielsweise in den Registern – national: Deutsches IVF-Register (DIR); europaweit: The European IVF-Monitoring (EIM) Consortium; USA: Society for Assisted Reproductive Technology und Center (SART); weltweit: International Committee for Monitoring Assisted Reproductive Technology (ICMART) – die klinischen Schwangerschaften umfassend dokumentiert (viel seltener allerdings die Lebendgeburtenraten). Dementsprechend wird auf den Websites der reproduktionsmedizinischen Zentren überwiegend mit deren klinischen Schwangerschaftsraten (bzw. die, die dafür ausgegeben werden) geworben. Schließlich gilt für die Krankenversicherung die klinische Schwangerschaft als Nachweis des Erfolges eines reproduktionsmedizinischen Behandlungszyklus, unabhängig davon, ob sie zur Lebendgeburt eines Kindes führt (s. Kap. 4.4.1).

Baby-take-home-Rate

Für die Patientin mit Kinderwunsch bzw. für das betroffene Paar mag die klinische Schwangerschaft ein wichtiges Ziel sein, wichtigstes Erfolgskriterium wird aber die Geburt eines Kindes sein. In der wissenschaftlichen Literatur wird dieses Kriterium Baby-take-home-Rate genannt (abgekürzt: BTHR). Da nicht nur – wie oben erwähnt – ein Großteil der biochemischen Schwangerschaften als Abort (oder auch als Extrauteringravidität EUG) enden, sondern auch ein (kleinerer) Teil der klinischen Schwangerschaften, liegt die Lebendgeburtenrate immer unter der klinischen Schwangerschaftsrate.

So gibt das DIR-Jahrbuch (2011) für das Behandlungsjahr 2009 folgende Zahlen für klinische Schwangerschaften, Aborte und EUGs an: Von den 16.657 klinischen Schwangerschaften endeten 10.298 mit einer Geburt eines Kindes oder mehrerer Kinder (= 61,82%), 3.502 mit einem Abort (= 21,02%) und 280 mit einer EUG (= 1,68%). Zum Verlauf von 2.577 klinischen Schwangerschaften (= 15,47%) gab es (noch) keine Angaben. Dies bedeutet, dass ein Fünftel der klinischen Schwangerschaften nicht zur Geburt führte (in einer spanischen Studie an über 20.000 IVF-Zyklen lag die Fehlgeburtenrate bei 26,3%; Garrido et al. 2011). Die den Verfahren IVF, ICSI, IVF/ICSI und Kryotransfer einzeln zugeordneten Zahlen sind in Tabelle 4.3 dargestellt. Auffällig ist, dass die Fehlgeburtenrate nach Kryotransfer im Vergleich zu den anderen Verfahren etwas erhöht ist.

Tab. 4.3: Behandlungsverlauf 2009 (nach DIR 2011, 17)

	IVF		ICSI		IVF/ICSI		Kyrotransfer	
	n	%	n	%	n	%	n	%
Klin. SS	3.124	100,00	9.972	100,00	259	100,00	3.302	100,00
Geburten	1.940	62,10	6.228	62,45	183	70,66	1.947	58,96
Aborte	619	19,81	2.017	20,23	45	17,37	821	24,86
EUGs	64	2,05	150	1,50	5	1,93	61	1,85
keine Angaben	501	16,04	1.577	15,81	26	10,04	473	14,32

Embryotransferzahl und Mehrlingsrisiko

In den ersten beiden Jahrzehnten nach Einführung des IVF waren die Bemühungen in der Reproduktionsmedizin in erster Linie darauf ausgelegt, die klinische Schwangerschaftsrate zu erhöhen. Dies wurde in erster Linie dadurch erreicht, dass mehr als ein Embryo transferiert wurde. Der Transfer von vier oder mehr Embryonen machte in den USA im Jahre 1998 noch 46% der Zy-

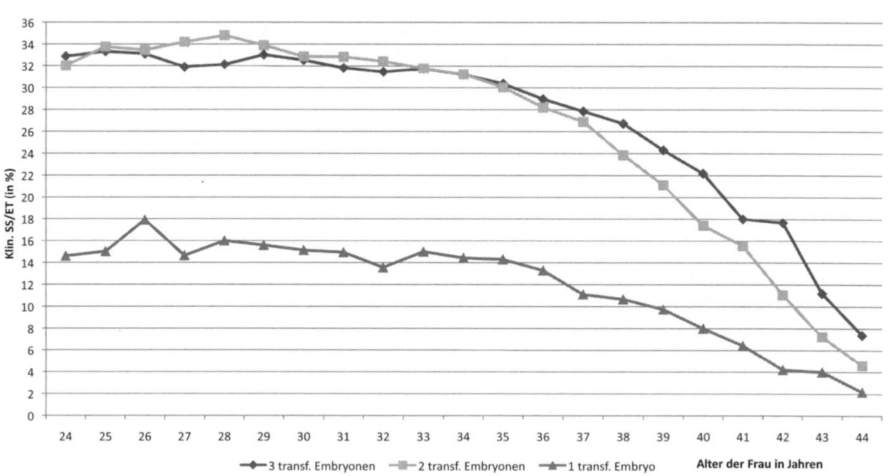

Abb. 4.3: Schwangerschaftsraten, abhängig von Anzahl transferierter Embryonen und Alter der Frau (nach DIR 2008, 8)

klen aus (2007: 14%). Abbildung 4.3 aus dem DIR ist zu entnehmen, dass sich beim Transfer von zwei Embryonen die klinischen Schwangerschaftsraten gegenüber dem Transfer eines (unausgewählten) Embryos mehr als verdoppeln. Der Transfer von drei Embryonen bringt hingegen kein Verbesserungspotenzial mehr, aber erhöht die Mehrlingsrisiken.

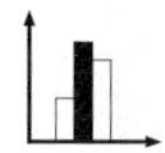

Eine groß angelegte prospektive Studie aus Großbritannien an über 120.000 Behandlungszyklen (Lawlor und Nelson 2012) ergab getrennt für die Altersgruppen der Frauen „jünger als 40 Jahre" und „40 Jahre alt oder älter" folgende Lebendgeburtenraten pro Anzahl transferierter Embryonen: Bei einem Embryo lag die Lebendgeburtenrate bei ca. 16% in der jüngeren und bei 4% in der älteren Gruppe. Bei zwei Embryonen stieg die Rate auf knapp 32% bzw. 13%. Beim Transfer von drei Embryonen ergab sich entgegen der Erwartung mit ca. 25% eine niedrigere Lebendgeburtenrate bei den jüngeren Frauen (im Vergleich zur Rate nach Transfer von zwei Embryonen), während in der älteren Gruppe die Rate mit ca. 13% gleich hoch blieb. Beim Transfer von zwei oder drei Embryonen war die Rate von Mehrlingsgeburten allerdings ca. 20-fach erhöht (im Vergleich zur Rate nach Transfer von einem Embryo), die der Frühgeburtlichkeit (sowohl < 37. als auch < 33. Schwangerschaftswoche) doppelt so hoch und die des geringen Geburtsgewichts (< 2,5 kg) dreimal so hoch. Die Autoren kamen zu dem Schluss, dass der Transfer von drei (oder mehr) Embryonen vermieden werden sollte, unabhängig davon, wie alt die Frau sei. Die Empfehlung der Bundärztekammer (2006), ab dem 38. Lebensjahr der Frau auch den Transfer von drei Embryonen zu erwägen, wäre nach diesen Studienergebnissen also obsolet geworden.

Das Risiko der Mehrlingsgeburt steigt mit der Zahl der transferierten Embryonen deutlich an. Abbildung 4.4 ist zu entnehmen, dass in den Jahren 2000 bis 2009 nach dem Transfer von nur einem Embryo bei einer IVF-Behandlung es kein einziges Mal zu einer Drillingsgeburt kam und die Zahl der geborenen Zwillinge unter 2% lag. Beim Transfer von zwei Embryonen steigt die Zwillingsgeburtenrate auf über ein Fünftel und bei drei transferierten Embryonen auf ein Viertel. Nahezu jede 20. Geburt nach dem Transfer von drei Embryonen bei einer IVF in Deutschland war eine höhergradige Mehrlingsgeburt. Zum Vergleich: Nach Spontankonzeption beträgt die Zwillingsrate etwa 1,2% und die Rate von Drillingen 0,014%. Wenn bei einem IVF-Zyklus drei Embryonen zurückgegeben werden, ist also das Risiko einer Zwillingsgeburt – gegenüber Spontanverläufen – 20-fach und das einer Drillingsgeburt über 300-fach erhöht.

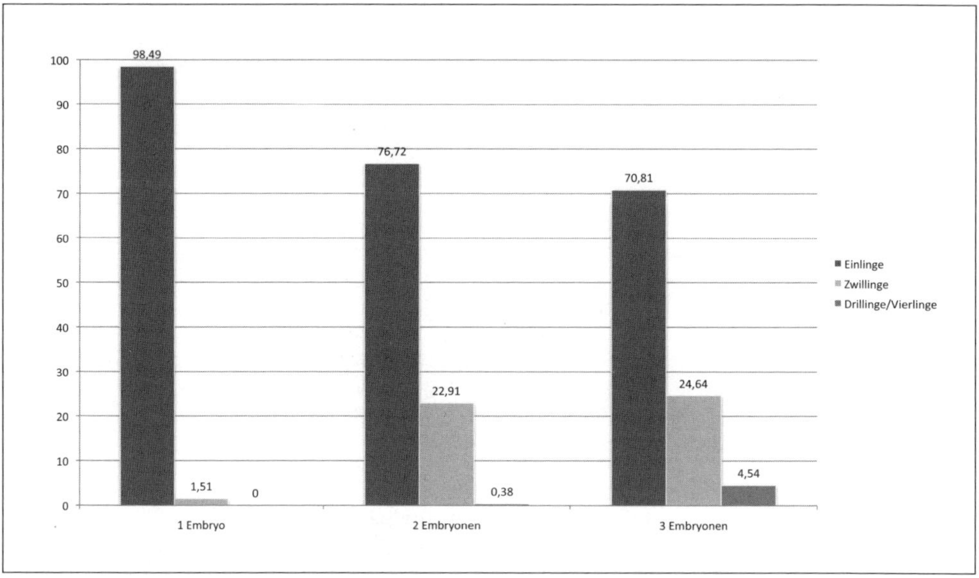

Abb. 4.4: Geburten abhängig von Anzahl transferierter Embryonen (nach DIR 2011, 19)

Mehrlingsgeburten in Europa

Europaweit fallen die Anteile von Zwillingsgeburten bzw. Geburten höhergradiger Mehrlinge sehr unterschiedlich aus (s. Abb. 4.5). Auffällig in diesem Diagramm ist der hohe Anteil von Drillingsgeburten in Albanien im Jahr 2006 von 14% (also 1.000-fach erhöht). Dieser europaweit einmalig hohe Wert lässt sich darauf zurückführen, dass in Albanien in dem genannten Jahr in über 60% der Zyklen vier oder mehr Embryonen übertragen wurden, was die Wahrscheinlichkeit einer Mehrlingsgeburt natürlich stark erhöht hatte. Aber auch die z. T. hohe Anzahl der Zwillingsgeburten (2006 z. B. in Serbien über 38%) lässt sich auf die durchschnittlich transferierte Embryonenzahl zurückführen: In über 80% der Zyklen wurden in Serbien zwei oder mehr Embryonen zurückgegeben. Zum Vergleich Schweden mit der niedrigsten Zwillingsrate 2006: In 30% der Zyklen fand ein Transfer von zwei Embryonen statt und kein einziges Mal der von drei Embryonen.

elektiver Single-Embryo-Transfer (eSET)

Mit dem Gewahrwerden der z. T. dramatischen Risiken bei Mehrlingsschwangerschaften – insbesondere bei höhergradigen Mehrlingen (s. Kap. 4.5) – wurde in den letzten zehn Jahren in den westlichen Ländern daran gearbeitet, die Mehrlingsrate zu redu-

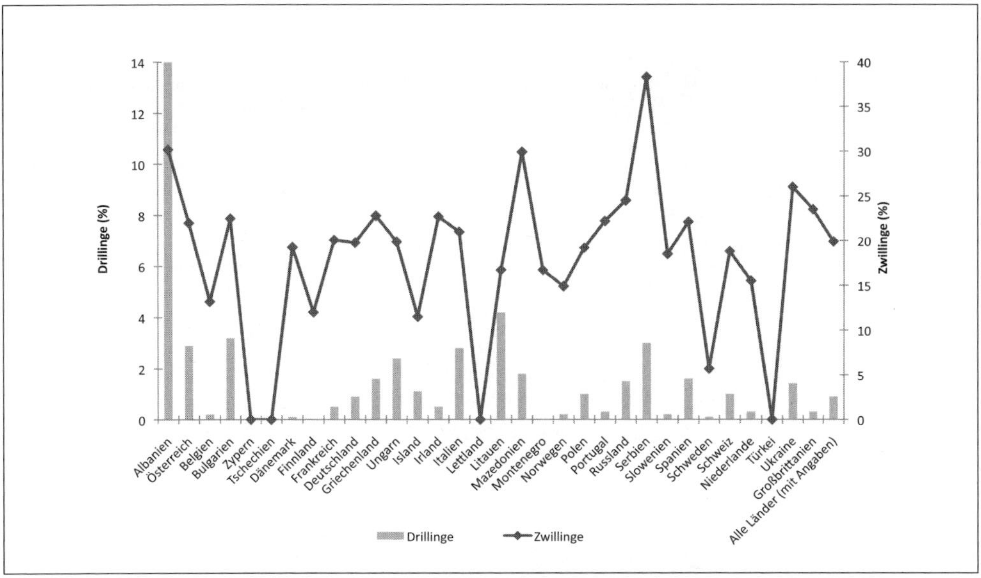

Abb. 4.5: Mehrlinge nach IVF und ICSI in Europa 2006 (nach de Mouzon et al. 2010, Tab. III)

zieren, ohne die klinische Schwangerschaftswahrscheinlichkeit deswegen herabzusetzen. Dies führte zu der klinischen Erprobung der Verfahren der elektiven Embryotransfers, d. h. der Weiterentwicklung von mehr als drei Embryonen bis zum Tag 5 oder 6 und Auswahl des oder der bestentwickelten Embryonen vor dem Transfer. Der elektive Single-Embryo-Transfer (eSET) hat sich wegen der nochmals niedrigeren Mehrlingsrate europaweit durchzusetzen begonnen. Mit der Einführung des eSET in Schweden sank die Mehrlingsgeburtenrate nach ART von 19,4% im Jahre 2002 auf 5,7% in 2004 (nach Diedrich et al. 2008) und für 2007 auf 4,7% (de Mouzon et al. 2012). In Deutschland ist nach dem Embryonenschutzgesetz von 1991 die Selektion von Embryonen allerdings verboten, so dass der eSET hier bisher nicht angewendet werden darf (s. Kap. 6).

Wegen der Mehrlingsrisiken haben sich international neue Standards für das aktuelle Erfolgskriterium der ART etabliert. Zwei Beispiele seien hier genannt: „BESST endpoint“ (Min et al. 2004) und „healthy baby“ (Wang et al. 2010).

Standards für das Erfolgskriterium der ART: „BESST endpoint" und „healthy baby"

„BESST" steht für „Birth Emphasizing a Successful Singleton at Term", also die erfolgreiche Geburt eines Einlingskindes zum regulären Geburtstermin pro initiiertem Behandlungszyklus. Den Autoren nach wird so die Mehrlingsproblematik nach ART adäquat berücksichtigt, sowie die Erwartungen und Belastungen der Eltern, für die der begonnene Behandlungszyklus das entscheidende Kriterium sei, nicht nur ausschließlich der durchgeführte Zyklus bzw. der Embryotransfer (s. weiter unten). Die Bestimmung von Geburtsdefekten (wie Fehlbildungen, seltene Erkrankungen) nach ART gestaltet sich nach Meinung der Autoren als zu komplex, um über alle reproduktionsmedizinischen Zentren – auch international – zu vergleichbaren Bedingungen geschehen zu können. Die Erfassung von Frühgeburten bzw. zum regulären Termin geborenen Kindern könnte ein Minimalindikator für mögliche körperliche Komplikationen bei diesen Kindern sein. Für ihr australisches Zentrum berechneten die Autoren eine „BESST"-Rate von 11,1% für das Jahr 2001.

Mit „healthy baby" ist eine etwas komplizierte Erfassung des „Erfolgs" einer ART gemeint, nämlich der zum regulären Termin lebendgeborene Einling mit mindestens 2.500 g Geburtsgewicht ohne kongenitale Anomalie, der mindestens 28 Tage nach der Geburt überlebte. In diese Definition fließt die klinische Beobachtung mit ein, dass es auch bei Einlingen nach ART vermehrt zu niedrigem Geburtsgewicht kommt. Weiterhin wurde festgestellt, dass sich die um 30% erhöhte Fehlbildungsrate vor allem bei den Jungen überwiegend auf Fehlbildungen im urogenitalen Bereich zurückzuführen ist (Sutcliffe/Ludwig 2007).

Lebendgeburtenrate

Wie ist es nun tatsächlich um die Lebendgeburtenrate nach ART in Deutschland bestellt? Auch hier gehen die Zahlenangaben weit auseinander. In der bereits erwähnten Umfrage der Leipziger Arbeitsgruppe zur Reproduktionsmedizin wurde auch die Frage nach der Erfolgsrate der „künstlichen" Befruchtung gestellt (s. Abb. 4.6). Dem Diagramm ist zu entnehmen, dass etwa ein Drittel der Befragten von einer über 50%igen Erfolgschance im Sinne einer Lebendgeburt nach ART ausgingen. Im Durchschnitt wurde die Geburtenrate auf 44% geschätzt.

Die Zahlen der DIR-Jahrbücher sprechen allerdings eine andere Sprache. Die wahrscheinlich zuverlässigste Dokumentation zu den Verläufen und Erfolgsraten der assistierten Reproduktion in Deutschland ist dem Kapitel zur Statistik aus dem Buch „Das Deutsche IVF-Register 1996–2006. 10 Jahre Reproduktionsmedizin in Deutschland" zu entnehmen (Felberbaum et al. 2007).

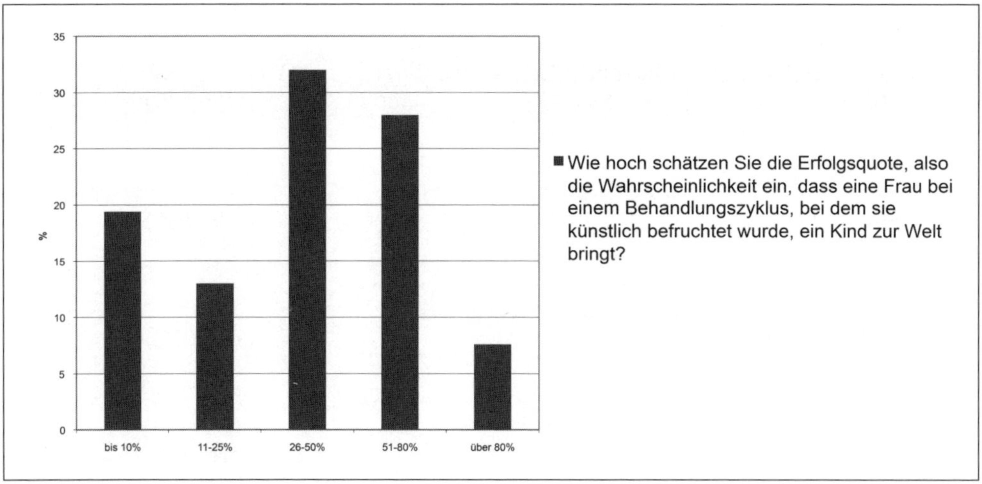

Abb. 4.6: Einschätzung der Lebendgeburtenrate nach IVF: Umfrage (nach Stöbel-Richter et al. 2006, Abb. 3)

Die zentralen Zahlen der darin auf S. 205 enthaltenen Kurzstatistik sind hier noch einmal – ergänzt durch die DIR-Jahrbücher bis 2011 – zusammengefasst (Abb. 4.7). Dabei sind – neben der Gesamtzahl aller Behandlungen und deren Ergebnisse (mittlere Spalte) – wegen der unterschiedlich hohen Schwangerschafts- und Geburtenraten die Verfahren IVF, ICSI und IVF/ICSI (linke Spalte) den Kryotransfers (rechte Spalte) gegenübergestellt. Die Prozentangaben über die Geburtenraten lassen sich aus dieser Kurzstatistik errechnen, sie finden sich im unteren Teil von Abbildung 4.7. Deutlich wird hierbei, das ca. 35% aller klinischen Schwangerschaften nach IVF, ICSI bzw. IVF/ICSI und ca. 40% nach Kryotransfer nicht in einer Geburt resultierten. In dieser Kurzstatistik wird die Zahl der Totgeburten (die bei knapp 1 Promille liegt) nicht ausgewiesen, so dass die tatsächliche Lebendgeburtenrate nicht erschlossen werden kann.

Das aus Sicht der Patientin (bzw. des Paares) entscheidende Erfolgskriterium bezieht sich allerdings nicht auf die Geburtenrate pro Embryotransfer, sondern auf die Geburtenraten pro durchgeführtem Behandlungszyklus (Zahlen in der Abb. 4.7 fett gedruckt), also für den Abschnitt der reproduktionsmedizinischen Behandlung, in dem Ei- und Samenzelle zusammengeführt worden sind. Die nach dieser Statistik aufgeführten ca. 770.000

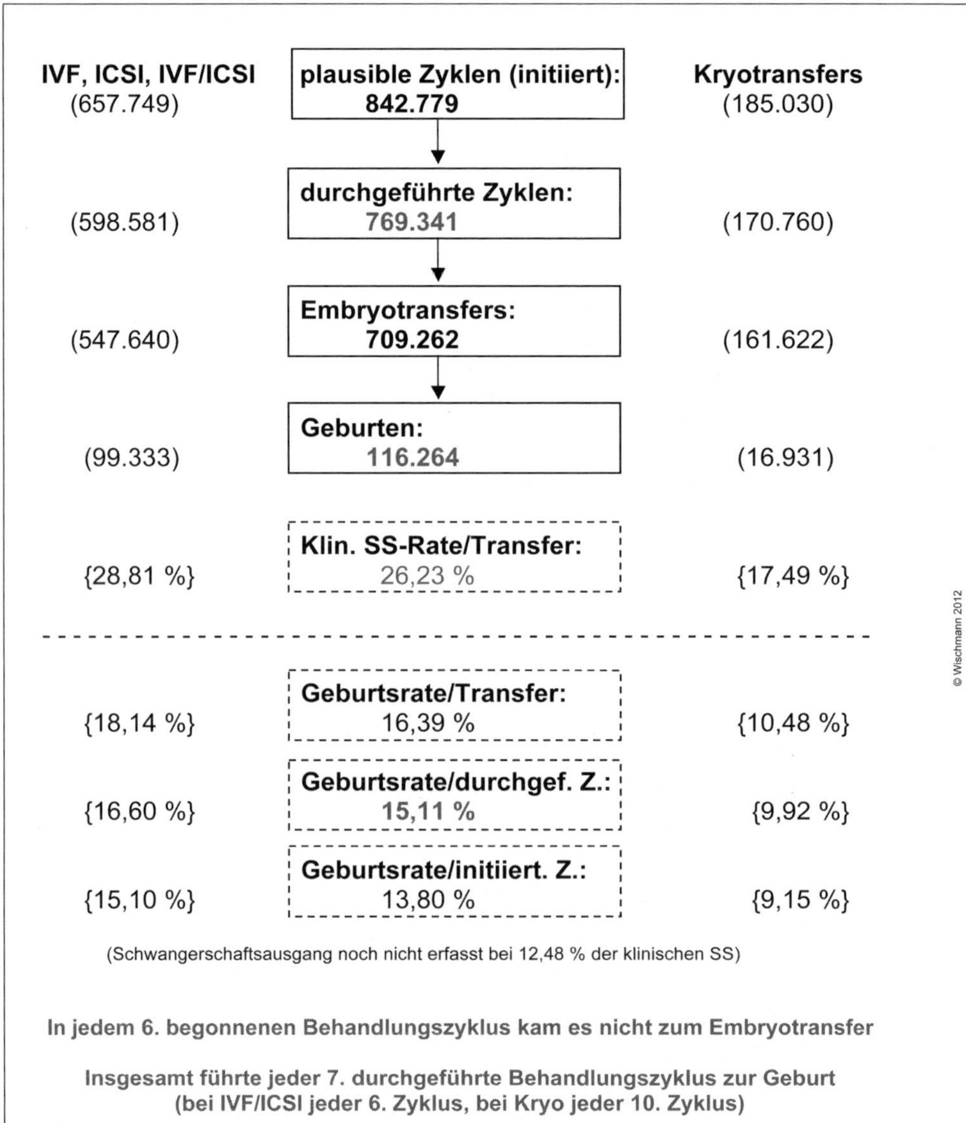

Abb. 4.7: Behandlungszyklen 1997–2009 nach DIR

Behandlungszyklen resultierten in ca. 116.000 Geburten, was einer Geburtenrate pro Behandlungszyklus von ca. 15% entspricht (über alle Verfahren der ART, alle reproduktionsmedizinischen Zentren in Deutschland und alle Altersgruppen der Frauen hinweg gemittelt für die Jahre 1997–2009). Genau genommen ist allerdings die Geburtenrate pro begonnenem (initiiertem) Behandlungszyklus bei IVF, ICSI bzw. IVF/ICSI für das betroffene Paar relevant, da sich die Frau der hormonellen Stimulation unterziehen muss, auch wenn es dann zum Behandlungsabbruch (z. B. wegen OHSS, s. Kap. 4.5) kommen kann oder wenn keine Eizellen gewonnen werden können. Etwa jeder sechste initiierte Behandlungszyklus führt entsprechend nicht zum Embryotransfer (DIR 2011, 17). Bei dieser Betrachtungsweise lag die Erfolgsquote in den Jahren 1997 bis 2009 bei 13,8%.

Kritisch kann hier natürlich angeführt werden, dass die Fortschritte in der reproduktionsmedizinischen Behandlung der letzten Jahre nicht abgebildet werden, so dass aktuelle Statistiken zugrunde gelegt werden müssten. Eine Betrachtung der klinischen Schwangerschaften pro Transfer und der Geburten

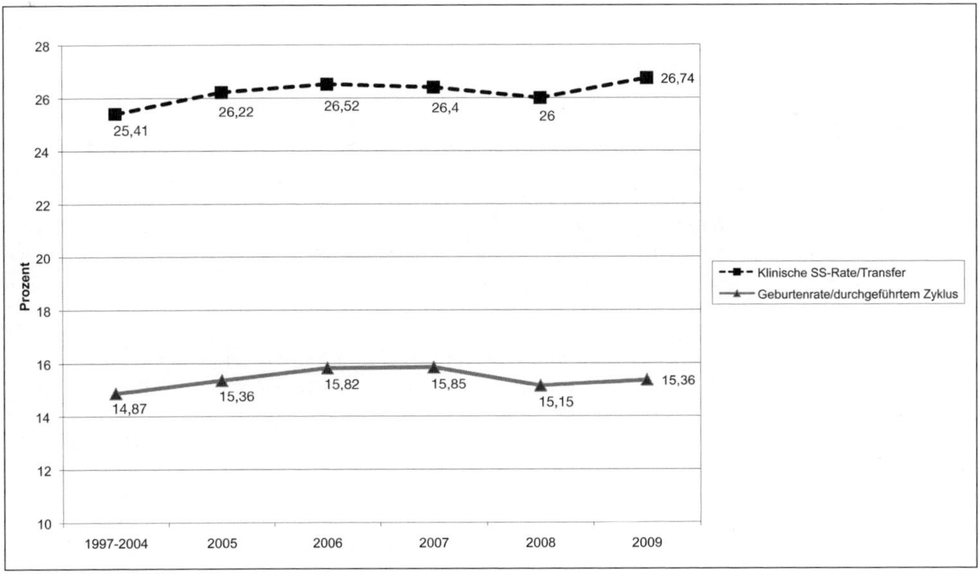

Abb. 4.8: Entwicklung SS- und Geburtenrate seit 1997 (IVF, ICSI, IVF/ICSI, Kryo)

pro durchgeführtem Behandlungszyklus von 1997 bis 2009 (s. Abb. 4.8) zeigt zum einen die Diskrepanz zwischen Schwangerschafts- und Geburtenrate, zum anderen ein nahezu gleichbleibendes Erfolgsniveau über die letzten fünf Jahre gesehen. Allerdings muss bei der Interpretation dieser Zahlen bedacht werden, dass bis 2009 innerhalb von zehn Jahren das mittlere Alter der Frau zu Behandlungsbeginn um zwei Jahre auf 34,8 Jahre gestiegen ist.

Ein weiteres wichtiges Erfolgskriterium ist die kumulative Schwangerschaftsrate. Die Schwangerschaftsraten addieren sich nicht mit jedem durchgeführten Versuch, sondern berechnen sich nach der Formel:

$P = 1-(1-p)^n$ (s. Stammer et al. 2004, 26)

kumulative Schwangerschafts- rate

Hierbei ist P die kumulative Schwangerschaftswahrscheinlichkeit, n die Zahl der Versuche und p die (als konstant angenommene) Wahrscheinlichkeit pro Versuch. Davon ausgehend, dass die durchschnittliche Lebendgeburtenrate pro durchgeführtem IVF- bzw. ICSI-Behandlungszyklus bei maximal 20% liegt (z. B. nach Kupka et al. 2009), ergibt sich nach dieser Formel eine (gemittelte) kumulative Lebendgeburtenrate von 36% nach zwei Versuchen, von 48,8% nach drei Versuchen und von 59,04% nach vier Versuchen. Anders ausgedrückt: Im Durchschnitt gehen in Deutschland nach drei Versuchen der ART mindestens die Hälfte und nach vier Versuchen noch mindestens 40% der Paare ohne lebendgeborenes Kind aus dieser Behandlung hervor.

In den DIR-Jahrbüchern ist die kumulative Schwangerschaftsrate nicht ausgewiesen. Eine sorgfältige Studie aus den USA (Malizia et al. 2009) hat die kumulativen Lebendgeburtenraten erfasst (s. Abb. 4.9). In dieser Studie wurden 6.164 Frauen, die sich zwischen 2000 und 2005 in Boston einer IVF- oder ICSI-Behandlung unterzogen, in Bezug auf die kumulativen Lebendgeburtenraten untersucht. Da über mögliche Schwangerschaften bei Frauen, die die reproduktionsmedizinische Behandlung nach erfolglosen Zyklen abbrechen, wenig bekannt ist, wurden zwei Schätzungen durchgeführt: Eine optimistische Schätzung, *bei der davon ausgegangen wurde, dass die „Abbrecherinnen" die gleiche Chance auf eine Lebendgeburt hätten wie die Patientinnen, die sich weiteren Behandlungszyklen unterzogen. Bei der* konservativen Schätzung *wurde davon ausgegangen, dass die abbrechenden Patientinnen kinderlos blieben. Die entsprechenden Zahlen sind Tabelle 4.4 zu entnehmen. Die Tabelle zeigt, dass der Anteil der vorzeitig die Therapie beendenden Frauen mit jedem erfolglosen Zyklus größer wird und dass die Lebendgeburtenrate nach dem dritten Behandlungszyklus konstant sinkt. Abbildung 4.9 ergibt bezüglich der kumulativen Lebendgeburtenraten ein ähnliches Ergebnis wie oben für Deutschland dargestellt (max. 50% nach 3 und max. 60% nach 4 Behandlungszyklen).*

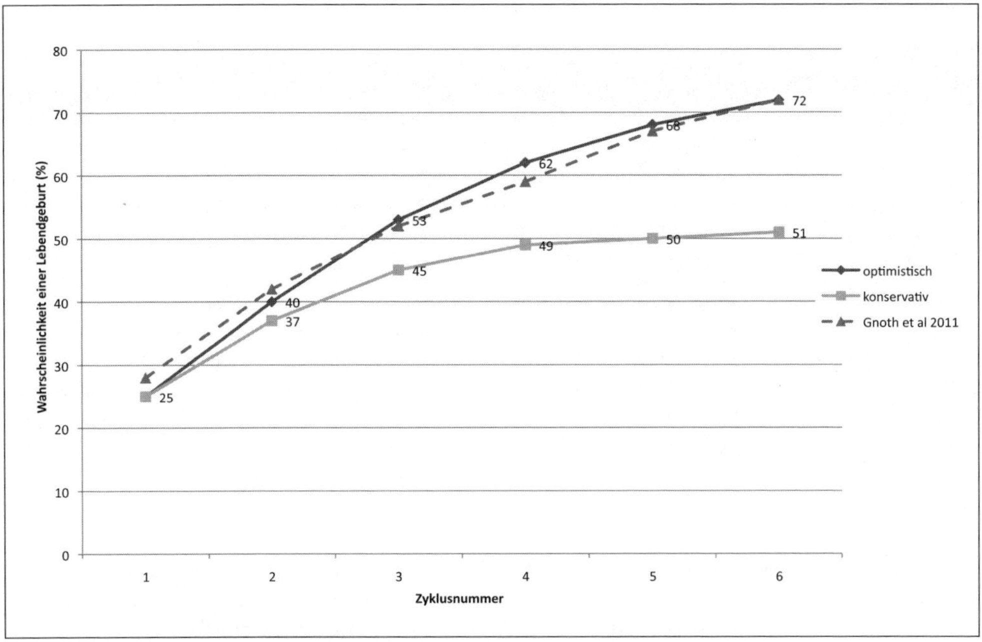

Abb. 4.9: Kumulative Lebendgeburtenraten (nach Malizia et al. 2009, 241)

Tab. 4.4: Behandlungsresultate (nach Malizia et al. 2009, 249)

Zyklus	„Abbrecherinnen"	Lebendgeburtenrate
1	(nicht zutreffend)	24,5%
2	17,5%	20,4%
3	27,0%	21,3%
4	33,3%	18,9%
5	39,6%	17,3%
6	41,8%	13,0%

Eine aktuelle Studie aus Deutschland, in der der Behandlungsverlauf von 3.394 Patientinnen über einen Zehn-Jahres-Zeitraum ausgewertet wurde, hatte eine kumulative Lebendgeburtenrate von 52% nach drei Behandlungszyklen und von 72% nach sechs Behandlungszyklen zum Ergebnis (s. Abb. 4.9, Linie „Gnoth et al. 2011", Gnoth et al. 2011). Diese Zahlen sind allerdings nur bedingt mit denen der Studie von Malizia und Mitarbeitern zu vergleichen, da in der deutschen Studie ausschließlich die „optimistische" Variante dargestellt wurde. Die tatsächliche kumulative Lebendgeburtenrate dürfte also unter den in dieser Publikation berichteten Zahlen liegen.

Die Abhängigkeit der Behandlungsergebnisse vom Alter der Frau lässt sich anhand einer australischen Studie zeigen: Bei allen zwischen 1993 und 2002 behandelten über 5.100 Frauen kam es in 47% zu einer Lebendgeburt. Über die Altersstufen variierte diese Rate allerdings erheblich (s. Tab. 4.5). Eine Frau im Alter von 40 Jahren (oder älter) hat nach diesen Studienergebnissen nur etwa ein Drittel der Chancen auf eine Kindsgeburt nach IVF im Vergleich zur unter 30-jährigen Frau (Stewart et al. 2011). Da in diese Auswertungen auch Frauen mit eingingen, die mittels einer Eizellspende schwanger wurden, dürfte die reale Chance noch niedriger liegen.

Tab. 4.5: Geburtenrate nach IVF (nach Stewart et al. 2011, Tab. 2)

Altersgruppe	Lebendgeburtenrate
20–29 Jahre	58%
30–34 Jahre	52%
35–39 Jahre	42%
40–44 Jahre	22%

4.5 Risiken der assistierten Reproduktion

Die Darstellung der Risiken der assistierten Reproduktion erfolgt weitgehend nach Sutcliffe und Ludwig (2007) und Nygren (2010).

Ovarialkarzinom

Krebsrisiko nach ART: Inwieweit tatsächlich ein erhöhtes Krebsrisiko für die Frauen durch die Hormonbehandlung im Rahmen der ART besteht, wurde lange kontrovers diskutiert. So wurde in einigen epidemiologischen Studien eine Erhöhung des Risikos, nach einer hormonellen Stimulation an Ovarialkarzinom zu erkranken, von zwei- bis zu siebenfach gefunden. Diese Zahlen wurden in Nachanalysen dieser Studien allerdings stark relativiert. Der aktuelle Stand der Forschung und die Empfehlungen seitens der Fachgesellschaften dazu lauten wie folgt:

„(1) Das erhöhte Ovarialkarzinomrisiko nach der Anwendung von Clomifen oder Gonadotropin scheint eher auf die Infertilität selbst als auf ihre medikamentöse Behandlung zurückzuführen zu sein, vor allem bezogen auf den Borderline-Ovarialtumor. Sicherheitshalber sollten jedoch nicht mehr als 6 Clomifen-Zyklen durchgeführt werden. Hinsichtlich des Endometriumkarzinomrisikos zeigen die Studien gegensätzliche Resultate, Clomifen könnte aber auch hier eine dosis- und zeitabhängige Rolle spielen. (2) Das erhöhte Risiko für Endometriumkarzinom ist wahrscheinlich ein ursächliches, das in der Diagnosestellung der Infertilität zu suchen ist. Das ebenso erhöhte Risiko für Borderline-Ovarialtumore scheint einen Zusammenhang mit IVF aufzuweisen! [...]" (Sommergruber et al. 2009, 116)

Diese Risikobewertung zeigt, dass eine zu lange hormonelle Stimulation im Rahmen der ART vermieden werden sollte.

OHSS

Risiko Überstimulation: Das Hauptrisiko der hormonellen Stimulation ist das sog. Ovarielle Hyperstimulationssyndrom (OHSS). Durch die Überreaktion der Eierstöcke vergrößern sie sich und verursachen Druckbeschwerden und Übelkeit. Bei einem schweren OHSS können sich Zysten bilden, es lagert sich freies Wasser in die Bauchhöhle ab. Schlimmstenfalls kann es aufgrund der Verschiebung im Flüssigkeitshaushalt der Frau zu Blutgerinnungsstörungen und eingeschränkter Nierenfunktion kommen. Ein schweres OHSS macht einen stationären Aufenthalt notwendig. Nach dem DIR trat ein schweres OHSS im Jahr 2010 in durchschnittlich 0,23% der Stimulationszyklen auf, je nach Stimulationsprotokoll unterschiedlich (bis max. 0,56%, DIR 2011, 273). Europaweit lag das OHSS-Risiko im Jahr 2007 bei 0,5% (de Mouzon et al. 2012).

Blutungen

Zu den Risiken der Punktion von Eizellen gehören vaginale Blutungen – da die Punktion durch die Scheide der Frau stattfindet –, die in den allermeisten Fällen nur vorübergehender Natur sind und nicht behandlungsbedürftig. Selten kommt es zu Blutungen im Bauchraum, noch seltener zu Verletzungen innerer Organe wie des Darms. Nach dem DIR wurden für 2010 in 0,67% der Punktionen Komplikationen berichtet (insgesamt 339-mal), eine stationäre Behandlung war allerdings nur elfmal notwendig (DIR 2011, 273). Im europäischen Register sind für das Jahr 2007 bei insgesamt ca. 490.000 erfassten Behandlungszyklen aber drei Todesfälle verzeichnet, die in Zusammenhang mit der Eizellentnahme gebracht wurden (de Mouzon et al. 2012).

Als Medikamentennebenwirkungen der Hormonstimulation werden gelegentlich körperliche Beschwerden wie bei der Menopause genannt (Hitzewallungen, Schlaflosigkeit). Psychische Symptome sind meist depressive Verstimmungen und Libidoverlust. Diese Nebenwirkungen sind in der Regel nur vorübergehender Natur und verschwinden nach Beenden der Hormonstimulation von selber. Der Partner der Patientin sollte aber um diese möglichen medikamentösen Wirkungen wissen.

Risiko Extrauteringravidität: Das DIR dokumentierte für das Jahr 2009 in ca. 2% aller Behandlungszyklen eine Extrauteringravidität (EUG), also eine Schwangerschaft außerhalb der Gebärmutter (meist eine Tubargravidität, also eine Eileiterschwangerschaft). Damit ist das Risiko einer EUG etwa doppelt so hoch wie bei spontan konzipierenden Frauen. Diese Risikoerhöhung dürfte auch damit zusammenhängen, dass sich viele Frauen mit eingeschränkter Tubenfunktion in ART begeben. Die IVF-Behandlung stellt zusätzlich einen weiteren Risikofaktor für eine EUG dar, da sich der in die Gebärmutter zurücktransferierte Prä-Embryo in einen Eileiter einnisten kann. In der Regel wird die Verdachtsdiagnose einer EUG gestellt, wenn das Schwangerschaftshormon ß-hCG weiter ansteigt, obwohl der Arzt keine Fruchtanlage in der Gebärmutter im Ultraschall erkennen kann. Da eine EUG potenziell lebensbedrohlich ist, muss bei diesem Verdacht die Frau engmaschig überwacht werden. Wenn sich diese Diagnose bestätigt hat (z. B. über das Ultraschallbild des Eileiters), wird zunächst versucht, mittels medikamentöser Zellgifte diese EUG zu beenden. Nicht selten ist es aber so, dass nur ein operativer Eingriff (z. B. eine Bauchspiegelung) erfolgreich ist. Mikrochirurgisch wird versucht, den betroffenen Eileiter nach Entfernung der EUG zu erhalten. Das Risiko einer erneuten EUG ist aber bei vorgeschädigtem Eileiter stark erhöht.

Risiko Mehrlingsschwangerschaft: Mehrlingsschwangerschaften gelten als Hauptrisiko der ART. Dem DIR-Jahrbuch 2010 ist zu entnehmen, dass Einlinge nach assistierter Reproduktion im Jahr 2009 im Schnitt in der 39. Schwangerschaftswoche geboren wurden und durchschnittlich 3.350 g wogen (Median). Der Anteil der vor der abgeschlossenen 37. Schwangerschaftswoche geborenen

Einlinge lag bei 18,1%. Bei Zwillingen lag die Entbindung im Schnitt drei Wochen früher (36. Schwangerschaftswoche), Zwillingskinder wogen durchschnittlich 2.500 g, also nur drei Viertel so viel wie die Einlinge. Der Anteil der vor der abgeschlossenen 37. Schwangerschaftswoche geborenen Kinder lag bei Zwillingen bereits bei 81,9%. Drillingskinder wurden durchschnittlich noch einmal vier Wochen früher geboren, also in der 32. Schwangerschaftswoche. Im Schnitt wogen die Drillingskinder 1.690 g, also weniger als die Hälfte der Einlingskinder, und knapp 1 kg weniger als Zwillingskinder. Der Anteil der vor der abgeschlossenen 37. Schwangerschaftswoche geborenen Drillinge lag bei 98,4% (alle Angaben nach DIR 2011, 30).

Risiko Kaiserschnitt: Nach der deutschen ICSI-Follow-up-Studie (Katalinic et al. 2004) wurden in den Jahren 1998 bis 2000 ein Drittel der Einlinge per Kaiserschnitt entbunden. Bei den Zwillingen waren es bereits ca. 70% und bei den Drillingen nahezu alle (96,2%). Eine norwegische Studie zeigte ähnlich eine nahezu doppelt so hohe Sectiorate für Einlinge nach IVF und ICSI im Vergleich zu Spontankonzeptionen (Romundstad et al. 2008). Im Umgang mit den Schwangerschaften nach ART könnte bei den hohen Sectioraten der Einlinge und Zwillinge möglicherweise ein gesteigertes Sicherheitsbedürfnis bei den Ärzten und bei den Eltern eine Rolle spielen. Dieser Faktor dürfte auch bereits vorher bei den häufigeren Krankenhausaufenthalten Schwangerer mit Mehrlingsschwangerschaften (Halliday 2007) oder Einlingsschwangerschaften (Ulrich et al. 2004) nach ART im Vergleich zu Schwangeren nach Spontankonzeption einen nicht unerheblichen Einfluss gehabt haben. Die häufigen Kaiserschnitte nach ART können zu Enttäuschung bei den Frauen, zu erhöhter mütterlicher Ängstlichkeit sowie zu Problemen beim Stillen führen, wie eine australische Studie zeigte (Hammarberg et al. 2008).

B

Eine Patientin beschrieb z. B. in einem Internetforum ihre Grübeleien, ob die Zwillinge nach ICSI-Behandlung wirklich von ihrem Mann und ihr seien. Die Kinder waren dreieinhalb Wochen zu früh per Not-Kaiserschnitt unter Vollnarkose der Mutter entbunden worden, die das Geburtserlebnis schmerzlich vermisste, wie sie schrieb: „Ich hatte mir sehr gewünscht spontan zu entbinden, weil die Befruchtung ja schon nicht ‚natürlich' war. Durch die ganzen Umstände brauchte ich ein paar Tage, um mich überhaupt über die Babys zu freuen und eine Verbindung zu ihnen aufzubauen. Ich denke manchmal heute noch (nach sechs Monaten), ob ich wirklich schon diese tiefen Muttergefühle habe, oder ob da noch etwas fehlt." (www.wunschkinder.net, 26.05.2010)

Die letzten zehn Jahre waren international von dem Trend bestimmt, Mehrlingsschwangerschaften bei ART zu vermeiden. Am vielversprechendsten scheint dabei der elektive Single-Embryo-Transfer (eSET) zu sein (s. Kap. 4.4.2). In Deutschland versucht man, durch den Transfer von einem oder höchsten zwei Prä-Embryonen der Mehrlingsproblematik Herr zu werden. Damit ist es gelungen, seit 2000 innerhalb von zehn Jahren die Rate der Drillings- und Vierlingsgeburten nach ART von 2,18% auf 0,76% zu senken. In Ländern, in denen überwiegend der eSET praktiziert wird (z. B. Schweden), beträgt diese Rate 0,2% und weniger.

4.6 Risiken nach reproduktionsmedizinischer Behandlung

Als Risiken nach reproduktionsmedizinischer Behandlung sind hier die medizinischen Risiken für die Kinder und die Eltern gemeint. Die psychologische Entwicklung der Familien nach ART ist in Kapitel 8.4 beschrieben. Die Beschreibung dieser Risiken orientiert sich an den Übersichten von Sutcliffe und Ludwig (2007) und Thorn (2008a).

Fehlbildungen

Körperliche Risiken für die Kinder: Infantile Zerebralparesen treten nach ART häufiger auf, vermutlich auch aufgrund der höheren Frühgeburtlichkeit und der Mehrlingsproblematik (Middelburg et al. 2008; Hvidtjørn et al. 2010), aber auch unabhängig davon (Zhu et al. 2010). Das Risiko von größeren Fehlbildungen nach ART ist gegenüber spontan konzipierten Kindern um ungefähr 30% erhöht, und nach ICSI-Schwangerschaften treten Chromosomenabnormalien deutlich häufiger auf als bei anderen Methoden der ART und als bei spontan konzipierten Kindern. Die Ermittlung der Fehlbildungsrate bezieht sich in den meisten Studien nur auf die lebendgeborenen Kinder, Missbildungen bei Totgeborenen und induzierten Aborten werden dagegen nicht berücksichtigt (Bertelsmann et al. 2008).

epigenetische Veränderungen

Die Bedeutung epigenetischer Veränderungen (Gen- und Umweltinteraktion während der frühen Embryonalentwicklung) nach Einsatz assistierter Reproduktionsmedizin ist bis heute noch unklar. Es gibt Hinweise auf ein erhöhtes relatives Risiko der seltenen Imprinting-Erkrankungen nach ART (Erkrankungen aufgrund gestört abgelaufener epigenetischer Veränderungen, Halliday 2007). Inwieweit diese Risiken technikabhängig, also auf die reproduktionsmedizinischen Verfahren an sich zurückzuführen sind oder von den Risikofaktoren der Paare in assistierter Reproduktion herrühren, ist noch nicht endgültig geklärt (Diedrich et al. 2011).

Gewicht + Größe

Auch Einlinge zeichnen sich nach ART durch niedrigeres Geburtsgewicht und geringere Größe aus im Vergleich zu spontan konzipierten Kindern (Sutcliffe/Ludwig 2007). Einer neueren Studie nach zeigen sich bei Einlingen diese Unterschiede bei sorgfältiger Kontrolle relevanter mütterlicher Faktoren allerdings nicht mehr (Romundstad et al. 2008).

Psychologische Risiken für die Kinder: Einer viel zitierten Studie nach ergaben Berechnungen des kindbezogenen Arbeitsaufwands im ersten postnatalen Jahr 190 wöchentliche Arbeitsstunden, die von den Eltern alleine nicht zu leisten wären (1 Woche hat nur 168 Stunden, Mariano/Hickey 1998). Die Mehrlingsproblematik nach ART ist auch aus psychologischer Sicht als dramatisch zu bezeichnen: Verhaltens- und Sprachstörungen kommen bei Mehrlingen häufiger vor als bei Einlingen oder Zwillingen, Mütter von höhergradigen Mehrlingen haben ein höheres Erkrankungsrisiko für Depressionen und chronische Erschöpfungszustände, und die Eltern trennen sich häufiger als die Eltern anderer Kinder (Thorn 2008a; Bindt 2002; Sheard et al. 2007). In jeder fünften Familie mit schulpflichtigen Mehrlingen gehen eines oder mehrere der Mehrlinge auf eine Sonderschule (Winkler 2005).

Bezüglich des Aufklärungsverhaltens in reproduktionsmedizinischen Zentren führte eine Wissenschaftlergruppe aus Bochum eine Online-Umfrage durch (Rauprich et al. 2011). Nach der Auswertung von insgesamt 1.590 ausgefüllten Fragebögen kamen Rauprich und Mitarbeiter zum Schluss, dass sich die meisten Patienten (> 60%) über die Kosten der reproduktionsmedizinischen Behandlung gut aufgeklärt fühlten, weniger als 20% dagegen über die (kumulativen) Schwangerschaftsraten und die Risiken von Mehrlingsschwangerschaften. Die Autoren folgerten, dass den Patienten mehr Informationsmaterial zur Verfügung gestellt werden sollte. Zusätzlich gaben sie aufgrund ihrer Daten die Empfehlung, dass Ärzte die Beendigung der Behandlung aktiver forcieren sollten.

Ludwig kritisierte allerdings, dass aufgrund der Rekrutierung der Stichprobe starke Selektionseffekte zu vermuten sind. Außerdem wies er darauf hin, dass die Behandlungsbeendigung üblicherweise in einem „informed consent" zwischen Patienten und Ärzten stattfindet (Ludwig 2011).

4.7 Besonderheiten der heterologen Verfahren

Gametenspende

Die Bildung einer Familie mittels einer Gametenspende – wobei in Deutschland damit noch überwiegend die donogene Insemination (DI), also die Spendersamenbehandlung, gemeint ist – ist oft ein komplexer Vorgang. Es sind zahlreiche psychosoziale, juristische und ethische Aspekte zu berücksichtigen. Einführende Übersichten zum Thema sind Thorn (2008c) und Revermann und Hüsing (2011). Konkrete Tipps für den Beratungsablauf finden sich in Wischmann (2012b). Gametenspende im Zusammenhang mit einer Leihmutterschaft wird nachstehend nicht behandelt. Dieses Verfahren ist in Deutschland nach dem Embryonenschutzgesetz nicht erlaubt. Aufgrund der rechtlichen Situation in Deutschland werden auch zur Eizell- bzw. Embryonenspende und zur Gametenspende bei Einzelpersonen oder lesbischen bzw. homosexuellen Partnerschaften hier nur allgemeine Hinweise gegeben.

Identitätsbildung

Zur Aufklärung des Kindes nach Gametenspende: Sowohl aus Sicht von mittels Gametenspende gezeugten Personen als auch aus Sicht psychosozialer Fachkräfte gibt es keinen Zweifel daran, dass eine – möglichst frühzeitige und ggf. stufenweise – offene Aufklärung des Kindes nach Gametenspende im Interesse einer stabilen Identitätsbildung (und des psychischen Wohlergehens insgesamt) unbedingt stattfinden sollte (Wischmann 2008b). Es zeigt sich eine zunehmende Akzeptanz z. B. der DI in der Bevölkerung über die letzten Jahrzehnte, was auch an mehr Medienaufmerksamkeit diesem Thema gegenüber liegen dürfte (zur Geschichte der DI s. Katzorke 2008). So ändert sich auch allmählich das Aufklärungsverhalten der mittels Spendersamenbehandlung Eltern gewordenen Paare.

In der bekannten „European Study of Assisted Reproduction Families" wurden u.a. 94 Familien nach DI untersucht (Golombok et al. 2002). Bei den im Schnitt zwölfjährigen Kindern waren weniger als 9% über die Behandlung aufgeklärt worden. Es gaben zusätzlich aber knapp 10% der Eltern an, sie würden ihr Kind zu einem späteren Zeitpunkt aufklären wollen. Einer Nachuntersuchung etwa sechs Jahre später zufolge (Owen/Golombok 2009) war dies allerdings tatsächlich in keinem einzigen Fall geschehen. In neueren Studien (z.B. Lycett et al. 2005; Readings et al. 2011) erreichen die Aufklärungsquoten knapp 30% bis nahezu 40%.

Stigmatisierung

Es besteht sehr häufig die Gefahr der Aufklärung durch Dritte, z.B. durch die Großeltern, aber auch durch einen Arzt (z.B. bei einer Blutgruppenbestim-

mung). Einer neueren Studie nach (Readings et al. 2011) hatten von den untersuchten 36 Familien nach Spendersamenbehandlung zehn Eltern ihr – inzwischen im Schnitt etwa sieben Jahre altes – Kind über diese Behandlung aufgeklärt (39% hatten sich vorgenommen, ihr Kind ***nicht*** *aufzuklären), über zwei Drittel der Paare hatten allerdings mit anderen Personen über die Spendersamenbehandlung gesprochen. Bei den von Readings und Mitarbeitern untersuchten Familien nach Eizellspende hatten hingegen 41% der Eltern ihr Kind bereits aufgeklärt und nur 16% planten, das Kind überhaupt nicht aufzuklären – ein Indiz für die stärkere Stigmatisierung der Spendersamenbehandlung im Vergleich zur Familienbildung mittels Eizellspende. Bei lesbischen bzw. homosexuellen Elternschaften stellt sich erfahrungsgemäß die Frage der Aufklärung des Kindes nur selten, da wegen der offensichtlichen Abweichung vom „klassischen" Elternmodell die Kinder zu nahezu 100% aufgeklärt werden.*

Ausblick auf Forschung, Beratung und Aufklärung nach Gametenspende

- Kinder nach Gametenspende entwickeln sich (zumindest in westlichen Ländern) in der Regel psychisch, motorisch und sozial unauffällig, auch deren Familienbeziehungen. Dies betrifft nicht nur die „klassischen" Familien mit heterosexuellen Elternschaften, sondern auch lesbische bzw. homosexuelle Elternschaften und – mit Einschränkungen (s. dazu Revermann/Hüsing 2011) – die Elternschaften der sog. „gewollt" alleinstehenden Mütter („single mothers by choice"). Dies sollte in der Öffentlichkeit verstärkt thematisiert werden, um zu einer Entstigmatisierung insbesondere der DI, aber auch der alternativen Familienbildungsoptionen beizutragen. Es sind aber weiterhin prospektive Studien mit sorgfältigen Responder-Nonresponder-Analysen zu den Familien nach DI durchzuführen, insbesondere für die (sozialen) Väter wegen deren bisher geringen Teilnahmequoten, sowie weitere Studien zu „gewollt" alleinstehenden Müttern nach Gametenspende und deren Kindern.
- Der psychosoziale Beratungsbedarf von Samenspendern ist bisher noch nicht ausreichend untersucht worden, auch nicht in Bezug auf deren spätere Familienbildung (Vorhandensein von Halbgeschwistern). Von daher ist die Durchführung entsprechender Studien zu fordern, zunächst mit qualitativen und explorativen methodischen Ansätzen. Bei Eizellspenderinnen ist eine adäquate psychosoziale und medizinische Beratung im Vorfeld einer Eizellspende unbedingt erforderlich, da dieses Verfahren – im Gegensatz zur Samenspende – einen invasiven medizinischen Eingriff darstellt, der potenziell auch mit erheblichen Risiken verknüpft ist (Revermann/Hüsing 2011).
- Es fehlt im deutschsprachigen Raum – von sehr wenigen Ausnahmen (Thorn 2006; Thorn/Hermann-Green 2009) abgesehen – immer noch an adäquatem Aufklärungsmaterial für Kinder nach DI bzw. Eizell- oder Embryonenspende. Daher ist die Adaptation von vorhandenen (z.B. englischsprachigen Informationsbroschüren) bzw. die Weiterentwicklung von entsprechendem Aufklärungsmaterial unbedingt

notwendig. Während es in Deutschland für Paare mit Kinderwunsch Ratgeberbücher gibt (Wischmann/Stammer 2010), steht für die Behandlung mit Gametenspende bisher nur für die DI ein entsprechendes Buch für die Männer zur Verfügung (Thorn 2008c).

- Ein nicht unerheblicher Teil der Paare (bzw. Frauen) verbleibt nach Gametenspende ohne Kind, da keine reproduktionsmedizinische Maßnahme eine 100%ige Erfolgsgarantie beinhaltet. Zwar liegen bei einer DI die Schwangerschaftsraten meistens etwas über denen der sog. homologen Insemination (Insemination mit dem Samen des Partners) und bei einer Eizellspende – ab einem gewissen Alter der Frau – sogar deutlich höher als bei assistierter Reproduktion mit den eigenen Eizellen. Die Erfolgschancen dieser reproduktionsmedizinischen Verfahren (im Sinne der Lebendgeburt eines Kindes) werden allerdings in der Regel stark überschätzt.

4.8 Neuere Entwicklungen und Kontroversen in der ART

Die neuen diagnostischen Methoden zur Spermiogrammbeurteilung beim Mann (CASA, IMSI) sind bereits unter Kapitel 4.2.2 beschrieben worden.

„natural cycle"-IVF

In-vitro-Maturation: Bei der In-vitro-Maturation (IVM) werden Frauen nur in geringem Maße stimuliert, ihr werden dann noch unreife Eizellen abpunktiert. Diese lässt man in der Petrischale noch zwei Tage mittels spezieller Nährlösungen nachreifen, bevor dann eine konventionelle ICSI-Behandlung durchgeführt wird. Die IVM eignet sich insbesondere für Frauen mit polyzystischen Ovarien (PCO-Syndrom, Eierstöcke mit vielen unreifen kleinen Eibläschen), die besonders anfällig sind für eine Überstimulation, sowie für Frauen, die eine invasive hormonelle Stimulation ablehnen. Noch einen Schritt weiter hat sich die *„natural cycle"-IVF* entwickelt, bei der eine IVF-Behandlung im natürlichen Zyklus der Frau (ohne hormonelle Stimulation) vorgenommen wird (also so wie beim ersten „Retortenbaby" Louise Brown auch). Da in der Regel im Spontanzyklus nur eine Eizelle heranreift, ist das Risiko deutlich erhöht, diese nicht rechtzeitig vor dem Eisprung abpunktieren zu können. Der Punktionszeitpunkt und die Punktion an sich erfordern ein erfahrenes Ärzteteam und einen hohen organisatorischen Aufwand.

Vitrifikation: Bei der Vitrifikation – als einer speziellen Art der Kryokonservierung – werden die Eizellen durch schnelles Tiefgefrieren ohne Eiskristallbildung in einen glasähnlichen Zustand gebracht. So gelingt es auch, dass nicht nur imprägnierte Eizellen kryokonserviert werden können, sondern auch Eizellen im unbefruchteten Zustand.

Blastozystentransfer: Viele reproduktionsmedizinische Zentren bieten einen Blastozystentransfer an. Üblicherweise werden die Prä-Embryonen in der Petrischale nur für zwei oder drei Tage kultiviert, damit sie vor Verschmelzung der Vorkerne in die Gebärmutter zurückgegeben werden können. Beim Blastozystentransfer wird diese Kultivierung auf fünf Tage verlängert (s. Abb. 3.9.2), um die sich dann am besten entwickelten Embryonen identifizieren und dann einen oder mehrere zurücktransferieren zu können.

Diesem theoretischen Vorteil, den „robustesten" Embryo erkennen zu können, stehen mögliche Nachteile entgegen. Es ist unklar, ob die verlängerte Zeit im Kulturmedium zu möglichen Schädigungen der Eizellen führen kann. Es gibt Vermutungen, dass dadurch vermehrt Fehler beim „Imprinting" auftreten können, mit den damit später assoziierten Erkrankungen. Zudem muss eine genügend große Zahl (mindestens 8) von Eizellen gewonnen worden sein, da sich ungefähr nur die Hälfte der Eizellen bis zum fünften Tag weiterentwickelt.

Assisted Hatching: Unter Assisted Hatching versteht man eine lasergestützte Aufweichung der Embryonenhülle (Zona pellucida), die kurz vor dem Einsetzen des Embryos durchgeführt wird. Eine solche Behandlung soll insbesondere bei Patientinnen, die älter als 35 Jahre sind oder bereits mehrfach erfolglose IVF/ICSI-Behandlungen durchgeführt haben, die Chance auf eine erfolgreiche Einnistung des Embryos erhöhen. Auch bei Eizellbehandlung nach Kryokonservierung wird Assisted Hatching angewandt. In allen genannten Fällen wird vermutet, dass die Zona pellucida verdickt bzw. verhärtet ist und das Aufweichen der Eizellhülle das Schlüpfen des Embryos (s. Abb. 3.9.2) in der Gebärmutter erleichtern kann. Eine chemische oder mechanische Eröffnung der Eizellhülle wird nur noch selten vorgenommen, da die Laserbehandlung präziser zu handhaben ist.

Polarisationsmikroskop

Spindel- und Zona-Imaging: Mithilfe eines polarisationsmikroskopischen Systems werden – falls erforderlich – zum einen beim ICSI die Eizellen besonders schonend befruchtet. Zum anderen ermöglicht die Technik, Eizellen mit einem besonders hohen Entwicklungspotenzial zu identifizieren und nach deren Befruchtung dem Transfer zuzuführen. Beim *Spindel-Imaging* kann durch Betrachtung der Spindel im Eizellkern der Reifegrad der Eizelle beurteilt werden. Beim *Zona-Imaging* wird die Zona pellucida unter dem Polarisationsmikroskop betrachtet. Eine gleichmäßig ausgebildete Zona pellucida gilt als Hinweis auf eine optimale Eizellernährung und -reifung und damit als Indikator für das bessere Implantationsvermögen des Embryos.

Nährflüssigkeit

„Embryokleber" (der gebräuchliche englische Begriff ist rechtlich geschützt): Hierbei handelt es sich um eine Nährflüssigkeit, die dem Kulturmedium in der Petrischale zugefügt wird und mit der schließlich der Embryo in die Gebärmutter transferiert wird. Da bei der assistierten Reproduktion die Implantation des Embryos als eine entscheidende Schwelle gesehen wird, verheißt der Name der Nährflüssigkeit viel. Aus wissenschaftlicher Sicht gibt es allerdings keinen Nachweis für das Wirken des „Embryoklebers".

Polkörper- und Präimplantationsdiagnostik: Bis zur Einführung der Präimplantationsdiagnostik (PID) in Deutschland war die *Polkörperdiagnostik (PKD)* das einzige Verfahren zum Erkennen chromosomaler Veränderungen (Chromosomenaberrationen) vor der Implantation des Embryos. Hierbei werden die Polkörper der Eizellen der Frau bereits vor der Befruchtung untersucht. Es können somit nur schwere Erbkrankheiten ausgeschlossen werden, die über die Frau vererbt werden. Die PKD kann am Embryo im Vorkernstadium, also vor Verschmelzung der mütterlichen und väterlichen DNA durchgeführt werden, und galt daher lange als einziges mit dem deutschen Embryonenschutzgesetz vereinbares Screeninginstrument für die Erkennung schwerer vererbbarer Erkrankungen. Konkret werden bei der Durchführung einer PKD beide Vorkerne durch Absaugen aus der Zelle entfernt und diese auf genetische Veränderungen untersucht.

direkte Erbgutuntersuchung

Im Gegensatz zur PKD offeriert die *PID* durch Entnahme und Analyse einzelner Blastomeren (Eizelle nach Zellteilung) die direkte Untersuchung des Erbguts eines entstehenden Embryos, in dem mütterliches und väterliches Erbgut vereint sind. Die PID ist in Deutschland zugelassen, wenn aufgrund der genetischen Veranlagung der Eltern eine schwerwiegende Erbkrankheit beim

Kind oder eine Tot- oder Fehlgeburt wahrscheinlich ist. Hierzu werden dem Blastomer ein bis zwei Zellen entnommen und diese dann auf genetische Veränderungen untersucht. Neben der Erkennung erblich bedingter Erkrankungen und von Chromosomenaberrationen kann die PID prinzipiell auch zur Auswahl des Geschlechts (z.B. zur Vermeidung geschlechtsgebundener erblicher Erkrankung) bzw. zur Auswahl eines Embryos mit bestimmten Eigenschaften in Bezug auf ein Geschwisterkind (z.B. Stammzellentransplantation) eingesetzt werden (allerdings nicht in Deutschland).

PGS

Eine andere Variante ist das *genetische Präimplantationsscreening (PGS)*, in dem Embryonen auch ohne Indikation (z.B. Vorerkrankungen in den elterlichen Familien) auf eine Vielzahl von vererbbaren Krankheiten untersucht werden können. Das PGS ist in Deutschland nicht erlaubt (s.a. Kap. 5).

Sowohl PKD als auch PID setzen eine IVF- bzw. ICSI-Behandlung zwingend voraus. Das bedeutet, dass auch das fertile Paar sich dieser Behandlung unterziehen muss, falls eine genetische Diagnostik der Polkörper bzw. der Blastomerzellen indiziert ist. Da bei den beiden Verfahren meist eine erblich bedingte Erkrankung ausgeschlossen werden soll, sollten daher auch genügend Eizellen abpunktiert werden können, damit bei positivem genetischen Befund auch noch „unbelastete" Eizellen zum Rücktransfer (nach erfolgreicher Befruchtung) zur Verfügung stehen. Die Schwangerschaftsrate liegt nach Durchführung einer PID etwas niedriger im Vergleich zur IVF bzw. ICSI ohne Zellentnahme beim Blastomer.

"social sexing"

Zu den umstrittensten Techniken, die mit der ART einhergehen, wird die Geschlechtswahl aus nichtmedizinischen Gründen gezählt. Diese ist durch eine PID möglich, aber auch – wenn auch nicht so akkurat wie einer PID – mittels *Spermiensortierung*. Die Spermiensortierung erfolgt nicht aufgrund der X- bzw. Y-Chromosomen, sondern aufgrund der DNA-Menge dieser Chromosomen. Es erfolgt hier also eine Anreicherung der Spermien mit X- bzw. Y-Chromosomen. Bei einer PID ist das Geschlecht dagegen zweifelsfrei bestimmbar. Befürworter des „social sexing" bzw. „family bancing" glauben daran, dass Familien mit einer „ausbalancierten" Geschlechtsverteilung bei den Kindern insgesamt glücklicher sind als Familien mit ausschließlich Töchtern bzw. ausschließlich Söhnen. Kritiker befürchten die Bevorzugung von Söhnen und – im Falle der PID – von „Verwerfen" weiblicher Embryonen (Wischmann 2006a). Die wenigen Statistiken zur PID zwecks „social sexing" stützen die Position der Kritiker. Von den im Jahr 2003 durchgeführten 80 PID-Zyklen betrafen 61 Zyklen „social sexing" für männliche Embryonen und 19 Zyklen für weibliche Embryonen (Sermon et al. 2006, 328).

4.9 Prävention von Fertilitätsstörungen

Übergewicht und Chlamydieninfektion

Risikofaktoren für Fertilitätsstörungen: Die Prävention von Fertilitätsstörungen wird zukünftig aller Voraussicht nach einen wichtigen Stellenwert einnehmen. Wie in Kapitel 3.2 bereits dargestellt, ist mit einer weiteren Zunahme von Infertilität in Deutschland zu rechnen. Insbesondere die Risikofaktoren Übergewicht und Chlamydieninfektion aufseiten der Frau sind im Anstieg begriffen, vor allem im Schulalter. Von daher bietet sich eine gezielte Prävention in den Schulen an, wie es bezüglich der Empfängnisverhütung schon lange der Fall ist, Konzepte sind dazu aber nicht vorhanden.

Bewusstsein für „fertile Phase"

Schwangerschaftskonfliktberater sind der Auffassung, dass Jungen und Mädchen in der Zeit erster sexueller Kontakte meistens so sehr darauf bedacht sind, den Eintritt einer Schwangerschaft zu verhindern, dass in dieser Zeit kaum ein Problembewusstsein für die Erhaltung der Fruchtbarkeit geschaffen werden kann. Fatalerweise wird in der Allgemeinbevölkerung dazu noch die „fertile Phase" der Frau fehleingeschätzt: In einer repräsentativen Umfrage antworteten auf die Frage „Ab welchem Alter nimmt die Fruchtbarkeit der Frau langsam ab?" über die Hälfte der befragten Männer und Frauen „Ab 40 Jahren oder noch später" (Stöbel-Richter et al. 2006). Die richtige Antwort – ab 25 Jahren – wurde von weniger als 4 % der Befragten gegeben.

In den USA gab es Ende der 1990er Jahre eine Kampagne der American Society for Reproductive Medicine (ASRM) mit dem Namen „Protect your Fertility". Mit teilweise sehr drastisch gestalteten Anzeigenkampagnen in Zeitungen oder auf Autobussen (z.B. eine Babymilchflasche als Aschenbecher genutzt) wurde versucht, die Öffentlichkeit auf die wichtigsten Risikofaktoren von Fruchtbarkeitsstörungen aufmerksam zu machen. Da allerdings die Kritik eines starken Interessenskonfliktes geäußert wurde („Protect Your Fertility Or Protect Their Careers?") – die ASRM stellt den Dachverband reproduktionsmedizinischer Zentren in den USA dar –, wurde diese Kampagne bald wieder eingestellt. Von kritischer Seite wurde vermutet, dass sich die „Infertility Industry" einen neuen Markt jüngerer Frauen erschließen wollte, da sich dies auf die Erfolgschancen positiv auswirken würde. Außerdem würde die Kampagne gerade zu einem Zeitpunkt kommen, zu dem die ART vermehrt von Versicherungen übernommen worden wäre.

Kinderbetreuungsangebote

Präventionsmaßnahmen: Strauß und Kollegen (2012) benennen ein ganzes Paket von Maßnahmen, die zur Prävention von Fruchtbarkeitsstörungen in Deutschland notwendig seien (s. Kasten). Nach Meinung der Autoren kommt vor allem Kinderärzten, Allgemeinmedizinern und Gynäkologen eine wichtige Bedeutung bei der Früherkennung von Fertilitätsproblemen und der Einleitung qualifizierter Behandlungsmaßnahmen zu. Die Politik könne Rahmenbedingungen schaffen, die es den Paaren leichter macht, sich (frühzeitig) für Kinder zu entscheiden. Der Ausbau zuverlässiger und flexibler Kinderbetreuungsangebote sowie eine Flexibilisierung der Arbeitsbedingungen, aber auch die Kompensation der materiellen Nachteile würden nach Strauß und Kollegen (2012) notwendige Voraussetzungen darstellen, um Elternschaft und Beruf besser zu vereinbaren und in einem früheren Lebensalter zu ermöglichen.

Kritisch kann hier allerdings angemerkt werden, dass in Zeiten häufig drohender Arbeitslosigkeit und hohen Anforderungen an die Mobilität der berufstätigen Partner eine verbesserte Kleinkindbetreuung allein voraussichtlich nicht zu einer früheren Elternschaft motivieren hilft.

Maßnahmen zur Prävention von Fertilitätsstörungen (mod. aus Kentenich et al. 2012)

- Verminderung der Auswirkung chronischer hormoneller Störungen (z.B. Schilddrüsenerkrankungen, Über- und Untergewicht, Überproduktion männlicher Sexualhormone, Polyzystisches Ovarialsyndrom, Funktionsstörungen der Nebennierenrinde).
- Schutzimpfungen gegen Masern, Mumps, Röteln; Kontrolle auf Hodenentzündung, rechtzeitige Therapie nach Virusinfektionen sowie Abklärung und Behandlung entzündlicher Erkrankungen sowie sexuell übertragbarer Infektionen (v.a. Chlamydien) im Kindes- und Jugendalter.
- Prävention von Essstörungen (klinische und subklinische Formen von Magersucht und Bulimie sowie von Adipositas) bereits im Schulalter.
- Konservierung der Gameten bei Chemo- und Strahlentherapie von Tumorpatienten.
- Aufklärung über das Risiko, kinderlos zu bleiben bei Aufschieben des Kinderwunsches.
- Vermeidung von Adipositas (BMI > 30), übermäßigem Alkoholkonsum und Rauchen.
- Sexualaufklärung über Fertilitätsrisiken, Mythen und sexuell übertragbare Krankheiten.
- Förderung kindorientierter Gesellschaftsnormen und politischer Maßnahmen zur Realisierung eines Kinderwunsches in früherem Lebensalter.

Fruchtbarkeitserhalt nach Krebstherapie

Ein weiterer wichtiger Aspekt der Prävention von Fertilitätsstörungen ist der Erhalt der Fruchtbarkeit nach einer Krebstherapie. Im Jahr 2006 wurde das Netzwerk FertiPROTEKT gegründet, das Frauen und Männern vor und nach einer Chemo- oder Strahlentherapie die Möglichkeit geben soll, sich nach neuesten wissenschaftlichen Erkenntnissen hinsichtlich ihrer Fruchtbarkeit beraten und ggf. auch Maßnahmen zum Schutz ihrer Fruchtbarkeit durchführen zu lassen. Diesem Netzwerk sind über 70 der 125 reproduktionsmedizinischen Zentren in Deutschland angeschlossen. Im Internet stehen Informationen darüber unter www.fertiprotekt.de zur Verfügung.

Die Vitrifikation wird bei der Protektion von Fruchtbarkeitsstörungen eine wichtige Rolle spielen. Bei Frauen, die sich wegen einer Krebserkrankung einer chemotherapeutischen Behandlung oder einer Strahlentherapie unterziehen müssen, musste bisher davon ausgegangen werden, dass sie wahrscheinlich keine eigenen Kinder mehr bekommen konnten, da diese Therapien die Eierstöcke in der Regel nachhaltig schädigen können. Die beim Mann empfohlene Methode, nämlich das Einfrieren von Keimzellen vor Beginn der Chemo- bzw. Strahlentherapie und dann ggf. das Auftauen zum Zeitpunkt der gewünschten Familienbildung war bisher bei der Frau nicht möglich, da konventionell eingefrorene unbefruchtete Eizellen überproportional häufig den Auftauprozess nicht überstehen. Mittels der Technik der Vitrifikation hat jetzt auch die Frau nach einer Chemotherapie die Chance auf ein leibliches Kind (unabhängig vom aktuellen Partner).

4.10 Fragen zum Kapitel

Überprüfen Sie Ihr Wissen!

1. Wozu dient eine Basaltemperaturkurve?
2. Wann sollte mit der Diagnostik des Mannes begonnen werden?
3. Was sind die typischen Verfahren der sog. assistierten Reproduktion?
4. Was ist der Unterschied zwischen einer IVF und einer ICSI?
5. Was ist unter kumulativer Schwangerschaftsrate zu verstehen und wie wird diese berechnet?

6 Was ist unter „BESST endpoint" bzw. „healthy baby" zu verstehen?

7 Was ist ein elektiver Single-Embryo-Transfer?

8 Was sind die gravierendsten medizinischen Risiken bei Mehrlingsschwangerschaften?

9 Sollte ein Kind nach Gametenspendebehandlung darüber von den Eltern aufgeklärt werden?

10 Was ist unter „FertiPROTEKT" zu verstehen?

Diedrich, K., Ludwig, M., Griesinger, G. (2012): Reproduktionsmedizin. Springer, Berlin/Heidelberg/New York

5 Ethische Aspekte

Ein großer Teil der ethischen Bedenken gegenüber den Techniken und üblichen Anwendungsfeldern der assistierten Reproduktion erwies sich in der jetzt z.T. mehrere Jahrzehnte andauernden Erfahrung mit der Reproduktionsmedizin als unbegründet – wie z.B. bezüglich möglicher Motive von Paaren vor ART, bezüglich der kindlichen Entwicklung nach ART oder dem „slippery slope"-Argument hin zu „Designer-Babys" und dem reproduktiven Klonen (Wischmann 2006a). Jedoch bleiben noch einige Bereiche der Reproduktionsmedizin, bei denen erhebliche ethische Einwände geltend gemacht werden können. Diese werden im Folgenden – ohne Anspruch auf Vollständigkeit (z.B. ohne die Debatte über die Befruchtung durch konservierte Gameten eines bereits verstorbenen „Elternteils") – dargestellt.

Grundprinzipien der modernen Bioethik
Üblicherweise werden in der Bioethik die folgenden vier Prinzipien berücksichtigt (Beauchamp/Childress 2009):

a Selbstbestimmung bzw. Patientenautonomie,
b Schadensvermeidung,
c Fürsorge,
d Gerechtigkeit bzw. Fairness.

Für die Reproduktionsmedizin bedeutet das erste Prinzip, dass Patientinnen und Patienten das Recht auf reproduktive Selbstbestimmung haben und damit auch das Recht, eine medizinisch indizierte Behandlung zu beginnen bzw. sie abzulehnen. Als Besonderheit ist hier allerdings zu berücksichtigen – im Gegensatz zu sonst in der Medizin meistens anzutreffenden Individualentscheidungen –, dass in der Regel zwei Partner autonome Entscheidungen treffen, die möglicherweise konfligierend sind. Schadensvermeidung würde in Bezug auf das gewünschte Kind dann z. B. bedeuten, dass ein Arzt sich möglicherweise gegen die Entscheidung des Paares stellt, mehr als zwei Embryonen zurücktransferieren zu lassen. Das ethische Prinzip der Fürsorge könnte zu Konflikten führen, wenn beispielsweise eine an Brustkrebs erkrankte

Frau in Kinderwunschbehandlung weiter hormonell stimuliert werden würde, obwohl dies die Erkrankung voraussichtlich verschlimmern würde. Gerechtigkeit und Fairness in der Reproduktionsmedizin bedeutet, dass sich nicht nur finanziell gut gestellte Menschen diese Behandlung leisten können, aber auch, dass Behandlungsmaßnahmen mit wenig Aussicht auf Erfolg (im Sinne einer Lebendgeburt eines Kindes) nicht in jedem Fall von der Solidargemeinschaft der Versicherten mitgetragen werden müssen.

5.1 Geschlechtsselektion

Spermientrennung

In der Übersichtsarbeit von Joyce Harper und Kollegen (2012b) zur zehnjährigen Datensammlung des ESHRE Konsortiums zur Präimplantationsdiagnostik wird genannt, dass die PID in diesem Zeitraum auch ausdrücklich nur zur Geschlechtsselektion angewandt worden ist. Diese umfasste zwar nur 2% der erfassten 27.630 Behandlungszyklen, die Autoren wiesen allerdings selber darauf hin, dass in den wegen anderen Indikationen durchgeführten restlichen Zyklen des genetischen Präimplantationsscreenings den Betroffenen das Geschlecht auch bekannt war. So sei nach Meinung der Autoren nicht auszuschließen, dass auch in diesen Fällen eine Geschlechtsselektion aufgrund nichtmedizinischer Indikation stattgefunden haben könnte. In den Fällen, in denen die Geschlechtsselektion eindeutig dokumentiert war, wurde in über zwei Drittel der Fälle das männliche Geschlecht gewählt. Zwar meinten die Autoren, dass die Paare mit dem Wunsch nach einem Mädchen auf das Verfahren der Spermientrennung (MicroSort) zurückgreifen würden, da dieses beim „XSort“ mit einer über 90%igen X-Chromosomendichte dafür besser geeignet sei (ca. 70%ige Y-Chromosomendichte beim „YSort“), Belege dafür gibt es aber nicht.

Geschlechterverhältnis

In den nichtwestlichen Ländern ist ein eindeutiger Trend zur Bevorzugung des männlichen Geschlechts festzustellen, sofern die Gesetzgebung dies nicht eindeutig verbietet. In einigen Bundesstaaten im Nordwesten Indiens sowie in Teilen von China beträgt das Geschlechterverhältnis Jungen zu Mädchen etwa 120 zu 100. Zwar sind in Indien Ultraschalldiagnostik und Techniken der Spermiensortierung zur Geschlechtsbestimmung verboten, die Werbung „Spend 500 rupees now, save 50.000 rupees later“ (gezielter Schwangerschaftsabbruch eines weiblichen Fetus, um Mitgift und Hochzeitskosten zu sparen) klang aber noch lange nach.

Ein Arzt eines indischen Fertilitätszentrums wurde zitiert, es sei humaner, einen weiblichen Embryo nach PID nicht zurückzutransferieren, als das Mädchen direkt nach der Geburt mit einem Kissen zu ersticken.

In Südkorea wurde das Geschlechterverhältnis mit jetzt etwa 107 Jungen zu 100 Mädchen ausbalancierter, nachdem seit 1991 Gynäkologen mit einem Lizenzentzug bei Geschlechtsbestimmung des Fetus zu rechnen haben (zuvor lag das Verhältnis bei 115 Jungen zu 100 Mädchen). Für China wird von etwa 30 bis 40 Millionen fehlenden Mädchen ausgegangen (Nie 2011). Wie in den meisten Ländern – außer in den USA – ist die PID zur Geschlechtsselektion in Deutschland verboten (s. Kap. 6).

Eine Umfrage an knapp 140 PID durchführenden Zentren in den USA ergab, dass 42% diese auch zur Geschlechtsselektion aus nichtmedizinischen Gründen einsetzten. Etwa jedes fünfte Zentrum war bereit, eine Geschlechtsbestimmung ausschließlich nach Wunsch der Eltern durchzuführen, auch unabhängig vom „family balancing" (Baruch et al. 2008).

5.2 Fetozid

Zu den ethisch am schwierigsten zu bewertenden medizinischen Eingriffen gehört der Fetozid. Dies bedeutet, dass beim Vorliegen einer höhergradigen Mehrlingsschwangerschaft (also meist Drillingen, gelegentlich auch Vierlingen) ein Fetus oder mehrere Feten in der Gebärmutter abgetötet werden. Dieser Vorgang wird auch als Mehrlingsreduktion bezeichnet. Sofern nicht bei einem der Feten Defekte festgestellt wurden, erfolgt die Auswahl über den Fetus, der am leichtesten zugänglich ist (unselektiver Fetozid). Wird ein Fetus mit schwersten fetalen Behinderungen gezielt abgetötet, spricht man von einem **selektiven Fetozid**.

keine „Wunschreduktion"

Ziel dieser umstrittenen Maßnahme ist es, die Chancen auf Erlangung der Lebensfähigkeit der verbleibenden Feten zu steigern und die Risiken für die Mutter zu senken. Nach Meinung der Bundesärztekammer gibt es für das Handeln in einer derartigen Situation keine allgemeingültige ethische Rechtfertigung, hier müssten alle Betroffenen nach bestem Wissen und Gewissen entscheiden. Die Entscheidung habe sich am Grundsatz zu orientieren, das rettbare Leben dem unrettbaren vorzuziehen, und diese Entscheidung sollte im gemeinsamen Gespräch gefunden werden. Es ist unzulässig, mehr Feten abzutöten, als zur indikationsbegründenden Gefahrenabwendung zwingend erforderlich ist, es darf also keine „Wunschreduktion" (z.B. von Zwillingen auf einen Einling) stattfinden.

Dem Fetozid hat eine ausführliche Beratung nach dem Schwangerschaftskonfliktgesetz vorherzugehen. Auch muss die Indikation zum Fetozid durch einen anderen als den durchführenden Arzt erfolgen. Bei der Durchführung des Fetozids wird dem ausgewählten Fetus nach Schmerzmedikation Kaliumchlorid in die Herzkammer gespritzt, was zum schnellen Herzstillstand führt. Im Falle einer Mehrlingsschwangerschaft verbleibt dieser abgetötete Fetus bis zur Geburt in der Gebärmutter, sollte er nicht zuvor vom Körper der Schwangeren resorbiert worden sein.

Trauerarbeit bei Fetozid

Die psychischen Folgen des Fetozids für die Mutter, den Vater und die später geborenen verbleibenden Kinder sind noch nicht ganz geklärt. Aufgrund des psychischen Stresses und der Angst während des Eingriffs, der Trauer über den Tod und möglichen Schuldgefühlen gegenüber den getöteten Kindern ist die Vorhaltung einer intensiven psychosozialen Begleitung unumgänglich. Insbesondere muss den werdenden Eltern eine Trauerarbeit gewährleistet werden, da sie sich in der Regel ja von einem Wunschkind verabschieden müssen. Auch nach der Geburt sollte eine psychosoziale Beratung verfügbar sein.

Die den Fetozid durchführenden Mediziner kritisieren insbesondere, dass sie die düsteren Schattenseiten der Reproduktionsmedizin „beseitigen" sollen. Während es dem Reproduktionsmediziner auf eine möglichst hohe Schwangerschaftsrate ankäme, und diese durch Übertragung von mehr Embryonen (in Deutschland bis zu 3) ansteigt, würden sie den Fetozid als potenzielle „Therapieoption" bei der Mehrlingsschwangerschaft von vornherein mit in Kauf nehmen. Aus Sicht der Pränatalmediziner ist diese scharfe Kritik verstehbar, da sie beim Fetozid ein Kind abtöten müssen, das gesund und prinzipiell lebensfähig ist (anders als bei anderen Schwangerschaftsabbrüchen). Auf der anderen Seite muss auch gesehen werden, dass die Reproduktionsmedizin sich seit Jahren bemüht, die Zahl der Mehrlingsschwangerschaften zu verringern, indem möglichst nicht drei Embryonen in die Gebärmutter transferiert werden.

Eine englische Studie zeigte zudem, dass der Transfer von drei Embryonen im Vergleich zu zwei Embryonen keine erhöhte Schwangerschaftschance erbringt, sondern nur mehr Risiken, so dass der Transfer von drei oder mehr Embryonen in jedem Alter der Frau vermieden werden sollte (Lawlor/Nelson 2012).

Einen Ausweg aus diesem Dilemma bietet der elektive Single-Embryo-Transfer (eSET), wie er beispielsweise in Schweden praktiziert wird. Hierbei wird nur die am besten entwickelte Blastozyste zurücktransferiert, die dann resultierenden Mehrlingsraten entsprechen nahezu den Mehrlingsraten nach Spontankonzeption. Die Einführung des eSET in Deutschland würde eine vorherige Änderung des Embryonenschutzgesetzes erforderlich machen.

5.3 Menschen „zweiter Klasse"?

genetisches Präimplantationsscreening

Ein weiteres Argument gegenüber dem Einsatz gendiagnostischer Verfahren in der Reproduktionsmedizin betrifft weniger die PID als das genetische Präimplantationsscreening. Insbesondere Verbände von Behinderten befürchten, dass mit vermehrtem Einsatz dieser Verfahren die gesellschaftliche Anerkennung (oder zumindest Duldung) von Menschen mit Behinderung oder vererbter chronischer Erkrankung auf Dauer (weiter) abnehmen wird. Verwiesen wird hierbei auf die Erfahrungen mit der Pränataldiagnostik, also der Untersuchung des menschlichen Fetus im Mutterleib: Von zehn Frauen, bei deren Schwangerschaft eine Trisomie 21 („Down-Syndrom") festgestellt wird, entscheiden sich inzwischen neun für einen Schwangerschaftsabbruch, auch wenn das Kind ein Wunschkind gewesen war. Mehr als zwei Drittel der Frauen über 35 Jahren lassen inzwischen die Pränataldiagnostik durchführen. Mit der Einführung von Screeningverfahren am Embryo, die eine Vielzahl vererbbarer Risikofaktoren potenziell aufspüren können, würden eine Vielzahl von Embryonen „verworfen" werden, um die Entstehung von möglicherweise „erbkranken" Menschen zu verhindern.

Ein US-amerikanisches Institut bietet z.B. auf seiner Website allein für über 200 monogene Erbkrankheiten ein Embryo-Screening an.

Der mit der „Glasknochenkrankheit" lebende Schriftsteller und Schauspieler Peter Radtke, Mitglied im Deutschen Ethikrat, glaubt, nach Einführung der PID würde er heutzutage nicht mehr auf die Welt gekommen sein. Zudem zeigen die neueren Erkenntnisse in der Humangenetik, dass die Gesetze der Vererbungslehre nur begrenzt beim Menschen gültig sind (Stichwort: Genomisches Imprinting). In einem Zeitungsinterview gab James Watson, der zusammen mit Francis Crick die Desoxyribonukleinsäure (DNS; Trägerin der Erbinformation) entschlüsselte, auf die Frage „Sehen Sie Bedarf für Restriktionen bei der Genforschung?" die Antwort:

„Nein. Ich bin da sehr liberal. Wenn jemand eines Tages entdecken sollte, dass wir ein Gen hinzufügen können, um Kinder intelligenter oder schöner oder gesünder zu machen, dann sehe ich keinen Grund, das nicht zu tun. […] Manche Leute sagen, das würde die Reichen begünstigen, aber das ist ja nicht neu. Die Reichen kaufen sich immer die neuen Technologien, bevor die anderen Leute das auch tun." (zit. n. Wischmann 2006a, 194)

„Designer-Baby"

Die Befürworter des genetischen Screenings weisen darauf hin, dass es in der inzwischen 20-jährigen Erfahrung mit diesen Verfahren es bisher zu keiner breiten missbräuchlichen Entwicklung gekommen ist und sich auch kaum Eltern ohne Vorliegen von genetischen Risikofaktoren einer aufwendigen IVF-Behandlung unterziehen würden, nur um ein „Designer-Baby" zu bekommen. Zudem hätten potenzielle Eltern – neben der „reproduktiven Autonomie" – auch eine Verpflichtung, den Kindern die besten Startchancen zu ermöglichen, wozu auch das Freisein von erbbedingten Erkrankungen gehöre. Ein genetisches Präimplantationsscreening, also die routinemäßige Anwendung einer PID ohne Verdachtsindikation, ist in Deutschland nicht erlaubt.

5.4 Gametenspende und Kommerzialisierung

Motive von Eizellspenden

Insbesondere bei der Eizellspende wird von Kritikern der Reproduktionsmedizin auf die Gefahr der Kommerzialisierung hingewiesen. Zwar werben alle europäischen Zentren, die dieses Verfahren anbieten, damit, dass die Spenderinnen nur aus altruistischen Motiven ihre Eizellen spenden möchten (um also die Not des Kinderwunschpaares zu beheben). Tatsächlich ist es aber in vielen Fällen so, dass die finanziellen Anreize doch sehr viel höher sind, als offiziell verlautbart.

In den USA wird an Elite-Universitäten bei jungen Studentinnen für eine ergiebige Eizellspende sogar mit „Entschädigungen" von bis zu 100.000,– US-Dollar geworben. Inwieweit diese finanziellen Anreize eine die Vor- und Nachteile der Spende sorgfältig abwägende Entscheidung der potenziellen Spenderin ermöglichen, ist fraglich.

Der Fall GlobalART

Berüchtigt ist der Fall von rumänischen Eizellspenderinnen, die für umgerechnet 100,– bis 250,– US-Dollar pro Spende ihre Eizellen an ein Institut in Bukarest „spendeten". Dort wurden die Eizellen dann mit vorher per Post zugeschickten Samen u.a. von britischen Männern befruchtet, die Embryonen dann eingefroren und nach Großbritannien an die „Auftraggeber" per Post zurückgeschickt. Die medizinische Nachbetreuung der Spenderinnen war nicht vorhanden, obwohl sowohl die hormonelle Stimulation als auch die Entnahme von Eizellen mit medizinischen Risiken verbunden sind. Es kann zu einer ovariellen Hyperstimulation kommen, die im schlimmsten Fall lebensbedrohlich ist und dann eine stationäre Behandlung erforderlich macht. Die Abpunktion der Eizellen ist mit dem Risiko von Organverletzungen oder aufsteigenden genitalen Entzündungen versehen, welche wiederum im schlimmsten Fall die eigene Fruchtbarkeit beeinträchtigen können. Als die rumänischen Behörden im Frühjahr 2005 die Räume von GlobalART durchsuchten, waren Patientendateien und Laboreinrichtungen verschwunden (Darstellung nach Schindele 2007).

„egg-sharing"

Am 1. April 2006 trat die europäische Geweberichtlinie in Kraft, die die meisten einzelnen Mitgliedsstaaten in nationales Recht umwandelten, so dass der Versand von Keimzellen inzwischen weitgehend unterbunden worden ist. Um eine Kommerzialisierung der Eizellspende einzudämmen, wäre z.B. eine von der behandelnden Klinik unabhängige Beratung und Aufklärung der potenziellen Spenderin sinnvoll und notwendig (Thorn et al. 2012). Auch die in Großbritannien praktizierte Variante des „egg-sharing" verhindert nicht die Kommerzialisierung. Hier können Frauen, die sich einer reproduktionsmedizinischen Behandlung unterziehen, nach Erfüllung ihres Kinderwunsches verbleibende kryokonservierte Eizellen anderen Frauen in assistierter Reproduktion „spenden". Sie erhalten dafür eine finanzielle Vergünstigung ihrer Behandlung. Dieses Modell kann natürlich dazu verführen, sich einer stärkeren hormonellen Stimulation zu unterziehen, um möglichst viele Eizellen gewinnen zu können, mit den bekannten Risiken und Nebenwirkungen.

anonyme oder identifizierbare Samenspende

Die Frage der Kommerzialisierung stellt sich allerdings nicht erst bei der Eizellspende, sondern auch bei der Samenspende. Der Spender bekommt in Deutschland pro Samenspende etwa 50,- bis 75,- Euro, und er kann bis zu zweimal im Monat Spendersamen abgeben, so dass der zusätzliche Jahresverdienst etwa 1.000,- bis 1.500,- Euro beträgt. Interessant wird es allerdings, wenn der Spender die Einwilligung zur Identifizierbarkeit gibt. Das bedeutet, dass nicht nur die Samenbank seine Identität kennt (wie bei der üblichen „anonymen" Samenspende), sondern auf Verlangen auch die sog. Wunscheltern. Da diese „Öffentlichkeit" des Spenders mit einer erheblich größeren Hemmschwelle verbunden ist, wird diese Form der Samenspende deutlich großzügiger honoriert, mit bis zu 1.000,- Euro pro Spende. Kommerzialisierung tritt hier an dieser Stelle auf den Plan, da der Betreiber der Samenbank auch ein ökonomisches Interesse hat: Wird er dem potenziellen Spender zu einer identifizierbaren Spende raten – was aus psychosozialer Sicht die eindeutig bessere Variante ist – oder zu einer für ihn deutlich kostengünstigeren „anonymen“ Spende?

5.5 Reproduktionsmedizin und Religionen

Die Haltung der verschiedenen Kirchen zu den Verfahren der assistierten Reproduktion ist sehr unterschiedlich. Im Folgenden wird eine kurze Übersicht gegeben.

Katholizismus: Der Katholizismus verurteilt alle Verfahren der Reproduktionsmedizin. Hauptargument ist dabei, dass diese Verfahren die Zeugung von der Vereinigung der Eheleute entkoppeln. Nach Meinung des Papstes Benedikt XVI. sei die Ehe der einzig würdige Ort der Zeugung. Das Geschöpf (der Mensch) dürfe selber nicht Schöpfer (Gott) spielen, und die reproduktionsmedizinischen Verfahren seien eine Art von Arroganz des Menschen. Auch die Gefahr von „verworfenen“ überflüssigen Embryonen im Rahmen einer IVF-Behandlung wird von der katholischen Kirche kritisiert, da damit das Lebensrecht des Embryos missachtet würde. Insbesondere die Behandlung mit Gametenspende wird von der katholischen Kirche als zutiefst unmoralisch bewertet. Dadurch würden die Eheleute um ihr Recht betrogen werden, eine Mutter und ein Vater nur miteinander zu werden.

Protestantismus: Der liberale Protestantismus duldet die Reproduktionsmedizin, rät aber von extrakorporaler Befruchtung ab. Im Gegensatz zum Katholizismus wird der frühe Embryo als menschliches Leben („human life“) angesehen, der aber noch kein menschliches Sein („human being“) sei (im Gegensatz zum voll entwickelten Embryo).

Islam: Im Islam sind alle reproduktionsmedizinischen Techniken gestattet, die nichts mit Gametenspende (im Sinne eines Ehebruchs) oder Leihmutterschaft zu tun haben, und solange die Partner miteinander verheiratet sind. Die Ablehnung der Gametenspende wird allerdings in den verschiedenen islamischen Richtungen unterschiedlich diskutiert.

Judentum: Im Judentum sind alle Verfahren der assistierten Reproduktion erlaubt, einschließlich Leihmutterschaft und „social egg freezing“ (s. Kap. 11). Die Ehepartner haben ein Recht auf Kinder, Kinder bilden die Vervollkommnung einer Partnerschaft, die menschliche Fortpflanzung wird teilweise sogar als sittlich-religiöse Pflicht angesehen.

5.6 Unkonventionelle Familienbildung

lesbische und alleinstehende Frauen

Die Richt- und Leitlinien der Reproduktionsmedizin gehen in der Regel vom Kinderwunsch eines gemischtgeschlechtlichen Paares aus. In den letzten Jahren nehmen allerdings zunehmend homosexuelle bzw. lesbische Paare, aber auch alleinstehende Frauen die Dienste der assistierten Reproduktion in Anspruch. Da in Deutschland die Leihmutterschaft verboten ist, betrifft dies hier lesbische Paare und alleinstehende Frauen. Einige Samenbanken in Deutschland bewerben explizit diese Zielgruppen und haben ihre Prospekte auch vom Bildmaterial entsprechend angeglichen. Während bei heterosexuellen Paaren bei der Samenspende die (angegebenen) phänotypischen Merkmale des Mannes nach Möglichkeit berücksichtigt werden, werden lesbische bzw. alleinstehende Frauen nach entsprechenden Wünschen bezüglich dieser Merkmale befragt. Die alleinstehenden Frauen müssen eine sog. „Garantieperson“ mitbringen, die sich zu einer Unterhaltszahlung verpflichtet. Dagegen unterschreiben bei lesbischen Paaren beide Partnerinnen den Behandlungsvertrag und verpflichten sich dazu, nach der Geburt das gemeinsame Kind zu adoptieren. Dies ist daher wichtig, damit die Co-Mutter auch vor dem Gesetz zur Mutter des Kindes wird.

Nach den Richtlinien der Bundesärztekammer von 2006 ist eine donogene Insemination zurzeit bei Frauen ausgeschlossen, die in keiner Partnerschaft oder in einer gleichgeschlechtlichen Partnerschaft leben. Sie wird aber trotzdem von einigen Ärzten auf Selbstzahlerbasis durchgeführt.

5.7 Zusammenfassung

Die Verfahren der Reproduktionsmedizin werden auch mehr als 30 Jahre nach Louise Brown aus ethischer Sicht kritisch diskutiert. Insbesondere die katholische Kirche hält an ihrer strikt ablehnenden Haltung fest. Ob dies im Sinne derjenigen ihrer Anhänger ist, die ohne Reproduktionsmedizin nicht zu einem gewünschten Kind kommen können, sei dahingestellt. Eine grenzenlose Ausweitung der rechtlichen Beschränkungen im Sinne des „reproductive freedom“ muss allerdings auch sehr kritisch gesehen werden. Angebote wie „family balancing“ werden überwiegend zum Nachteil des weiblichen Geschlechts genutzt und sind daher zu Recht in Deutschland verboten. Gleiches gilt für die Eizellspende und die Leihmutterschaft, wo meist nicht von einem „informed consent“ ausgegangen werden kann. Die Eizellspenderin wird nämlich meist nicht unabhängig von der Klinik aufgeklärt, welche die medizinische Behandlung durchführt. Zudem ist die Gefahr der Kommerzialisierung nicht gebannt. Der Fetozid bei höhergradigen Mehrlingsschwangerschaften ist das wohl düsterste Kapitel der Reproduktionsmedizin. Dessen Prävention ist mit der Einführung des elektiven Single-Embryo-Transfers möglich, für das allerdings in Deutschland das Embryonenschutzgesetz geändert werden müsste. Die ärztlichen Richtlinien sollten in Bezug auf unkonventionelle Familienbildung verändert werden, um auch gleichgeschlechtlichen Partnerschaften den Kinderwunsch zu ermöglichen.

5.8 Fragen zum Kapitel

Überprüfen Sie Ihr Wissen!

1 Was wird unter „family balancing" verstanden?

2 Was ist der Unterschied zwischen einer Präimplantationsdiagnostik und einem Präimplantationsscreening?

3 Welche Risiken birgt eine Eizellspende?

4 Wie stehen die verschiedenen Kirchen zu den reproduktionsmedizinischen Verfahren?

Fränznick, M., Wieners, K. (2000): Ungewollte Kinderlosigkeit. Psychosoziale Folgen, Bewältigungsversuche und die Dominanz der Medizin. Juventa, Weinheim/München

Riewenherm, S. (2001): Die Wunschgeneration. Basiswissen zur Fortpflanzungsmedizin. Orlanda Frauenverlag GmbH, Berlin

Streib-Brzic, U. (2007): Das lesbisch-schwule Babybuch: Ein Ratgeber zu Kinderwunsch und Elternschaft. Querverlag, Berlin

6 Rechtliche Voraussetzungen

6.1 Deutschland

Gesetzlich ist die Reproduktionsmedizin in Deutschland durch das Embryonenschutzgesetz (ESchG) seit 1991 geregelt (letzte Novellierung: 2011). **Embryo** im Sinne dieses Gesetzes ist nach § 8 bereits die befruchtete, entwicklungsfähige Eizelle, die damit besonders geschützt ist. Als entwicklungsfähig gilt eine Eizelle nach dem ESchG innerhalb von 24 Stunden nach der Kernverschmelzung, vorher wird sie **Prä-Embryo** oder **Eizelle im Pronukleus-(Vorkern-)Stadium** genannt. Unter Strafe gestellt wird durch das ESchG die missbräuchliche Anwendung von Fortpflanzungstechniken:

ESchG

- wenn eine fremde unbefruchtete Eizelle übertragen wird (daher ist eine Eizellspende in Deutschland nicht erlaubt, während die Auslegung für eine Embryonenspende umstritten ist),
- eine Befruchtung zu einem anderen Zweck als zur Schwangerschaft vorgenommen wird,
- innerhalb eines Zyklus mehr als drei Embryonen übertragen werden („Dreier-Regel"),
- durch intratubaren Gametentransfer mehr als drei Eizellen befruchtet werden
- oder der Embryo vor der Einnistung aus der Gebärmutter entnommen wird.

Auch die künstliche Befruchtung einer Leihmutter oder die künstliche Übertragung eines Embryos auf eine Leihmutter ist strafbar. Weiterhin steht unter Strafe die künstliche Befruchtung einer Eizelle mit einer Samenzelle, die nach ihrem Geschlechtschromosom ausgewählt worden ist (außer zur Vermeidung einer Muskeldystrophie oder einer ähnlich schwerwiegenden Erbkrankheit). Auch die eigenmächtige Befruchtung oder Übertragung oder künstliche Befruchtung nach dem Tode wird bestraft.

Unter Strafe stehen auch die künstliche Veränderung der Erbinformation menschlicher Keimbahnzellen, das Klonen und das Vermengen von Erbinformationen verschiedener Eizellen, die zur Chimären- oder Hybridbildung führt.

PID-Anwendung

Ergänzt wurde das ESchG im November 2011 durch eine Verordnungsermächtigung bezüglich der Präimplantationsdiagnostik (PID), die nach einem vorher ergangenen Urteil des Bundesverfassungsgerichtes doch als mit dem ESchG vereinbar angesehen wird. Die PID darf allerdings nur zum Zweck der Verhinderung schwerwiegender Erbkrankheiten bzw. zur Verhinderung von Fehl- bzw. Totgeburten aufgrund schwerwiegender Schädigung des Embryos angewendet werden. Auch die Durchführungsbestimmungen zur PID sind dort beschrieben: Aufklärung und Beratung zu den medizinischen, psychischen und sozialen Folgen der PID, vorherige zustimmende Bewertung einer interdisziplinär zusammengesetzten Ethikkommission sowie Durchführung der PID nur an bestimmten dafür zugelassenen Zentren.

eSET-Anwendung

In den inzwischen mehr als 20 Jahren des Bestehens des ESchG hat es immer wieder Versuche gegeben, dies als fortschrittshemmend und gegen die Interessen der Paare mit Kinderwunsch gerichtet zu bewerten, es abzuschaffen und als neues Gesetz ein Fortpflanzungsmedizingesetz zu errichten. Konsensfähig unter den meisten medizinischen und psychosozialen Fachkräften ist es sicherlich, dass der elektive Single-Embryo-Transfer (eSET) auch in Deutschland möglich sein sollte (s. Kap. 4.4.2). Mittels dieses Verfahrens lassen sich – bei nahezu gleichbleibender kumulativer Schwangerschaftsrate – die Mehrlingsrisiken drastisch reduzieren. Eine Selektion von Embryonen ist allerdings mit dem ESchG nicht vereinbar.

Eizell- vs. Samenspende

Andere Verfahren der assistierten Reproduktion, wie z.B. die Samenspende, bedürfen klarerer gesetzlicher bzw. rechtlicher Regelungen. Kaum konsensfähig ist die Forderung, die Behandlung mittels Eizellspende in Deutschland zu legalisieren. Einer Gleichsetzung der Eizellspende mit der Samenspende kann sich hier allein schon aus dem Grund nicht angeschlossen werden, da für eine Eizellspende immer ein operativer Eingriff erforderlich ist, mit allen damit verbundenen Risiken für die Frau. Eine Samenspende hingegen ist für den Mann nicht mit einem medizinischen Eingriff und damit nicht mit körperlichen Risiken verbunden. Zudem sind nach den bisherigen Erfahrungen in Europa und in den USA die Gefahren der Kommerzialisierung der Eizellspende und die Frage nach Identifizierbarkeit der Spenderin für das spätere Kind zum größten Teil völlig unzufriedenstellend gelöst (Thorn et al. 2012, s.a. Kap. 10.5).

SGB V: Kostenübernahme

Im Fünften Buch des Sozialgesetzbuchs (SGB V, zuletzt geändert 24. März 2011) ist der aktuelle Stand der Voraussetzungen der Kostenübernahme für eine assistierte Reproduktion (z.B. Familienstand, Altersgrenzen) der entsprechenden ärztlichen Maßnahmen sowie die Einzelheiten der Kostenübernahme durch die gesetzlichen Krankenkassen festgelegt (im Detail s. Kap. 4.3.4). Während in Deutschland die Maßnahmen der assistierten Reproduktion in den meisten Bundesländern eine 50%ige Selbstbeteiligung der Paare erfordert, sind es in Österreich 30%, da der Staat dort einen Teil der Finanzierung übernimmt. In der Schweiz hingegen muss das Paar die Behandlung komplett selber bezahlen. Die Umsetzung dieser gesetzlichen Vorschriften erfolgte durch den gemeinsamen Bundesausschuss der Ärzte und Krankenkassen in den Richtlinien über ärztliche Maßnahmen zur künstlichen Befruchtung („Richtlinien über künstliche Befruchtung“, Bundesausschuss der Ärzte und Krankenkassen 2011).

TPG und „Kindschaftsrechtsverbesserungsgesetz"

Zwei weitere Gesetze, die im Zusammenhang mit der assistierten Reproduktion bedeutsam sind, sind das Gesetz über die „Spende, Entnahme und Übertragung von Organen und Geweben“ (Transplantationsgesetz – TPG) in der Fassung von 2007 und das „Kindschaftsrechtsverbesserungsgesetz“ aus dem Jahr 2002. Ersteres Gesetz schreibt vor, dass alle Unterlagen im Zusammenhang mit menschlichem Gewebe mindestens 30 Jahre lang aufzubewahren sind (sowie auch Unterlagen im Zusammenhang mit Strahlentherapien), also deutlich mehr als die in der Medizin üblicherweise geltenden Fristen von 10 bis 15 Jahren. Das zweite Gesetz stellt klar, dass die Vaterschaft von Kindern nach Spendersamenbehandlung nur noch durch das Kind selbst (bei Erreichen der Volljährigkeit), nicht aber mehr durch ein Elternteil angefochten werden kann. Beide Gesetze sorgen für eine gewisse Rechtssicherheit für Kinder bzw. Erwachsene nach donogener Insemination, dafür dass eine anonyme Spendersamenbehandlung in Deutschland nicht erlaubt ist (s. Tab. 6.1) und von daher als Erwachsener auf die Daten des damaligen Samenspenders zurückgegriffen werden kann – zumindest theoretisch.

Die gesetzlichen Vorgaben werden in Deutschland noch durch ärztliche Richtlinien ergänzt. Die Bundesärztekammer hat in ihrer (Muster-)Richtlinie zur Durchführung der assistierten Reproduktion (Novelle 2006) Vorgaben formuliert bezüglich Information, Aufklärung, Beratung und Einwilligung. Die Richtlinie der Bundesärztekammer hat allerdings nur in den Bundesländern eine bindende Wirkung, in denen sie von den Landesärztekammern übernommen worden ist.

Medizinische und psychosoziale Aspekte in der (Muster-)Richtlinie zur Durchführung der assistierten Reproduktion der Bundesärztekammer (2006)

In der (Muster-)Richtlinie zur Durchführung der assistierten Peproduktion wird von der Bundesärztekammer dezidiert aufgeführt, in welcher Form und zu welchen Inhalten das Paar vor der Behandlung aufgeklärt werden sollte. Bei den medizinischen Aspekten werden folgende Punkte genannt:

- Ablauf des jeweiligen Verfahrens
- Erfolgsrate des jeweiligen Verfahrens
- Möglichkeit einer behandlungsunabhängigen Schwangerschaft
- Zystenbildung nach Stimulationsbehandlung
- Überstimulationsreaktionen
- Nebenwirkungen von Medikamenten
- operative Komplikationen bei Follikelpunktionen
- Festlegung der Höchstzahl der zu transferierenden Embryonen
- Kryokonservierung für den Fall, dass Embryonen aus unvorhergesehenem Grund nicht transferiert werden können
- Abortrate in Abhängigkeit vom Alter der Frau
- Eileiterschwangerschaft
- durch die Stimulation bedingte erhöhte Mehrlingsrate und den damit verbundenen mütterlichen und kindlichen Risiken (u.a. mit Folge der Frühgeburtlichkeit)
- möglicherweise erhöhtes Risiko von Auffälligkeiten bei Kindern, insbesondere nach Anwendung der ICSI-Methode
- mögliche Risiken bei neuen Verfahren, deren endgültige Risikoeinschätzung nicht geklärt ist (Bundesärztekammer 2006, 1395f)

Einen hohen Stellenwert hat in dieser Richtlinie auch die Thematisierung der psychosozialen Aspekte:

- psychische Belastung unter der Therapie (der psychische Stress kann belastender erlebt werden als die medizinischen Schritte der Behandlung)
- mögliche Auswirkung auf die Paarbeziehung
- mögliche Auswirkung auf die Sexualität
- mögliche depressive Reaktion bei Misserfolg
- mögliche Steigerung des Leidensdrucks der Kinderlosigkeit bei erfolgloser Behandlung
- Alternativen (Adoption, Pflegekind, Verzicht auf Therapie)
- mögliche psychosoziale Belastungen bei Mehrlingen (Bundesärztekammer 2006, 1396)

Umsetzung psychosozialer Aspekte

In dieser Richtlinie (s. Kasten) wird ein hochprofessioneller psychosozialer bzw. psychosomatischer Ansatz in der Kinderwunschbehandlung propagiert, dessen Umsetzung allerdings bisher nur rudimentär geschehen ist. So kritisieren Thorn und Wischmann (2008a), dass die psychosoziale Betreuung nicht allein nur durch den behandelnden Reproduktionsmediziner und nicht nur auf der

Basis einer Qualifikation in „psychosomatischer Grundversorgung" zu leisten ist. Eine Studie (Stöbel-Richter et al. 2011) zeigte zudem, dass diese Richtlinie bisher tatsächlich praktisch kaum umgesetzt wird (s. Kap. 10.2). Dementsprechend fordern auch Revermann und Hüsing in ihrem Arbeitsbericht an die Deutsche Bundesregierung:

„Die Umsetzung der ‚BÄK-Richtlinie' (Bundesärztekammer) sollte auch bezüglich der psychosozialen Aspekte in der Praxis tatsächlich in jedem reproduktionsmedizinischen Zentrum gewährleistet sein." (Revermann/Hüsing 2011, 16)

Für Patientinnen und Patienten der gesetzlichen Krankenversicherung treffen zusätzlich die „Richtlinien des Bundesausschusses der Ärzte und Krankenkassen über Maßnahmen zur künstlichen Befruchtung" („Richtlinien über künstliche Befruchtung") zu (letzte Änderung 21.07.2011). In diesen Richtlinien ist der aktuelle Stand der Umsetzung des Fünften Buches des SGB dargelegt, wie sie die gesetzlichen Krankenkassen praktizieren und in denen die medizinischen Einzelheiten wie Art der medizinischen Maßnahme (z.B. IVF, ICSI) und deren Umfang (z.B. Maximalzyklen, Erfolgskriterien) zu den oben genannten Voraussetzungen durch das Fünfte Buch des SGB spezifiziert worden sind (im Detail s. Kap. 4.3.4). Bezüglich des ESchG konstatieren Revermann und Hüsing in ihrem bereits erwähnten Bericht:

„Andererseits ist das Recht der Reproduktionsmedizin wegen verschiedener Unklarheiten bzw. Bestimmungsmängeln im Embryonenschutzgesetz (ESchG) durch eine zum Teil erhebliche Rechtsunsicherheit bezüglich verschiedener neuerer Techniken der Reproduktionsmedizin geprägt. Die Behebung der Unklarheiten erscheint notwendig, damit der ‚state of the art' der fachärztlichen Standards der Reproduktionsmedizin auch zukünftig gewahrt werden kann." (Revermann/Hüsing 2011, 14)

Inwieweit ein eigenständiges Fortpflanzungsmedizingesetz, wie es z.B. in Österreich und in der Schweiz gültig ist, und in dem die bisherigen Regelungen in Deutschland zusammengefasst bzw. das den neuesten Entwicklungen in der Reproduktionsmedizin angepasst ist, diese Rechtsunsicherheiten lösen kann, wird von den Autoren in ihrem Bericht kritisch reflektiert und diskutiert.

6.2 Europa

Wenn im Folgenden die reproduktionsmedizinischen Angebote in den einzelnen europäischen Ländern aufgelistet sind, soll dies keinesfalls als Anreiz oder gar Aufforderung zum „reproduktiven Reisen" verstanden werden. Mindeststandards der Versorgung von Paaren mit unerfülltem Kinderwunsch beinhalten u. a.

Tab. 6.1: Gesetzliche Regelungen in Europa (aus www.eshre.eu, „Interactive legal map" Februar 2012)

	Präimplantations-diagnostik	Embryonenkryo-konservierung	Samenspende (anonym)	Samenspende (bekannt)	Eizellspende (anonym)	Eizellspende (bekannt)	Embryonen-spende	„Single Embryotransfer"	Leihmutterschaft	Alleinstehende Frauen	Anzahl Embryonen/ Transfer
Belgien	✓	✓	✓	✓	✓	✓	✓	✓	NR	?	1 (abhängig von Alter und Zykluszahl)
Bulgarien	✓	✓	✓	✗	✓	✓[6]	NR	✓	✗	✓	Bis zu 5 (abhängig von Alter und Vorgeschichte)
Dänemark	✓	✓	✓	✗	✓	✗	✗	✓	✗	?	2 (1 bei <37 J. und 1. oder 2. Zyklus)
Deutschland	✓	✗[2]	✗	✓	✗	✗	✗	✓[8]	✗	?	Max. 3
Finnland	✓	✓	✗[4]	✓	✗	✓	✓	✓	✗	?	NR
Frankreich	✓	✓	✓	✗	✓	✗	✓	NR	✗	✗	NR
Griechenland	✓	✓	✓	✗	✓	✗	✓	NR	✓	?	NR (max. 3 üblich)
Großbritannien	✓	✓	✗[4]	✓	✗	✓	✓	✓	✓	✓	2 bei <40 J., sonst max.3
Irland	NR	✓	✓	NR	✓	NR	NR	✓	?	?	NR
Israel	✓	✓	✓	✗	✓	✗	✓	✓	✓	?	2 (max. 3)
Italien	✗	✗	✗	✗	✗	✗	✗	✓	✗	✗	Bis zu 3
Kroatien	NR	✓	✓	NR	NR	NR	NR	✓[9]	NR	NR	NR
Lettland	✓	✓	✓	?	✓	?	?	?	?	?	?
Litauen	✓	✓	?	?	?	?	?	?	?	?	?
Niederlande	✓	✓	✗	✓	✗	✓	✓	✓	✓	?	2
Norwegen	✓	✓	✗	✓	✗	✗	✗	NR	✗	?	NR (1 bei <38 J. im 1./2. Versuch)
Österreich	✗[1]	✓	✗[3]	✓	✗	✗	✗		✗	?	NR (meist 1 oder 2)
Polen	NR	NR	NR	NR	NR	NR	NR	NR	NR	NR[11]	NR (2 bei <35 J., 2 oder 3 bei Älteren)
Portugal	✓	✓	✓	✗	✓	✗	✓	NR	✗	?	NR (Vorgabe, Mehrlings-schwangerschaften zu vermeiden)
Rumänien	✓	✓	?	?	✓	?	?	?	?	?	?
Russland	✓	✓	✓	NR	✓	?	✓	✓		?	NR
Schweden	✓	✓	✗	✓	✗	✓	✗	✓	✗	✗	1 (oder 2 bei geringem Zwillingsrisiko)
Schweiz	✗[1]	✗	✗	✓	✗	✗	✗	✓	✗	?	Max. 3
Serbien	NR	✓	✓	NR	✓	NR	✓	NR	✗	?	4
Slowakei	NR	NR	✓	NR	NR	✓	NR	NR	?	?	3
Slowenien	✓	✓	✓	✗	✓	✗	✗	✓	✗	?	Max. 3
Spanien	✓	✓	✓	✗	✓	✗	✓	NR	✗	?	Max. 3
Tschechien	✓	✓	✓	✗	✓	✗	✓	✓	NR	?	NR (max. 3 praktiziert)
Türkei	✓	✓	✗	✗	✗	✗	✗	✓	✗	?	Max. 3
Ukraine	✓	✓	✓	✓	✓	✓	✓	✓	✓	?	NR (1–2 empfohlen, max. 3)
Ungarn	✓	✓	✓	✗	✓[5]	✓[6]	✓	✓	✗[10]	?	3 (4 bei >35 J.)

✓ = erlaubt
✗ = verboten
NR = nicht reguliert
✗[1] = Nur Polkörperbiopsien gestattet
✗[2] = Nur Notfallkonservierung, Prä-Embryonen-Kryokonservierung erlaubt und durchgeführt
✗[3] = Erlaubt für Insemination.
✗[4] = Recht des Kindes mit 18 Jahren auf Wissen um Samenspenderidentität
✓[5] = Erlaubt, aber nicht praktiziert; keine Entschädigung
✓[6] = Nur erlaubt, wenn Eizellspenderin eine Verwandte ist
✓[7] = Embryonenspenderinnen müssen unter 35 Jahren sein
✓[8] = Embryonenselektion nicht erlaubt
✓[9] = Befruchtung von max. 3 Embryonen pro Zyklus erlaubt
✗[10] = Favorisierter Vorschlag von 1997, aber noch nicht in Kraft getreten
NR[11] = Nur für verheiratete Paare empfohlen

die Forderung, die verschiedenen reproduktiven Verfahren möglichst in allen Ländern zur Verfügung zu stellen, um so „reproduktives Reisen“ letztlich überflüssig zu machen (Thorn et al. 2012). Werden bestimmte Mindeststandards nicht eingehalten (wie z.B. klare Aussagen zu den Lebendgeburtenraten pro initiiertem Behandlungszyklus der ART oder Ausschluss der Kommerzialisierung bei Gametenspende), wird von einer Behandlungsaufnahme im Ausland explizit abgeraten.

unterschiedliche Regelungen

Die Tabelle 6.1 zeigt auf, wie in europäischen Ländern (es sind nicht alle Länder Europas aufgeführt) die Regelungen zu den einzelnen reproduktionsmedizinischen Verfahren aussehen. Dieser Tabelle ist zu entnehmen, dass die gesetzlichen Regelungen in Europa nicht nur unterschiedlich liberal ausfallen, sondern dass in einigen Staaten in Bezug auf bestimmte Techniken der assistierten Reproduktion kein Regelungsbedarf gesehen wird. Während in Italien seit 2004 eines der strengsten Gesetze weltweit in Kraft ist (und dort im Gegensatz zu Deutschland auch die Samenspende verboten ist), dürften Belgien und die Ukraine die liberalsten Gesetzgebungen bezüglich der ART haben. Die letztgenannten Länder unterscheiden sich allerdings in den Richtlinien zur Zahl zu transferierender Embryonen. Während in Belgien – wie auch in den skandinavischen Ländern – der elektive Single-Embryo-Transfer propagiert wird (und auch vonseiten der Krankenkassen besonders honoriert wird), sehen die meisten osteuropäischen Länder von solchen Restriktionen (noch) ab. Dies führt auch zu erheblich unterschiedlichen Raten an Mehrlingsgeburten zwischen den Ländern. Im Jahr 2007 lag die Mehrlingsgeburtenrate nach IVF bzw. ICSI (ohne Kryotransfers) in Griechenland bei 26,5% (25,7% Zwillinge, 0,8% Drillinge) und in der Türkei sogar bei 37% (32,9% Zwillinge, 4,1% Drillinge). Die Zahlen in Schweden zum Vergleich: 4,6% Zwillinge und 0,1% Drillinge (alle Angaben aus de Mouzon et al. 2012).

Einschränkend muss bei diesen Zahlen allerdings darauf hingewiesen werden, dass die Anzahl der Kliniken, die die Behandlungszyklen und Geburten an das zentrale Register der ESHRE meldeten, unterschiedlich hoch lag. Während sich z.B. alle 16 schwedischen und alle 92 türkischen Zentren beteiligten, waren es in Griechenland nur 9 von 38 Zentren. Ob die in Tabelle 6.1 angegeben Regularien auch tatsächlich so umgesetzt werden, kann angezweifelt werden. So werden in der Türkei und in der Ukraine der Transfer von maximal drei Embryonen empfohlen, tatsächlich wurden 2007 in jeweils über 11% der Zyklen vier oder mehr Embryonen transferiert.

Senkung der Mehrlingsraten

Auch die britische reproduktionsmedizinische Aufsichtsbehörde HFEA verfolgt seit Beginn 2009 die Strategie, die Mehrlingsraten zu senken. In den Zentren in Großbritannien soll diese in den nächsten Jahren verbindlich auf unter 10% sinken. Es gibt dabei die Überlegung, Zentren, die diese Ziele verfehlen, die weitere Lizensierung zu verweigern. Die HFEA hat unter der Website www.oneatatime.org.uk die bisherigen europäischen Erfahrungen mit dem eSET aufgelistet.

6.3 „Reproduktives Reisen"

Zielland: Spanien/ Tschechien

Aus der Tabelle 6.2 wird deutlich, in welcher Weise Paare bzw. Individuen mit Kinderwunsch die verschiedenen Länder aufsuchen. Da die Eizellspende in Deutschland verboten ist, reisen Paare bzw. alleinstehende Frauen bei entsprechender Indikation (meist höheres Alter oder massiv eingeschränkte ovarielle Funktion aufgrund präklimakterischer Situation oder nach invasiver Krebstherapie) nach Spanien oder Tschechien. Andere Länder in Osteuropa werden nicht so häufig aufgesucht, da logistische Gründe dagegen sprechen (z. B. Entfernung, Sprachprobleme), aber auch der medizinische Standard als (noch) nicht hoch genug eingeschätzt wird.

Aus psychosozialer Sicht ist – neben der legal hochproblematischen Situation – von einer Eizellspendenbehandlung in den genannten Staaten abzuraten, da sie dort ausschließlich nur unter Wahrung der Anonymität der Spenderin erlaubt ist. Eine spätere Kindesaufklärung ist daher nur sehr eingeschränkt möglich. Die weiteren ethischen Probleme einer Eizellspende wurden schon im vorherigen Kapitel beleuchtet.

Auch Paare aus Großbritannien wenden sich vermehrt in diese beiden Länder. Die Eizellspende ist zwar im Heimatland legal (allerdings nicht die anonyme, s. Tab. 6.1), sie wird aber von vielen Paaren wegen der z. T. jahrelangen Wartefristen nicht in Anspruch genommen. Aufgrund des strengen Embryonenschutzgesetzes in Italien weichen einige Paare nach Spanien oder in die Schweiz aus. Paare aus Norwegen und aus Schweden – sowohl heterosexuelle wie auch lesbische – unterziehen sich in Dänemark einer Spendersamenbehandlung wegen der Möglichkeit der Anonymität. Niederländische Paare haben Belgien aus demselben Grund als Zielland. Alleinstehende Frauen bzw. lesbische Paare aus Frankreich wählen Belgien, da sie im Heimatland nicht behandelt werden würden (alle Angaben nach Shenfield et al. 2010).

USA: "reproductive Freedom"(?)

Tabelle 6.2 macht deutlich, dass die USA auch ein bevorzugtes Land für „reproduktives Reisen" ist. Das liegt nicht zuletzt daran, dass es für die ART dort kaum gesetzliche Regularien gibt. Einige bizarre Beispiele zu Auswüchsen des „reproductive freedom" aus dem nordamerikanischen Raum, in dem ihrer Entwicklung nahezu keinerlei Grenzen gesetzt sind (Wischmann 2006a):

- In ihrem Buch „The Clone Age" beschreibt Lori Andrews den Fall eines Kaliforniers, der ein Testament aufsetzte, eine Spermienprobe seiner derzeitigen Freundin zur Verwahrung gab, dem gemeinsam zu erhoffenden Kind bereits einen Namen gab und diesem einen Brief schrieb. Unmittelbar darauf suizidierte er sich. Die Kinder aus erster Ehe klagten gegen die Verwendung des Spermas. Ein Gericht hatte darüber zu befinden, ob die Freundin jetzt 20% aller Wertsachen – und damit auch des Spermas – bekommen sollte. Im Berufungsverfahren wurde ihr schließlich sämtliches Sperma für eine sog. „posthumous reproduction" zugesprochen.
- In dem Buch „The genious factory" von David Plotz wird der Fall zweier Stiefbrüder beschrieben: Alton, ein begabter Klavierspieler, Tänzer und Künstler, und Tom, eher ein „Loosertyp", die beide von einem Klavier spielenden Genie („Donor Coral") der „Nobelpreis-Samenbank" mit einem vorgeblichen Intelligenzquotienten von 160 gezeugt worden seien. Auf der Suche nach seinem leiblichen Vater entdeckte Tom, dass der Vater weder Musiker noch superintelligent war.
- Ein Samenspender mit der Nummer 401 brach in den USA alle Rekorde. Wie ein Nachrichtenmagazin meldete, wurde der blonde, blauäugige und sportliche Mann mit Universitätsabschluss und mit deutschen Vorfahren schon mindestens 25-mal Vater. Angeblich haben 18 verschiedene Mütter Kinder mit seinem begehrten Spendersamen gezeugt. Obwohl Spender 401 seit zwei Jahren nicht mehr aktiv war, wird noch weiterer Nachwuchs erwartet. Manche Mütter hätten Samen des Spenders für weitere Kinder eingefroren. „Rekordhalter" weltweit dürfte allerdings Ed Houben aus den Niederlanden sein, der laut einem Bericht des Nachrichtenmagazins *Der Spiegel* (15/2012) mindestens 85 Kinder als Samenspender gezeugt hat.

Tab. 6.2: „Reproduktives Reisen": Heimat- und Zielländer sowie wahrgenommene Dienstleistungen (mod. n. Blyth et al. 2011)

Heimatland	Zielland	Dienstleistung(en)
Ägypten	Spanien und andere europäische Länder	Eizellspende
Australien	Thailand	Geschlechtsselektion
Dänemark	Baltische Staaten, Griechenland, Russland, Spanien, Tschechien	Eizellspende
Deutschland	Spanien, Tschechien	Eizellspende
Frankreich	Belgien	Samenspende (identifizierbar)
Großbritannien	Spanien, Tschechien	Eizellspenden
Indien	Europa, USA, Vereinigte Arabische Emirate Thailand, USA	Standard IVF Geschlechtsselektion
Israel	Rumänien	Eizellspende
Italien	Belgien, Griechenland, Großbritannien, Österreich, Schweiz, Slowenien, Spanien, Tschechien	Eizell- und Samenspende, Embryonenkryokonservierung, PID
Japan	USA	Alle Dienstleistungen
Kanada	USA	Eizellspende
Mazedonien	Belgien Tschechien	ICSI-TESE Eizellspende
Mittlerer Osten	Jordanien	Geschlechtsselektion
Niederlande	Belgien	Samenspende (anonym)
Norwegen	Dänemark	Samenspende (anonym)
Portugal	Russland, Spanien	Eizellspende
Schweden	Dänemark Baltische Staaten, Finnland, Russland	Samenspende (anonym) Eizellspende
Schweiz	Österreich Osteuropa, Spanien	Standard IVF Eizellspende
Ungarn	USA	Leihmutterschaft
USA	Indien	Leihmutterschaft

- Der Amerikaner Carl Djerassi, der sich selber „die Mutter der Pille" nennt (und auch seine Autobiografie so genannt hat), schlägt ernsthaft vor, Sexualität und Fortpflanzung vollständig zu entkoppeln (s.a. Kap. 11): Junge Menschen sollten Eizellen und Sperma frühzeitig einfrieren lassen und sich dann sterilisieren lassen. Bei Kinderwunsch könnten sie dann über reproduktionsmedizinische Maßnahmen zu dem gewünschten Kind kommen. Völlig unterschlagen wird bei dieser Idee, dass die Chance bei kryokonservierten Gameten noch geringer ist als bei assistierter Reproduktion sonst: In Deutschland z.B. liegt die Lebendgeburtenrate nach Kryozyklus bei ca. 10% (s. Kap. 4.4.2)
- Im Jahr 2009 ging die Geschichte der US-Amerikanerin Nadya Suleman durch die weltweite Presse. Frau Suleman hatte bereits sechs Kinder nach IVF-Behandlung (als Alleinerziehende) und war mittels erneuter IVF mit Achtlingen schwanger geworden, die sie (entgegen ärztlichem Rat) auch alle austragen wollte. Entgegen allen Befürchtungen kamen alle acht Kinder gesund auf die Welt. Die jetzt 36-Jährige will den Namen des Samenspenders für ihre 14 Kinder für sich behalten.

6.4 Fragen zum Kapitel

Überprüfen Sie Ihr Wissen!

1 Was ist nach dem ESchG in Deutschland erlaubt, was ist verboten?

2 Zu welchen psychosozialen Aspekten der ART soll nach der (Muster-)Richtlinie der Bundesärztekammer beraten werden?

3 Was ist der größte Vorteil des „elektiven Single-Embryo-Transfers"?

4 Was wird unter „reproduktivem Reisen" verstanden?

Bloechle, M. (2011): Vom Recht auf ein gesundes Kind: Ein Plädoyer für die PID – Präimplantationsdiagnostik. Irisiana, Berlin

Haaker, H. (2011): Hauptsache gesund? Ethische Fragen der Pränatal- und Präimplantationsdiagnostik. Kösel, Freiburg

Mills, C. (2011): Futures of Reproduction: Bioethics and Biopolitics. Springer, Dordrecht (NL)

Revermann, C., Hüsing, B. (2011): Fortpflanzungsmedizin – Rahmenbedingungen, wissenschaftlich-technische Fortschritte und Folgen. Edition Sigma, Berlin

Schenker, J. G. (Hrsg.) (2011): Ethical dilemmas in assisted reproductive technologies. De Gruyter, Berlin

7 Alternativmedizinische Behandlung

Etliche Paare mit unerfülltem Kinderwunsch nehmen zusätzlich zur Reproduktionsmedizin auch alternativmedizinische Verfahren unterstützend in Anspruch. Alternativmedizin (oder auch Komplementärmedizin genannt) ist dabei nicht eindeutig definiert, meist wird sie in Kontrast oder Ergänzung zur sog. Schulmedizin gesehen.

Eine Definition der Weltgesundheitsorganisation (WHO) lautet: Die Begriffe Alternativmedizin bzw. Komplementärmedizin (Complementary and Alternative Medicine; CAM) umfassen ein breites Spektrum von Heilmethoden, die nicht Teil der Tradition des jeweiligen Landes sind und nicht in das dominante Gesundheitssystem integriert sind. Letzteres bedeutet, dass alternativmedizinische Verfahren von der gesetzlichen Krankenversicherung meist nicht übernommen werden.

In der Studie von Greil und McQuillan (2004) wurden mit einer nichtklinischen Zufallsstichprobe von 580 Frauen Telefoninterviews durchgeführt. Die Teilstichprobe von 123 infertilen Frauen, die angaben, Fertilitätsprobleme zu haben, und die auch versuchten, schwanger zu werden, zeigten die in Tabelle 7.1 aufgeführten Muster im hilfesuchenden Verhalten. Nur etwa 8% der Frauen dieser Studie konsultierten einen Psychotherapeuten oder Psychiater wegen Infertilität. Dieselbe Anzahl suchte einen Pfarrer oder eine spirituelle Autoritätsperson auf, wohingegen sich doppelt so viele mit Fragen über Infertilität an einen Heiler oder Alternativmediziner wandten. Diese US-amerikanische Studie zeigt den hohen Stellenwert alternativmedizinischer Verfahren bei unerfülltem Kinderwunsch, auch im Vergleich zu den professionellen psychosozialen Hilfsangeboten. Inwieweit eine Vergleichbarkeit mit europäischen Verhältnissen gegeben ist, ist sowohl aufgrund der unterschiedlichen Gesundheitssysteme als auch aufgrund differierender gesundheitsbezogener Verhaltensweisen der Betroffenen unklar.

Komplementärmediziner werfen der Reproduktionsmedizin oft vor, diese würde zu frühzeitig mit zu invasiven Maßnahmen eingreifen, wo „sanftere" Verfahren ebenso erfolgreich eingesetzt werden könnten. Auf die Kritik, dass sich alternativmedizinische Verfahren nicht den Kriterien der evidenzbasierten Me-

Tab. 7.1: Hilfesuchendes Verhalten von subfertilen Frauen (nach Greil/McQuillan 2004)

Recherchieren von Informationen über Fruchtbarkeit im Internet	23,6%
Anfragen an Heiler/Alternativmediziner	16,4%
Kontaktieren einer Selbsthilfegruppe/Gesundheitsorganisation	15,4%
Aufsuchen eines Therapeuten oder anderen Psychoexperten	8,2%
Aufsuchen eines Priesters oder anderen spirituellen Experten	8,1%

Schul- vs. Komplementärmedizin

dizin stellen würden, wird dann häufig geantwortet, dass Alternativmedizin jeden einzelnen Patienten gesondert betrachte und auf die jeweilige Person ausgerichtete individuelle Therapievorschläge geben würde. Somit seien die in der Schulmedizin üblichen Gruppenvergleiche bei der wissenschaftlichen Evaluierung nicht anwendbar. Demgegenüber ist von vielen komplementärmedizinisch tätigen Ärzten unisono zu hören, sie würden an den „inneren Blockaden" der Patientinnen arbeiten.

B

So wird der „Kinderwunsch Experte Stephan W." mit der Behauptung zitiert: „Wissenschaftlich ist bei tausenden von Paaren mit unerfülltem Kinderwunsch nachgewiesen, daß mentale Blockaden oft der Grund dafür sind, wenn Paare nicht schwanger werden." (zit. n. www.wie-werde-ich-schwanger.com, 30.4.12)

Eine Ärztin informiert über ihre Hypnosetherapie: „Sehr häufig aber sind es unbewusste Blockaden, die den Eintritt einer Schwangerschaft oder den guten Verlauf einer Schwangerschaft verhindern. Diese Blockaden können in der Hypnosetherapie aufgesucht und bearbeitet werden." (zit. n. www.praxis-kirstenvoigt.de, 30.4.12).

Die Ärztin Ulrike Banis hielt auf dem komplementärmedizinischen Kongress 2011 in Baden-Baden einen Vortrag mit dem Titel „Bringt doch der Storch die Kinder? Wie Erdstrahlen und seelische Blockaden die Fertilität beeinflussen" und stellte darin die Behauptung auf, dass Störche bevorzugt an Orten nisten, die nach der Lehre der Geopathie erdstrahlungsfrei sind, was sich auch positiv auf die Geburtenrate des Menschen an diesen Orten auswirken würde (s. a. Banis 2004, 44). Die Autorin kennt wahrscheinlich nicht die Veröffentlichung von Höfer und Kollegen (2004), die verschiedene statistische Tricks anwenden mussten, um überhaupt zu einer positiven Korrelation von Störchen- und Geburtenzahl zu kommen.

Zu guter Letzt sei hier noch eine Meldung aus der Zeitung *Die Welt* vom 4. Oktober 2001 zitiert. Unter der Überschrift „Verblüffend: Gebete helfen bei einer künstlichen Befruchtung" heißt es

„Frauen werden bei einer Reagenzglasbefruchtung fast doppelt so häufig schwanger, wenn jemand für sie irgendwo auf der Welt Gebete spricht. [...] Frauen, die sich einer In-vitro-Fertilisation unterzogen und für die gebetet wurde, hatten eine Schwangerschaftsrate von 50 Prozent. Eine Kontrollgruppe ohne spirituellen Beistand kam dagegen nur auf eine Erfolgsrate von 26 Prozent. Keine der Frauen und keiner der betreuenden Ärzte wussten von den Gebeten."

Diese Meldung ging 2005 erneut durch die Presse, obwohl das *Journal of Reproductive Medicine* die Veröffentlichung zwischenzeitlich wegen gravierender Unstimmigkeiten zurückgezogen hatte (spektrumdirekt 2004). Dieses Beispiel kann als besonders prägnant für den paramedizinischen Ansatz der Glaubensmedizin gewertet werden. Im aktuellen *Cochrane-Review* zu Fürbittgebeten zur Linderung von Krankheiten ist diese Studie dementsprechend nicht aufgeführt (Leanne et al. 2009).

Aus Sicht der evidenzbasierten Medizin hat jedenfalls keines der bisher wissenschaftlich überprüften alternativmedizinischen Verfahren (wie z. B. Hypnosetherapie, Akupunktur, Traditionelle Chinesische Medizin) zu einer Erhöhung der Schwangerschaftsraten im Vergleich zu einer Kontrollgruppe geführt, bzw. die vorliegenden Studienergebnisse sind widersprüchlich. Auf die positiven Auswirkungen einzelner Verfahren auf die emotionale Stimmung der untersuchten Frauen wird weiter unten bei der Vorstellung der jeweiligen Methoden noch eingegangen.

Boivin und Schmidt untersuchten in einer prospektiven Studie 2009 Patientinnen mit Kinderwunsch in Dänemark darauf hin, ob sie in Ergänzung zur assistierten Reproduktion auch alternativmedizinische Maßnahmen nutzten und welcher Zusammenhang mit Geburten bzw. Schwangerschaften bestand. Von 728 Patientinnen nutzten 223 (= 30,6%) auch Alternativmedizin. Bei dieser Gruppe lag die Schwangerschafts- bzw. Geburtenrate mit 42,2% deutlich niedriger als in der Gruppe, die keine Alternativmedizin nutzte (61,4%). Dieser Unterschied blieb auch bei Kontrolle von prognostischen Indikatoren (wie Alter, Geburtenfolge, Dauer des Kinderwunsches) zu Ungunsten der Nutzerinnen von Alternativmedizin bestehen. Die Autorinnen konnten allerdings keine Aussage darüber treffen, welches der genannten alternativmedizinischen Verfahren (Akupunktur, Reflexologie, Kinesiologie, Homöopathie, Heilen oder pflanzliche Präparate) für diesen Unterschied verantwortbar sein könnte. Weiterhin blieb unklar, welche dieser Verfahren unter der Anleitung erfahrener Fachkräfte angewendet wurden und welche aufgrund von Selbstmedikation.

Therapie nach abgeschlossener Diagnostik

Eine Empfehlung, welche der nachstehenden alternativmedizinischen Verfahren bei welcher Diagnosestellung von Fertilitätsstörungen angewandt werden könnten, soll hier nicht gegeben werden. Insbesondere wenn eine umfassende Diagnostik bei beiden Partnern noch nicht abschließend vorgenommen worden ist, sollte eine alternativmedizinische Therapie – wie auch jede andere Therapie – unterlassen werden. Bei einer gesicherten Azoospermie oder bei eindeutigem beidseitigen Tubenverschluss machen alternativmedizinische Verfahren keinen Sinn, hier wäre die assistierte Reproduktion die Therapie der Wahl.

7.1 Klassische Homöopathie

Simile-Prinzip

Die vor über 200 Jahren von Samuel Hahnemann entwickelte homöopathische Therapie geht von dem Grundsatz aus, „Ähnliches mit Ähnlichem zu heilen" („Simile-Prinzip"). Das bedeutet, dass der Homöopath Wirkstoffe verabreicht, die beim Gesunden solche Symptome hervorrufen, die denen der Krankheit ähneln. Der Körper würde durch diese Mittel zu einer erfolgreichen Abwehrreaktion gereizt, weshalb es häufig zunächst zu einer „Erstverschlimmerung" der Symptome kommen könne. Um das entsprechende Mittel zu eruieren, wird im sehr ausführlichen Erstgespräch eine umfangreiche Anamnese zu den verschiedensten Lebensbereichen erhoben.

Potenzierung

Bekannt sind homöopathische Mittel durch deren hohe Verdünnung („Potenzierung"). So ist in einer „D6-Potenzierung" eines Medikamentes nur ein Millionstel des ursprünglichen Wirkstoffes enthalten. Ab der Potenz D23 enthält die Mischung statistisch kein Molekül der Urtinktur mehr, dafür allerdings nicht zu vermeidende molekulare Verunreinigungen. Trotz dieser naturwissenschaftlich unerklärlichen Wirkungsmechanismen gibt etwa die Hälfte Deutscher in Umfragen an, schon einmal homöopathische Präparate eingenommen zu haben. Wissenschaftlich ist die Wirkungsweise von Homöopathie nicht ausreichend überprüft worden. Die Studien der Ambulanz für Naturheilkunde an der Universitätsfrauenklinik Heidelberg fanden zwar positive Effekte sowohl bei Frauen als auch bei Männern mit unerfülltem Kinderwunsch, diese Studien sind allerdings bisher nicht repliziert worden. Trotzdem wirbt eine indische Klinik im Internet damit, Fruchtbarkeitsstörungen ausschließlich mit homöopathischen Mitteln behandeln zu können.

7.2 Traditionelle Chinesische Medizin (TCM)

Die Traditionelle Chinesische Medizin (TCM) gilt als eine der ältesten Heilverfahren weltweit. Sie umfasst üblicherweise eine Vielzahl von Methoden, von denen Akupunktur, Kräuterheilkunde, Diätetik und Qi-Gong die bekanntesten Verfahren darstellen. Zusätzlich werden noch Moxibustion (Erwärmung von definierten Körperpunkten, meist mit glimmenden Kräutern), Schröpfmassage (Ansaugen von Haut mittels kleiner Glasgefäße) und Akupressur (Druckausübung auf die Akupunkturpunkte) eingesetzt.

Lebensenergie und Meridiane

Wichtigster Begriff in der TCM ist das **Qi**, die Lebensenergie des Menschen, die alle dynamischen Prozesse und Wechselwirkungen im Körper umfasst. Diese Energie fließt nach Vorstellung der TCM in Energieleitbahnen, den sog. Meridianen. Kommt es zu einer Blockade im Fluss, entsteht eine Krankheit. Ziel der TCM ist die Aufrechterhaltung bzw. Wiederherstellung der inneren Balance, damit das Qi (wieder) ungestört fließen kann. Weiterhin ist der sich ergänzende Gegensatz von **Yin** und **Yang** ein zentrales Merkmal der TCM. Yin werden u.a. die Eigenschaften dunkel, passiv, kalt, Frau, folgen, Wasser, konservativ und Gefühl zugeschrieben; Yang entsprechend hell, aktiv, warm, Mann, führen, Feuer, progressiv und Verstand. Yin-Mangel würde sich nach dem Verständnis der TCM dementsprechend in erhöhter Körpertemperatur zeigen, Yang-Mangel hingegen mit einem Kältegefühl einhergehen. Hauptziel der TCM ist also die Förderung des harmonischen Zusammenspiels von Yin und Yang. Die Deutsche Gesellschaft für Reproduktionsmedizin (DGRM) führt eine Arbeitsgemeinschaft „Traditionelle chinesische Medizin in der Reproduktionsmedizin", die auch Fortbildungen in diesem Bereich anbietet (s. www.repromedizin.de).

7.2.1 Akupunktur

gestörte Energieflüsse

Die Akupunktur geht davon aus, dass die Lebensenergie des Körpers (Qi) auf definierten Längsbahnen, den Meridianen, zirkuliert und dass diese einen steuernden Einfluss auf alle Körperfunktionen haben. Ein gestörter Energiefluss wird für verschiedene Erkrankungen verantwortlich gemacht und soll durch Stiche in die auf den Meridianen festgelegten Akupunkturpunkte ausgeglichen werden. Mit dem westlichen medizinischen Verständnis ist diese Auffassung nicht vereinbar, da es keinerlei anatomische Strukturen gibt, die mit Meridianen übereinstimmen könnten. Trotzdem ist die Wirksamkeit der Akupunktur z. B. in der Schmerztherapie erwiesen, auch nach den Kriterien der evidenzbasierten Medizin.

Es gibt einige Studien, die positive Effekte sowohl bei Frauen als auch bei Männern in assistierter Reproduktion aufzeigen konnten. Ein direkter Einfluss auf die Lebendgeburtenraten, der über den Placeboeffekt hinausgeht, konnte in kontrollierten Studien allerdings noch nicht gefunden werden. Die bisherigen

Studien hatten auch zu geringe Stichprobengrößen. Gesicherter ist der Einfluss auf die emotionale Gestimmtheit: Frauen gaben nach Akupunktur eine größere Entspannung im Vergleich zu Frauen der Kontrollgruppe an.

7.2.2 Kräuterheilkunde

Hormonregulation

Die Kräuterheilkunde gilt traditionell als wichtigste Säule der TCM. Aus einer Unzahl von Kräutern werden hierbei auf das individuelle Krankheitsbild abgestimmte Kräutermischungen erstellt, die meist in Form von Tee oder in Form gepresster Pillen verabreicht werden. Auch Mineralien und in seltenen Fällen Tierprodukte kommen dabei hinzu. Aber auch in der westlichen Naturheilkunde sind pflanzliche Präparate zur sexuell stimulierenden, hormonregulierenden und entgiftenden Wirkung bei Frauen und Männern mit Kinderwunsch bekannt.

B

So soll Basilikum bei Frauen den Eisprung und die Libido fördern, Beifuß und Rosmarin zusätzlich die Menstruation. Für die zweite Zyklusphase wird Frauen die Einnahme von Frauenmantel, Küchenschelle, Schafgarbe, Himbeerblättern und Mönchspfeffer empfohlen. Für den Mann werden Mariendistel, Goldrute, Brennnessel, Gelbwurz, Kamille und Löwenzahn als entsprechend förderliche Kräuter genannt. In der TCM kommen insbesondere Ingwer, Brenndolde, Chinesische Engelwurz und Ginseng bei Fruchtbarkeitsstörungen zum Einsatz. Aus Nord- bzw. Südamerika stammend werden in der Naturheilkunde bei Kinderwunsch noch Falsches Einkorn und Wilde Yamswurzel eingesetzt.

Nebenwirkungen

Da etliche Kräuter wirksame Heilmittel darstellen, können sie auch Nebenwirkungen haben. So wirkt z. B. Mönchspfeffertinktur dämpfend auf die sexuelle Lust. Kräuter sollten daher immer in Absprache mit einer fachkundigen Person eingenommen werden. Die Dosis sollte nicht eigenmächtig erhöht werden, und die meisten Kräuterheilmittel bei Kinderwunsch sollten während einer Schwangerschaft abgesetzt werden. Auch die Wechselwirkungen mit anderen Medikamenten, wie z. B. Blutgerinnungshemmern, sind zu beachten. Bei aus Asien importierten Kräutern ist auf Verunreinigungen mit Insektiziden, Schwermetallen oder Schimmel zu achten. Ein Teil der in China angewendeten Mittel ist tierischen Ursprungs, wie z. B. zerriebenes Nashornhorn oder Bärengalle, deren Vertrieb nach dem Artenschutzabkommen in Deutschland nicht erlaubt ist. Während es in China etliche Studien zur Wirkungsweise von Kräuterheilkunde auf die entsprechenden Fruchtbarkeitsparameter bei Frauen und Männern gibt, hat deren Überprüfung im Sinne der evidenzbasierten Medizin im Westen bisher noch nicht in ausreichendem Maß stattgefunden.

7.2.3 Diätetik

Ernährungsmedizin

„Der Mensch ist, was er isst“: Auf diesem Hintergrund ist die Diätetik (oder „Ernährungsmedizin“) im Rahmen der TCM zu sehen. Speisen, Gewürze und Getränke werden nach ihrer Temperaturwirkung (kühlend, wärmend, neutral) und ihrer Geschmacksrichtung (bitter, süß, scharf, salzig und sauer) eingeordnet. Dementsprechend würde in der TCM bei einem Yin-Mangel kühlende Nahrungsmittel empfohlen werden (z. B. Gurken, Tomaten, Melone, grüner Tee und Milch), bei einem Yang-Mangel hingegen wärmende, wie z. B. Fenchel, Lauch, Pfeffer, Ingwer und Steaks. Grundlage jeder Mahlzeit sollten nach der TCM immer neutrale Lebensmittel sein (wie Getreide, Hülsenfrüchte, Kohl und Möhren). Wissenschaftliche Studien zur Wirkungsweise dieser Ernährung bei unerfülltem Kinderwunsch gibt es noch nicht.

7.2.4 Qi-Gong

Entspannung

Auch durch Körper- und Meditationsübungen kann das Qi im Fluss gehalten werden (Qi-Gong = „stete Arbeit am Qi“). Diese Übungen sind den natürlichen Bewegungen von Tieren, nämlich Kranich, Bär, Affe, Tiger und Hirsch, nachempfunden und tragen z. T. auch deren Namen (z. B. „fliegender Kranich“ oder „verdauender Bär“). Positive Effekte in Bezug auf die Schwangerschaft, die wissenschaftlicher Überprüfung standhalten, sind nicht bekannt. Als Entspannungsverfahren (s. Kap. 7.7) hat sich Qi Gong dagegen bewährt.

7.3 Ayurveda

Gleichgewicht der Grundkräfte

Diese in Indien entwickelte Krankheitslehre geht davon aus, dass die drei Grundkräfte *Vata* („Wind“, steuert Aktivität und Bewegung), *Pitta* („Hitze“, steuert den Stoffwechsel) und *Kapha* („Feuchtigkeit“, für Struktur und Stabilität verantwortlich) im Gleichgewicht sein müssen. Bei Disharmonien dieser Grundkräfte soll es zu Erkrankungen kommen.

Bei Kinderwunsch soll der Körper mittels innerer und äußerer Entgiftungsbehandlungen auf eine Schwangerschaft vorbereitet werden. Zu den Methoden der „inneren Entgiftung“ zählen Einläufe, Darmspülungen sowie Trinken von geklärter Butter (Ghee). Die „äußere Entgiftung“ wird mittels Körpermassagen, Ganzkörper-Sesamöl- und Wärmebehandlungen vorgenommen. Ergänzt werden die ayurvedischen Entgiftungsmaßnahmen durch Ernährungsberatung (z. B. indischer Spargel), Kräuterheilkunde (z. B. Zimt), Yoga und Meditation mit gezielten Stärkungen des Fortpflanzungsgewebes (Shukradhatu). Eine wissenschaftlich belegbare Wirkung des Ayurveda auf Schwangerschaftsraten bei Paaren mit Kinderwunsch gibt es nicht.

Entgiftungsbehandlungen

7.4 Reflexzonenmassage

Hier wird davon ausgegangen, dass bestimmte Areale an Hand und Fuß (für die reproduktiven Organe auch am Knöchel) jeweils mit inneren Organsystemen, Nerven, Muskeln oder Gelenken in Verbindung stehen. So wird z. B. davon ausgegangen, dass die Mitte der linken Fußsohle mit dem Magen verknüpft ist, analog die rechte Fußsohlenmitte mit der Leber. Durch Stimulieren der jeweiligen Reflexzonen (durch Drücken, Klopfen, kreisende Bewegungen) sollen positive Reaktionen im entsprechenden Organ bzw. Körperteil ausgelöst werden. Die Durchblutung soll angeregt werden, und Verkrampfungen sollen sich lösen, eventuell vorhandene Schmerzen nachlassen. Eine wissenschaftlich belegbare Wirkung der Reflexzonenmassage auf Schwangerschaftsraten bei Paaren mit Kinderwunsch gibt es nicht.

Stimulieren von Organen

7.5 Fruchtbarkeitsmassage

Die von der indischen Ärztin Gowri Motha in Europa eingeführte Fruchtbarkeitsmassage beruht auf der Reflexzonentherapie und auf der Lymphdrainage, sie soll den Zyklus regulieren und den Eisprung fördern. Mit Bewegungen der (vorher eingeölten) Hände werden Lymphansammlungen „ausgestrichen“ und zentrale Organe (Leber, Eierstöcke, Gebärmutter) über Reflexzonen stimuliert. Eine wissenschaftlich belegbare Wirkung der Fruchtbarkeitsmassage auf Schwangerschaftsraten bei Paaren mit Kinderwunsch gibt es nicht.

7.6 Luna-Yoga

Meditation, Training und Tanzen

Von der Yoga-Lehrerin Adelheid Ohlig wurde vor ca. 30 Jahren das Luna-Yoga entwickelt (www.luna-yoga.com). Dieses besteht aus einer Mischung von Hatha-Yoga, Beckenbodentraining, Fruchtbarkeitstänzen, Meditationen sowie Atem-, Entspannungs- und Visualisierungsübungen, unterstützt durch Kräutertees, Traumreisen und Akupressur. Durch dieses Verfahren soll die Hormonproduktion angeregt werden, die Durchblutung des Unterleibs gefördert und der Beckenboden gekräftigt werden. Von vielen Teilnehmerinnen wird Luna-Yoga geschätzt. Eine wissenschaftlich belegbare Wirkung des Luna-Yoga auf Schwangerschaftsraten bei Paaren mit Kinderwunsch gibt es nicht.

7.7 Entspannungsverfahren

Als wichtigste Entspannungsverfahren sind das autogene Training, die progressive Muskelrelaxation, verschiedene Formen des Yoga, Achtsamkeitsmeditation, klinische Hypnose, Biofeedback, Qi-Gong und Tai Chi zu nennen. Diese Verfahren gelten als evidenzbasiert, d. h. sie haben ihre entspannende Wirkung alle in wissenschaftlichen Studien nachweisen können. Eine wissenschaftlich belegbare Wirkung von Entspannungsverfahren auf Schwangerschaftsraten bei Paaren mit Kinderwunsch gibt es allerdings nicht.

7.8 Sonstige Verfahren

Folsäure

Nahrungsergänzungspräparate bei unerfülltem Kinderwunsch werden teilweise aggressiv beworben („+ 80% Spermiendichte, + 115% beweglichere Spermien, + 24% Ejakulatvolumen"). Ihre Vorteile gegenüber einer gesunden Ernährungsweise sind allerdings nicht belegt. Als einzige Ausnahme ist die zusätzliche Einnahme von *Folsäure* durch die Frau mit Kinderwunsch zu sehen, da durch die normale Ernährung meist nicht genug davon zur Verfügung gestellt wird. Alle anderen für die Fruchtbarkeit wichtigen Vitamine und Spurenelemente für Frauen und Männer werden bei einer gesunden Ernährung in ausreichender und verwertbarer Menge zu sich genommen.

Die im Zusammenhang mit der Therapie von Fruchtbarkeitsstörungen noch genannten *anderen alternativmedizinischen Verfahren* (wie Bach-Blütentherapie, Schüssler Salze, Kinesiologie, Moorbäder und Kneippkuren, Kinder-Wunsch-Reisen, Familienaufstellungen, Fruchtbarkeitsmeditation, Bioresonanztherapie, Eigenblutbehandlung, Amalgamsanierung) werden hier mangels Wirksamkeitsnachweis nicht weiter vorgestellt. Zur Rolle der Psychotherapie bei unerfülltem Kinderwunsch s. Kapitel 10.

7.9 Zusammenfassung

Patientenzuwendung

Bei den meisten alternativmedizinischen Verfahren werden Paaren mit Kinderwunsch eine gesunde Ernährung (ggf. mit Gewichtsreduktion) und der Verzicht auf Genussgifte (Alkohol, Koffein, Nikotin) empfohlen, so dass eine eintretende Schwangerschaft auch ausschließlich auf die insgesamt gesündere Lebensführung zurückgeführt werden kann. Alternativmedizinische Verfahren „punkten" allerdings durch die Zuwendung, die die Patienten häufig erfahren, und was viele von ihnen in der Schulmedizin vermissen. Eine Alternative zur reproduktionsmedizinischen Behandlung stellen diese Verfahren meist nicht dar, da der größte Teil der Fruchtbarkeitsstörungen organisch bedingt ist. Von daher kann Alternativmedizin bei den meisten Infertilitätsdiagnosen eher begleitend eingesetzt werden. Letztendlich entscheidet natürlich die Patientenautonomie, welches Verfahren die betroffene Frau bzw. der betroffene Mann einsetzen möchte. Eine autonome Entscheidung setzt allerdings eine umfassende und ausgewogene Informiertheit voraus, auch über die Nebenwirkungen und Risiken der Alternativmedizin.

Der Placeboeffekt

Viele der alternativmedizinischen Behandlungsergebnisse lassen sich – neben der gesünderen Lebensführung der Kinderwunschpaare – auch auf den Placeboeffekt zurückführen. Dieser sollte nicht unterschätzt (und hier auch nicht abgewertet) werden. An einigen Beispielen soll hier die Wirksamkeit des Placeboeffekts illustriert werden:

- Insgesamt scheinen aus Patientensicht blaue und grüne Tabletten bzw. Kapseln die besseren Sedativa zu sein. Gelben, orangefarbenen und roten Tabletten wird eher eine stimulierende bzw. antidepressive Wirkung zugeschrieben. Bitter schmeckende Tabletten sind wirksamer als angenehm schmeckende, und Spritzen haben im Vergleich zu Tabletten einen größeren therapeutischen Effekt (bei gleichem Wirkstoffgehalt).

- Die Hälfte der Teilnehmer einer Studie erhielt eine Broschüre, in der das Scheinmedikament als neues Schmerzmittel für 2,50 US-Dollar pro Pille ausgewiesen wurde. Die anderen erfuhren, dass die Tablette nur 10 Cent koste. Bei 85% derjenigen, die glaubten, ein teures Medikament zu nehmen, wirkte das vermeintliche Schmerzmittel. Aber nur bei 61% derjenigen, die das scheinbar billige Medikament nahmen, besserten sich die Schmerzen.
- Zwischen der Placebogruppe mit und ohne Aufklärung nach vorangegangener Behandlung mit einer Placebo-Schmerzcreme ließ sich kein Unterschied im Rückgang der Schmerzsymptome nach wiederholter Schmerzapplikation finden. Die zuvor gemachte Lernerfahrung einer analgetischen Wirkung hielt bei 83% der Probanden weiter an, selbst wenn sie wussten, zuvor nur Placebo verabreicht bekommen zu haben (alle Beispiele aus: Bundesärztekammer 2011).

Ergänzung der Schulmedizin

Solange es keine medizinischen Kontraindikationen gibt und die (finanziellen und emotionalen) Ressourcen des Kinderwunschpaares es zulassen, spricht nichts gegen eine zusätzliche alternativmedizinische Behandlung, wenn es dem Kinderwunschpaar psychisch gut damit geht. Leider sind immer wieder Polarisierungen in diesem Bereich zu beobachten. So schließen – auch bei Vorliegen einer eindeutigen Indikation – manche Alternativmediziner reproduktionsmedizinische Maßnahmen als Behandlungsoption kategorisch aus, das Umgekehrte ist natürlich auch festzustellen. Wenn Alternativmediziner allerdings mit gleich hohen (oder höheren) Lebendgeburtenraten im Vergleich zur Reproduktionsmedizin werben, verlassen sie erstens die Basis der evidenzbasierten Medizin und setzen sich zweitens dem Verdacht aus, sich auch an dem „Geschäft mit der Hoffnung" beteiligen zu wollen. Streng genommen haben diese Verfahren nur beim Vorliegen einer idiopathischen Infertilität potenziell Vorteile gegenüber der Reproduktionsmedizin, und hier stellt sich dann die Frage, ob nicht allein der Faktor „Zeit" ursächlich für die Erfüllung des Kinderwunsches gewesen ist. Als Ergänzung schulmedizinischer Ansätze im Sinne des Wohlbefindens der betroffenen Frauen und Männer haben alternativmedizinische Verfahren mit Sicherheit ihre Berechtigung in der Behandlung ungewollter Kinderlosigkeit.

7.10 Fragen zum Kapitel

Überprüfen Sie Ihr Wissen!

1 Welche komplementärmedizinischen Verfahren haben bisher den Nachweis einer Erhöhung der Schwangerschaftsrate im Sinne der evidenzbasierten Medizin erbracht?

2 In welcher schulmedizinischen Therapieart wird Akupunktur eingesetzt?

3 Wie wird das zentrale duale Begriffspaar in der Traditionellen Chinesischen Medizin genannt und welche Eigenschaften werden diesem Paar zugeschrieben?

4 Welche Nebenwirkungen und Risiken sind bei Heilkräutern in der Behandlung bei unerfülltem Kinderwunsch zu beachten?

5 Was besagt der Placeboeffekt?

Ehret, B., Roepke-Buncsak, M. (2008): Frauen – Körper – Gesundheit – Leben. Das große BRIGITTE-Buch der Frauenheilkunde. Diana Verlag, München

Gnoth, C. (2009): Kinderwunsch: Natürliche Wege zum Wunschkind. 2. Aufl. Gräfe und Unzer, München

König, U. (2003): Wir wollen ein Baby. Von Mönchspfeffer bis In-vitro. Rowohlt Taschenbuch Verlag, Hamburg

Ohlig, A. (2007): Luna-Yoga: Yoga mit den Mondphasen. Knaur Taschenbuch, München

Schmacke, B. (2010): Kinderwunsch mit Leib und Seele. Selbstverlag, Unna

Schweizer-Arau, A. (2009): Hoffnung bei unerfülltem Kinderwunsch. Die Fruchtbarkeit ganzheitlich fördern mit chinesischer Medizin. Stadelmann Verlag, Wiggensbach

8 Psychosoziale Aspekte der Reproduktionsmedizin

8.1 Historisches zur Psychosomatik

psychogenic infertility model

Die psychosomatische Forschung zu ungewollter Kinderlosigkeit hatte anfänglich stärker die potenziellen psychischen Ursachen von Fruchtbarkeitsstörungen im Blick („psychogenic infertility model") als deren psychologische Folgen. Beginnend in den 40er Jahren des 20. Jahrhunderts bis hin zu den 90er Jahren wurden Paare mit unerfülltem Kinderwunsch aus psychosomatischer Sicht überwiegend pathologisiert, zumal anfangs davon ausgegangen wurde, dass nur etwa die Hälfte der Fruchtbarkeitsstörungen körperlich bedingt war. So fanden sich in einer älteren amerikanischen Übersichtsarbeit (Blos/Cleghorn 1958) die folgenden „Persönlichkeitsfaktoren bei weiblicher Sterilität":

1. Körperliche und emotionale Unreife.
2. Aggressiv-maskuliner Typ (verweigert weibliche Rolle).
3. Kombination von 1 und 2.
4. Identifikation mit feindlicher Mutter.
5. Mütterlicher Typ.
6. Feminin-erotischer Typ.
7. Zwangsneurotischer Typ.
8. Unruhige, verarmte und chronische Grüblerin.

Pathologisierung der Paare

Abgesehen davon, dass es zu diesem Zeitpunkt anscheinend noch keine männlich bedingte Fruchtbarkeitsstörung gegeben hat (oder geben durfte), werden wahrscheinlich auch Mütter (bzw. gewollt kinderlose Frauen) große Probleme damit haben, sich in irgendeinem dieser „Persönlichkeitsfaktoren" wiederzufinden. Nun hat diese Übersicht keineswegs ausschließlich nur historischen Charakter, wie das nachfolgende Zitat aus einem Kompendium zur „Psychosomatischen Medizin und Psychotherapie" aus dem Jahre 2009 zeigt: Unter der Kapitelüberschrift „Sterile Partnerschaft" werden folgende „Persönlichkeitstypen bei Frauen" aufgelistet:

„körperlich und seelisch unreife Frauen; männlich-aggressive Frauen, die Weiblichkeit und Mütterlichkeit ablehnen; Frauen mit unreifer und abhängiger Persönlichkeit, die sich hinter einem aggressiven und dominanten Verhalten verbirgt" sowie „weiblich-erotische Frauen" (Klußmann/Nickel 2009, 460).

Solche Formulierungen können heutzutage nur als frauenfeindlich und wissenschaftlich völlig überholt bezeichnet werden. Diese Pathologisierung der Paare mit unerfülltem Kinderwunsch setzte sich über Jahrzehnte fort: Zwei Beispiele dazu aus dem deutschsprachigen Raum aus den 1980er bzw. 1970er Jahren:

„Ein harmonischer Kinderwunsch war nur in 15% der weiblichen Patienten vorhanden, aber in 40% der männlichen." (Jeker et al. 1989, 29). Goldschmidt und de Boor (1976, 922) fanden unter zehn „funktionell sterilen" Paaren immerhin vier „schwer gestörte" und drei „ödipal gestörte" Paare. Nach Meinung der Autoren waren die restlichen drei Paare „bei starker Abwehr" normal wirkend.

Dass solche pauschal pathologisierenden Aussagen, die durch systematische Untersuchungen in keiner Weise gestützt werden, nicht nur dem letzten Jahrhundert angehören, soll abschließend durch zwei weitere aktuellere Zitate (aus den Jahren 2006 bzw. 2008) verdeutlicht werden:

„Die Ambivalenz im Kinderwunsch ist eine Ursache der psychogenen Sterilität" (Eicher 2006, 797) und „50 Prozent aller Paare mit unerfülltem Kinderwunsch gelten aus schulmedizinischer Sicht als körperlich gesund [...] Viele Paare ahnen, dass es tief in ihnen seelische Blockaden vor einer Zeugung oder Empfängnis geben mag." (Zart 2008, 34)

idiopathische Infertilität

Statistisch gesehen verteilen sich die Ursachen von Fruchtbarkeitsstörungen zu etwa 30 bis 40% auf die Frau, zu 30 bis 40% auf den Mann, und bei 20 bis 30% der Paare werden sowohl bei der Frau als auch beim Mann Störungen gefunden. Bei etwa 10 bis 15% der Paare lässt sich mit den heute zur Verfügung stehenden diagnostischen Mitteln keine psychische oder organische Ursache für ihre Kinderlosigkeit herausfinden (Diedrich/Ludwig/Griesinger 2012). Diese Paare werden unter der Diagnose idiopathische Infertilität geführt. Idiopathische Fertilitätsstörungen sind auf keinen Fall immer gleichzusetzen mit verhaltensbedingten Fertilitätsstörungen, da für letztere ganz bestimmte Kriterien erfüllt sein müssen (Wischmann 2012a).

8.1.1 „Psychogene" Fertilitätsstörungen

> Das Postulat „psychogener" Fertilitätsstörungen im „klassischen" Sinne – wie eben dargestellt – kann als wissenschaftlich überholt angesehen werden. Falls die Psyche als Ursache eine Rolle spielen könnte, dann höchstens über konkrete Verhaltensweisen bzw. „life-style"-Fak-

toren. Nach der aktuellen Leitlinie „Fertilitätsstörungen – psychosomatisch orientierte Diagnostik und Therapie" (Kentenich et al. 2012) liegt eine **verhaltensbedingte** – und damit potenziell psychosozial (mit) bedingte – **Fertilitätsstörung** dann vor, wenn

a ein Paar trotz Aufklärung durch den Arzt weiter ein die Fruchtbarkeit schädigendes Verhalten praktiziert, z. B. Ernährungsweise – vor allem Über- bzw. Untergewicht und Essstörungen –, Hochleistungssport, Genussmittel- bzw. Medikamentenmissbrauch, extrem beeinträchtigender beruflicher Stress (wie z. B. Wechselschichtarbeit beider Partner),
b ein (heterosexuelles) Paar keinen Geschlechtsverkehr an den fruchtbaren Tagen hat bzw. eine nicht-organisch bedingte sexuelle Funktionsstörung vorliegt bzw.
c ein Paar eine aus medizinischer Sicht notwendige Kinderwunschtherapie zwar bewusst bejaht, diese dann aber – auch nach langer Bedenkzeit – doch nicht beginnt, also beispielsweise die Tubendurchgängigkeitsprüfung oder die Spermiogrammerstellung immer wieder aufschiebt.

Zur Illustration hier ein Fallbeispiel:

In die psychologische Kinderwunschberatung kommt eine Frau, 30 Jahre alt, promoviert in einem sozialen Beruf. Nach acht Jahren Partnerschaft besteht seit zwei Jahren der gemeinsame Kinderwunsch. Eine eindeutige organische Diagnose war in der Kinderwunsch-Sprechstunde der Frauenklinik bei keinem der Partner gefunden worden, von einer (behandelten) Schilddrüsenunterfunktion bei ihr abgesehen. Zögerlich berichtet die Patientin schließlich im Gesprächsverlauf, sie habe den Verdacht, bei ihr habe sich eine Essstörung entwickelt. Gewichtszunahmen seit ihrer Pubertät habe sie zunächst durch kontrolliertes Essen versucht in den Griff zu bekommen, dann durch exzessive sportliche Betätigung (täglich jeweils mindestens 1 km Schwimmen). Seit Jahresbeginn reagiere sie auf Gewichtszunahmen vermehrt mit selbstprovoziertem Erbrechen, was sie erschrecken würde. Sie befürchte, eine Bulimie (Ess-Brech-Sucht) beginne sich zu entwickeln. Mit der Patientin wurde eine analytische Psychotherapie vereinbart.

In einer der probatorischen Sitzungen (Sitzungen zur Klärung der Diagnose vor Einleitung der Psychotherapie) nach der Atmosphäre in der Herkunftsfamilie befragt, äußerte die Patientin: „Bei uns in der Familie war es immer unheimlich harmonisch." Was das denn genau bedeute? Es hätte früher nie Krach in der Familie gegeben, sie sei nie unter Druck gesetzt worden, es sei immer „der Ton gewahrt" worden. Beim Essen wurde immer geschwiegen, und das Motto der Mutter sei gewesen: „Lächeln ist immer das Wichtigste!" Im Gegensatz zu ihrer älteren Schwester müsse man sich bei ihr um nichts kümmern, habe die Mutter gemeint, sie habe allerdings sehr nach den schulischen Leistungen der Patientin geschaut. Wenn der Mutter etwas nicht gepasst hätte, habe sie dann für Tage nicht mehr mit einem gesprochen. Anders dagegen das Verhältnis zum Vater: Der sei immer stolz auf sie gewesen, habe sie „umworben".

Wie das Unbewusste der Patientin die Familienatmosphäre bewertete, wurde in einer Szene noch vor Therapiebeginn deutlich: Zum Muttertag seien ihre Schwester und sie zu den Eltern gefahren. Nach dem gemeinsamen – schweigend eingenommenen – Mittagessen hätte es das übliche Ritual bei Familienfesten gegeben, nämlich als Familie zusammen einen Videofilm anzuschauen. Die Patientin habe dieses Video aussuchen dürfen, in den Videorekorder gesteckt und diesen angestellt. Dann ist sie aus dem Wohnzimmer gegangen, um sich – unbemerkt vom Rest der Familie – auf der Toilette zu übergeben. In dieser Szene – wie auch in der bulimischen Symptomatik – zeigt sich deutlich, dass die Familienatmosphäre von der Patientin tatsächlich kaum als „harmonisch", sondern vielmehr im Grunde als „un-heim-lich" empfunden wurde.

Das Essverhalten der Patientin hatte sich bis zum Psychotherapiebeginn normalisiert, ebenso die sportliche Betätigung. Freudestrahlend berichtete sie in der vierten Therapiestunde dann von einem positiven Schwangerschaftstest. Ein Jahr nach dem allerersten Beratungsgespräch wegen unerfüllten Kinderwunsches gebar sie ihr erstes Kind. Nach der klassischen psychoanalytisch-psychosomatischen Sichtweise hätte erst ihre innere Beziehung zur dominanten und ständig Dankbarkeit einfordernden Mutter (und zum „umwerbenden" Vater) in der psychoanalytischen Arbeit geklärt und aufgearbeitet werden müssen, bevor sich die „unbewusste Blockade" gegenüber einer möglichen Schwangerschaft hätte auflösen können. Diese Aufarbeitung fand während der über 230 Stunden dauernden Psychotherapie nun auch zu einem großen Teil statt, und es kamen noch zwei weitere Kinder auf die Welt. Der Eintritt der ersten Schwangerschaft kann wissenschaftlich seriös aber nur damit erklärt werden, dass die Patientin ihr Fruchtbarkeit beeinträchtigendes Verhalten, nämlich das kontrollierte Essen und den intensiven Sport, reduzierte, und nicht aufgrund der Auflösung irgendeiner unbewussten „inneren Blockade".

Prävalenz verhaltensbedingter Infertilität

Die Prävalenz verhaltensbedingter Infertilität nach oben genannter Definition kann (konservativ) auf ca. 5% eingeschätzt werden. Geht man also davon aus, dass bei etwa 10 bis 15% aller Paare keine medizinische Ursache gefunden werden kann, so läge damit bei einem Drittel bis der Hälfte dieser Paare eine Fertilitätsstörung vor, die dem klinischen Eindruck nach vorwiegend auf sexuellen Funktionsstörungen beruht. Weniger konservativ geschätzt wurden allerdings auch höhere Prozentangaben genannt.

Einer älteren Studie nach fand sich bei 5 von 51 Paaren (= 9,8%) eine „acute midcycle sexual dysfunction in the male partner" (Drake/Grunert 1979, 542), die einen Geschlechtsverkehr an den fruchtbaren Tagen unmöglich machte. Eine Studie aus Marburg an 37 Paaren zu Beginn einer Kinderwunschbehandlung erbrachte das Ergebnis, dass bei 13 dieser Paare der Geschlechtsverkehr an den fruchtbaren Tagen nicht stattfand, allerdings aufgrund Vermeidung und nicht aufgrund einer sexuellen Funktionsstörung (Pook et al. 2000). Weitere fünf Paare hatten trotz Kinderwunsch und Aufklärung nur außerhalb der fruchtbaren Tage miteinander geschlafen.

In einer eigenen Studie zur Prävalenz der verhaltensbedingten Infertilität an 110 Frauen und 100 Männern in der Kinderwunsch-Sprechstunde der Universitätsfrauenklinik Heidelberg lag der Prozentsatz der potenziell „psychosozial (mit)bedingten Infertilität" nach der oben genannten Definition bei 9% der Frauen und 3% der Männer. Hier lag allerdings nur bei zwei Frauen und einem Mann eine (sehr wahrscheinliche) sexuelle Funktionsstörung vor. Acht Frauen hatten einen Body Mass Index (BMI) unter 18,5 kg/m², sie gelten damit als stark untergewichtig, zwei Männer gaben Anabolikaabusus an. Bei immerhin drei dieser acht Frauen ergaben sich aus den anderen Antworten im Fragebogen deutliche Hinweise auf eine präklinische oder manifeste Anorexie (Magersucht).

Wenn allerdings auch die anderen Kriterien der obigen Definition hinzugezogen werden, erhöht sich die Prävalenzrate in dieser Stichprobe drastisch: 11% der Frauen und 18% der Männer unserer Studie waren gewohnheitsmäßige Raucher, und 19% der Frauen übten – bei normalen oder niedrigem BMI – exzessiven Sport aus. Weiterhin waren 16% der Männer und 10% der Frauen dieser Studie mit einem BMI ≥ 30 kg/m² als adipös einzuschätzen (Schilling et al. 2012). Da allerdings umstritten ist, inwieweit Rauchen bzw. Übergewicht noch als leicht modifizierbare „life-style"-Faktoren gelten können oder ob sie nicht bereits Ausdruck einer therapiebedürftigen Suchtproblematik sind, wurden sie bei der Prävalenzberechnung in dieser Studie nicht berücksichtigt.

einschränkende Verhaltensweisen

Nach dem jetzigen Stand der Wissenschaft beeinflusst also nicht eine irgendwie geartete (bewusste oder unbewusste) konflikthafte Einstellung zur Schwangerschaft, zum gewünschten Kind oder zur Elternschaft direkt die Fertilität negativ, sondern nur entsprechend die Fertilität schädigende bzw. einschränkende Verhaltensweisen. Beispielhaft dafür seien hier genannt:

B

Bei Frauen mit einem Body Mass Index unter 20 kg/m² bzw. über 24 kg/m² kann eine ovariell bedingte Infertilität auftreten. Auch bei übergewichtigen Männern kann oft eine eingeschränkte Fertilität festgestellt werden. Zu häufiger intensiver Sport verringert die Schwangerschaftswahrscheinlichkeit bei einer reproduktionsmedizinischen Behandlung. Der negative Einfluss des Rauchens auf die Fertilität sowohl bei Frauen als auch bei Männern ist gesichert, auch auf den Verlauf der Schwangerschaften, der von (übermäßigem) Koffein-, Alkohol- und anderem Drogenkonsum gilt als höchst plausibel (Bellver 2008; Homan et al. 2007).

Zeitpunkt von Sex und Ovulation

Die Schwangerschaftswahrscheinlichkeit ist außerdem in hohem Maße vom Zeitpunkt des sexuellen Verkehrs und der Ovulation abhängig (s. Abb. 8.1). Am höchsten liegt sie bei Verkehr zwei Tage vor dem Eisprung, erreicht aber auch beim fertilen jungen Paar im Durchschnitt kaum 30%. Hat das Paar ausschließlich nur zum Ovulationstermin Sexualverkehr, verringert sich diese Chance bereits auf 6 bis 8%, und beim Verkehr nur einen Tag später auf ca. 1 bis 2% (bei der Frau im Alter von Ende 30 Jahren halbieren sich diese Prozentsätze jeweils noch). Von daher dürf-

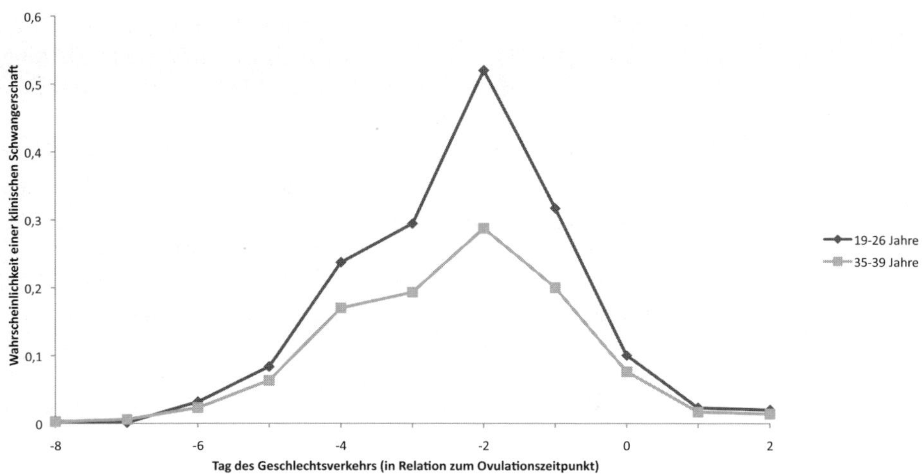

Abb. 8.1: Schwangerschaftswahrscheinlichkeit in Bezug zum Ovulationszeitpunkt (für 2 Altersgruppen der Frau, mod. n. Dunson et al. 2002)

ten viele Fälle „ungeklärter" Fertilitätsstörungen auf zeitlich unpassenden oder nicht stattfindenden Sexualverkehr zurückzuführen sein. Systematische Erhebungen mit validen Aussagen dazu gibt es aber bisher noch nicht (Wischmann 2009c).

8.2 Diagnostik

8.2.1 Psychosoziale Merkmale von infertilen Paaren

Wissenschaftlich fundierte Forschung mit anspruchsvoller Methodik an genügend großen Stichproben von infertilen Paaren ergibt heutzutage folgendes Bild: Im Durchschnitt erscheinen Kinderwunschpaare psychisch unauffällig. Als durchgängige Befunde zeigen sich nur eine leicht erhöhte Depressivität, Ängstlichkeit und Körperbeschwerden bei vielen Frauen, die aber keine klinische Relevanz im Sinne von Therapiebedürftigkeit aufweisen (Wischmann et al. 2001).

psychological consequences model

Diese Symptome können am ehesten als Folge der Diagnostik bzw. der medizinischen Kinderwunschtherapie interpretiert werden, da ihre Ausprägungen mit der Dauer der Kinderwunschbehandlung zunächst zunehmen („psychological consequences model"). Insgesamt liegt der Anteil psychopathologisch auffälliger Personen bei Kinderwunschpaaren bei 15 bis 20% und damit mit Sicherheit nicht höher als in der Allgemeinbevölkerung.

Partnerzufriedenheit

Auch bezüglich der Partnerzufriedenheit gibt es keinerlei Auffälligkeiten bei Paaren mit unerfülltem Kinderwunsch. Mit längerer medizinischer Behandlungsdauer stellen sich ungewollt kinderlose Frauen mit ihrer Partnerschaft etwas zufriedener dar im Vergleich zu den Normwerten der Fragebögen. Spezifische Beziehungsmuster können nicht als typisch für ungewollt kinderlose Paare gesehen werden. Auch ein aktuell immer noch zitiertes „häufig anklammernd-symbiotisches Beziehungsmuster der Partner" (Klußmann/Nickel 2009, 459) ist mit Sicherheit nicht typisch für Paare mit Fertilitätsstörungen, wie anspruchsvolle Studien schon längst gezeigt haben (Wischmann et al. 2002).

Polarisierung der Grundstimmung

Dem Gießen-Test-Paarprofil (s. Abb. 8.2) ist zu entnehmen, dass bis auf die klinisch eindrucksvolle Depressivität im Selbstbild der Frau keine Auffälligkeiten bei einer größeren Patientenstichprobe von infertilen Paaren festgestellt werden konnten. Was in der psychosozialen Kinderwunschberatung häufig zu sehen ist, nämlich eine Polarisierung zwischen den Grundstimmungen von Frau und Mann („depressive Frau/hilfloser Mann"), bildet sich in diesem Profil auf der zweiten Skala von unten (HM/DE) ab: Im Selbstbild der Frau ist die Depressivität (DE-Pol) nicht so stark ausgeprägt, wie sie von ihrem Partner eingeschätzt wird (Fremdbild). Dahingegen wird umgekehrt der Mann in seiner Grundstimmung von seiner Partnerin sehr viel unbelasteter wahrgenommen (Fremdbild des Mannes Richtung HM-Pol verschoben), als er sich selber im Selbstbild sieht. Aus systemtherapeutischer Sicht könnte man auch von einer Delegation sprechen: Das Leiden an der ungewollten Kinderlosigkeit wird weit überwiegend von der Frau getragen, der Mann wird somit weitgehend entlastet. Neuere Studien zeigen allerdings, dass sich die Belastung durch den unerfüllten Kinderwunsch kaum zwischen Frauen und Männern unterscheidet, wenn Fragebögen zu psychologischen Variablen paarspezifisch und nicht (wie bisher üblich) gruppenbezogen ausgewertet werden bzw. wenn bei der Auswertung der Antworten geschlechtsspezifische Stereotypisierungen als konfundierende Variablen mitberücksichtigt werden (s. dazu Kap. 8.2.3).

Bei Paaren, die eine psychosoziale Kinderwunschberatung aufsuchen, ist eine solche Polarisierung der Grundstimmung häufig zu beobachten. Viele Frauen beschweren sich dann beispielsweise, dass sie ihren Frust über die Misserfolge der reproduktionsmedizinischen Behandlung gar nicht mehr mit ihrem Partner besprechen könnten, da dieser sich sofort zurückziehen würde (z. B. vor

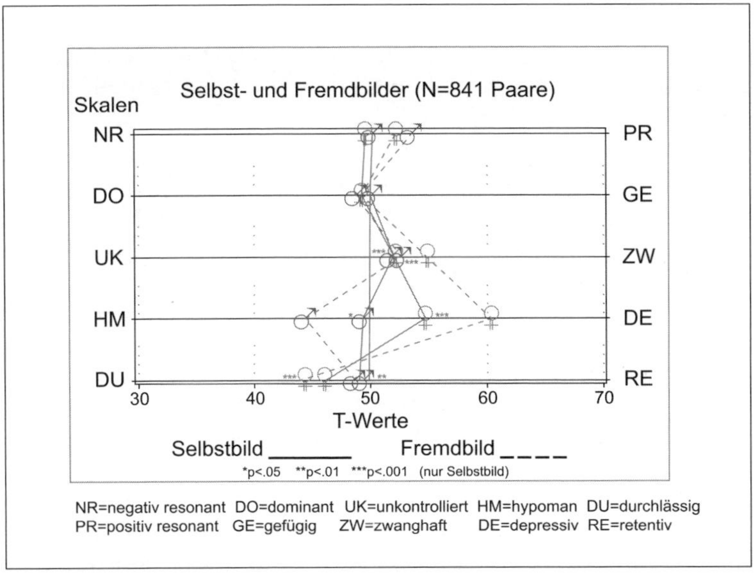

Abb. 8.2: Gießen-Test-Paarprofil (mod. n. Wischmann et al. 2002)

den PC oder die Spielekonsole). Die Männer hingegen beklagen, es hätte doch keinen Sinn, die gleiche Situation „hundertmal durchzukauen“, weil sich dadurch ja nichts an ihr ändern würde (s.a. Kap. 10.1). Einer der Hauptvorteile einer Paarberatung (gegenüber einer Einzelberatung) ist, dass solche ungünstigen Rollenverteilungen und Polarisierungen beiden Partnern „in vivo“ verdeutlicht und direkt alternative Handlungsweisen dazu erprobt werden können (Van den Broeck et al. 2010).

8.2.2 Infertilität und Stress

Der Einfluss von Stress auf die Fruchtbarkeit wird in der Laienpresse immer wieder als sehr hoch veranschlagt. Aber auch in der wissenschaftlichen Literatur wird diese Ansicht vertreten und gelegentlich mit Zahlen zu untermauern versucht. Unter der Kapitelüberschrift "Sterile Partnerschaft" wird in dem bereits erwähnten aktuellen Psychosomatik-Kompendium behauptet: „Jede vierte Frau, die wegen Sterilität in Behandlung kommt, ist aus psychischen Gründen steril" (Klußmann/Nickel 2009, 459), eine Zahl, für die keinerlei Belege gegeben werden können.

Schuldzuweisungen und Selbstergründungen

Aus der Sicht betroffener Paare erzeugt die oft gehörte (paradoxe) Aufforderung „Du darfst dich selber mit dem Kinderwunsch nicht so stressen, dann wirst du schon schwanger werden!" meist noch mehr Druck:

> „Die Überpsychologisierung unserer Gesellschaft – jeder hat gleich eine psychologische Begründung parat, warum es ‚nicht klappt'. Man sollte den Paaren vermitteln, dass das alles nichts bringt: die Schuldzuweisungen und psychologischen Selbstergründungen, sie machen nur depressiv, aggressiv, wütend." (Aussage einer Patientin, zit. n. Wischmann/Stammer 2010, 77)

Besonders pointiert drückt es die Autorin eines englischsprachigen Ratgebers mit dieser Kapitelüberschrift aus: "The road to hell is paved with 'just relax'"(Ford 2009). Das Erlernen von Entspannungstechniken – wie z. B. autogenes Training, progressive Muskelentspannung, Yoga – kann zwar zur besseren Bewältigung der ungewollten Kinderlosigkeit und der reproduktionsmedizinischen Behandlung in der Regel betroffenen Frauen (und ihren Partnern) empfohlen werden. Eine Erhöhung der Schwangerschaftswahrscheinlichkeit ist dabei aber nur in sehr seltenen Fällen zu erwarten (Wischmann 2009b).

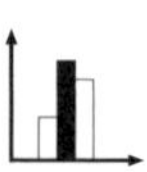

Auswirkungen von Alltagsstress

Methodisch sorgfältige Studien an größeren Stichproben ergeben, dass die Auswirkungen von Alltagsstress auf die Fruchtbarkeit wohl vernachlässigbar gering sind, letzte Klarheit gibt es in diesem Bereich allerdings noch nicht. So kam beispielsweise eine prospektive Studie mit 783 Frauen vor und während einer IVF-/ICSI-Behandlung zu dem Ergebnis:

> „Sogar ein sehr starker Anstieg des Ängstlichkeitwertes kurz vor der Punktion bei zuvor wenig ängstlichen Frauen beeinflusste nicht die Schwangerschaftswahrscheinlichkeit." (Lintsen et al. 2009, 1097)

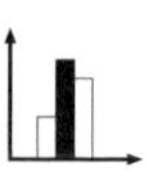

Die Autoren einer anderen prospektiven Studie mit 430 dänischen Paaren, welche die erste Schwangerschaft planten, kamen zu dem Schluss: „Die Effekte vom Alltagsstress des Mannes auf seine Samenqualität sind klein oder nicht vorhanden." (Hjollund et al. 2004, 21)

In einer sorgfältigen Metaanalyse (Boivin et al. 2011) wurden 14 prospektive Studien mit insgesamt 3.583 infertilen Frauen bezüglich deren Ängstlichkeit und Depressivität vor einem Behandlungszyklus mit ART und dem Behandlungsausgang („schwanger" bzw. „nicht schwanger") ausgewertet. Die Autorinnen kamen zu dem eindeutigen Ergebnis, dass emotionaler Distress der Frauen vor Behandlungsbeginn nicht mit einer möglicherweise eintretenden Schwangerschaft in Verbindung zu bringen war. Schlussfolgerung dieser Metaanalyse war,

> „dass die Ergebnisse dieser Meta-Analyse Frauen und Ärzte beruhigen sollten, dass emotionaler Distress – hervorgerufen durch die Fruchtbarkeitsproblematik oder andere Lebensereignisse im Zusammenhang mit der Behandlung –, die Chance schwanger zu werden nicht beeinträchtigen würde" (Boivin et al. 2011).

Die meisten sonstigen Studien zum Zusammenhang von psychischem Stress und Fertilitätsstörungen sind allerdings aus methodischer Hinsicht unzureichend. So wurde beispielsweise der Einfluss der verschiedenen medizinischen Diagnosegruppen, von unterschiedlichen Anamnesen und insbesondere von verschiedenen Behandlungsverläufen (z. B. die Anzahl fertilisierter und der letztlich erfolgreich transferierten Eizellen oder auch die Zahl abgebrochener Behandlungszyklen) meist nicht berücksichtigt. So könnten negative Rückmeldungen zum Behandlungsverlauf – dass sich z. B. nur wenige der punktierten Eizellen haben befruchten lassen – eine einfache Erklärung für gestiegenen subjektiven psychologischen Stress und dessen Verbindung zum Behandlungsausgang sein.

partnerschaftliche Kommunikation

Da die traditionellen Stressmodelle mit ihrer individuellen Natur zudem den dyadischen Kontext von Infertilität nicht ausreichend würdigen, ist die Angemessenheit ihrer Übertragbarkeit auf das Erleben ungewollter Kinderlosigkeit mehr als zweifelhaft. Die Auswirkungen des unerfüllten Kinderwunsches werden tatsächlich maßgeblich durch die partnerschaftliche Kommunikation moderiert: Eine Frau, die sich in der reproduktionsmedizinischen Behandlung von ihrem Partner alleine gelassen fühlt – auch wenn dieser es nicht notwendigerweise genauso sehen muss –, wird einen höheren Stresslevel aufweisen als eine Frau, die in dieser Phase starke Anteilnahme und hohe Wertschätzung durch ihren Partner erlebt.

Copingstile beider Partner

Auch die unterschiedlichen Copingstile beider Partner und intervenierende Variablen, wie z. B. individueller Optimismus bzw. Pessimismus, wurden in den bisherigen Studien zu Stress und Infertilität meist nicht berücksichtigt.

Eine sorgfältige konzipierte Studie an einer großen Stichprobe konnte z. B. zeigen, dass der subjektiv empfundene Distress direkt abhängig ist vom jeweiligen Copingstil des Partners (Peterson et al. 2008). Dieser Studie nach führte aktiv-vermeidendes Copingverhalten – wie z. B. Kleinkindern oder Schwangeren aus dem Weg gehen – auch nur eines Partners zu erhöhtem sozialen und Partnerschaftsstress bei ***beiden*** *Partnern.*

Von den etlichen Sichtweisen und Definitionen, was psychischer Stress nun genau bedeutet und wie er denn konkret zu operationalisieren ist, hat sich bislang keine in großem Umfang durchgesetzt. Nur sehr wenige Studien differenzierten zwischen akutem und chronischem Stress oder berücksichtigten zwischenzeitliche Veränderungen im gesundheitsbezogenen Verhalten der Paare – wie Rauchen und Alkohol- oder Drogenkonsum im Sinne einer verhaltensbedingten Fertilitätsstörung (s. weiter oben) – im Verlauf einer reproduktionsmedizinischen Behandlung.

ethisches Dilemma

Letztlich bleibt unklar, wie das grundlegende Dilemma im Studiendesign gelöst werden kann, dass ethische Grenzen eine prospektive Zuteilung von Frauen zu solchen stressvollen Bedingungen ausschließen, die genügend lange und intensiv sind, dass sie voraussichtlich zu reproduktiven Defiziten führen werden. Für eine aussagekräftige Studie müsste sich eine genügend große Gruppe nachweislich gesunder Mütter (und Väter) mit aktuellem Kinderwunsch (also z. B. mit dem Wunsch nach einem weiteren Kind) zufallsbedingt einer von zwei Bedingungen zuteilen lassen: eine Stressinterventions- und eine Kontrollgruppe. Die Stressintervention müsste intensiv genug sein, dass davon auszugehen ist, dass sie die Fruchtbarkeit potenziell beeinträchtigen könnte (also deutlich stärker als Alltagsstress sein). Genau so einer Studienbedingung dürfte die zuständige Ethikkommission aber nicht zustimmen („primum nihil nocere"). Andere Studiendesigns hingegen können die Frage nicht eindeutig beantworten, ob Stress zu Unfruchtbarkeit führt oder eben Unfruchtbarkeit zu Stress bzw. ob nicht noch eine dritte Variable intervenieren könnte. Pasch und Kollegen konnten in ihrer prospektiven Studie an Frauen in IVF-Behandlung beispielsweise zeigen, dass psychischer Stress (in Form von Depressivität bzw. Ängstlichkeit) keinen Einfluss auf den Ausgang der IVF-Behandlung hatte. Umgekehrt waren fehlgeschlagene IVF-Versuche mit erhöhter Depressivität und Ängstlichkeit bei den untersuchten Frauen verbunden (Pasch et al. 2012, 3442).

Auch die im Zusammenhang mit Stress und Fertilitätsstörungen häufig berichtete „Tatsache", dass Paare nach Aufgeben des Kinderwunsches (z. B. im Adoptionsprozess) spontan schwanger werden, hält wissenschaftlicher Überprüfung keineswegs stand. Die wenigen (3–4%, max. 10%) nach Adoption doch noch schwanger gewordenen Frauen erreichen viel mehr Aufmerksamkeit und sind in den Medien weitaus präsenter als die über 90 bis 95% „erfolglosen" Frauen (Wischmann 2006c). Auch neuere Studien zu Spontanschwangerschaften nach Adoption kommen zu ähnlich niedrigen Zahlen (z. B. de La Rochebrochard et al. 2009; Pinborg 2009).

8.2.3 Psychosomatische Erklärungsmodelle bei Infertilität

Psychoanalyse und Infertilität

Wie in einer Übersichtsarbeit (Wischmann 2006b) ausgeführt, entwickelten sich die Erklärungsmodelle zum Zusammenhang von Psyche und Fruchtbarkeitsstörungen zunächst anhand vorwiegend psychoanalytisch geprägter Vorstellungen zum „psychogenic infertility model“:

„Es hat viele psychoanalytische Theorien gegeben, die versucht haben, Infertilität zu erklären, insbesondere die idiopathische Infertilität. Diese beinhalten: ein Konflikt der Frau bezüglich Schwanger- oder Mutterschaft, die Zurückweisung der weiblichen Rolle, unterdrückte Aggressionen, unbewusste Schwangerschaftsängste sowie eine mangelhafte psychosoziale Entwicklung, welche dazu führen kann, dass die Frau eine Abwehr gegen Abhängigkeitsgefühle aufbaut, die mit dem Fortpflanzungsbemühen verknüpft sind (z. B. dass eine Schwangerschaft Ängste und Konflikte aus dem Bereich der oral-abhängigen Entwicklungsphase hervorruft und aus der Beziehung der Frau zu ihrer Mutter; und dadurch eine Frau unfruchtbar wird, um sich gegen diese Bedrohungen zu schützen). Es gibt allerdings keinerlei Fakten, die irgendeine dieser Theorien unterstützen.“(Kainz 2001, 481f)

Zum Konzept der „psychogenen Sterilität"
Im angelsächsischen Raum wird das Konzept der „psychogenen Sterilität" aus psychoanalytischer Sicht inzwischen weitaus kritischer eingeschätzt. In ihrer Übersichtsarbeit zeigten Apfel und Keylor (2002), dass die in Psychoanalysen von infertilen Frauen aufgefundenen Themen wie beispielsweise unbewusste Ängste bezüglich Sexualität und Schwangerschaft, Zurückweisung der weiblichen/mütterlichen Rolle, Identifikation mit dem Vater usw. aus psychoanalytischer Sicht als Ursache der Fertilitätsstörung gesehen wurden. Es müsse aber festgestellt werden, dass diese Themen auch sehr häufig in Analysen von Frauen auftauchten, die keine Schwierigkeiten mit der Konzeption haben, sei sie gewollt oder ungewollt. Weiterhin würden durchaus auch Frauen mit sehr ernsthaften psychischen Problemen mit Leichtigkeit schwanger werden. Die Autorinnen konstatierten daher zusammenfassend, dass es an der Zeit sei, den Begriff „psychogene Sterilität" als zu simplifizierend und anachronistisch in den Ruhestand zu versetzen – eine Forderung, die so radikal allerdings auch nicht sinnvoll ist, wie die weiter oben gegebene Definition der verhaltensbedingten Fertilitätsstörung aufzeigen soll.

Unter der Berücksichtigung des aktuellen Forschungsstandes kommen die Autorinnen des Standardlehrbuchs „Gynäkologische Psychosomatik und Gynäkopsychiatrie“ Anke Rohde und Almut Dorn somit zu diesem Schluss:

„Für die meisten der vor vielen Jahren und manchmal auch noch früher aufgestellten psychoanalytischen Hypothesen zur Krankheitsverursachung [gibt es] keine wissenschaftlichen Belege, die heutigen Ansprüchen genügen würden." Zudem gibt es den Autorinnen nach „noch einen weiteren Grund, Abschied zu nehmen von manchen psychodynamischen Verursachungshypothesen: Betrachtet man sie genau, sind sie oft in einer subtilen Art frauen- und sexualfeindlich und passen damit nicht mehr in die heutige Zeit." (Rohde/Dorn 2007, 6)

Nach der obskuren Logik eines ausschließlich orthodox psychoanalytisch fundierten psychosomatischen Infertilitätsmodells müssten die ca. 5% Frauen, die aufgrund einer Vergewaltigung schwanger geworden sind (Holmes et al. 1996), „unbewusst" einen „Wunsch" nach Schwängerung gehabt haben. Die Aussage „Angst wirkt wie eine Anti-Baby-Pille" (Auhagen-Stephanos 2011, 101) dürfte diesen betroffenen Frauen wohl nur als zynischer Hohn vorkommen.

8.2.4 Merkmale bei bestimmten Diagnosen

Endometriose

Eine der häufigsten gynäkologischen Erkrankungen im Zusammenhang mit dem unerfüllten Kinderwunsch ist die **Endometriose**. Endometriose ist das Wachsen von Gebärmutterschleimhaut außerhalb der Gebärmutterhöhle, sog. „versprengte" Gebärmutterschleimhaut. Die Gebärmutterschleimhautinseln können sich auf den Eierstöcken und in den Eileitern ansiedeln, aber auch auf Darm, Blase und Harnleiter. Diese Herde können bis zu mehrere Zentimeter groß werden. Bemerkbar machen sie sich für die Frau vor allem durch Schmerzen bei der Regelblutung, starke Schmerzen beim Geschlechtsverkehr oder Schmerzen beim Stuhlgang.

Prävalenz der Endometriose

Die Prävalenz der Endometriose liegt in Deutschland bei ca. 4 bis 12%, maximale Angaben liegen bei 25%. Bei unerfülltem Kinderwunsch spielt die Endometriose in 20 bis 74% der Fälle eine Rolle. Die große Schwankungsbreite in den Prävalenzraten ist auf dem Hintergrund zu erklären, dass insbesondere bei jungen Frauen mit Kinderwunsch nicht immer eine sorgfältige Endometrioseabklärung erfolgt. So ist zu vermuten, dass Endometriose erheblich häufiger ist als angenommen, da viele Frauen ihre prämenstruellen Beschwerden als „normal" meinen tolerieren zu müssen und daher keine Abklärung der Beschwerden erfolgt. Die Zahl der Neuerkrankungen wird für Deutschland auf ca. 40.000 pro Jahr geschätzt, das Intervall vom ersten Auftreten der Symptome (meist Unterbauchschmerzen) bis zur korrekten Diagnosestellung Endometriose dauert hier im Durchschnitt sechs

Jahre. Noch werden also Fehldiagnosen häufiger gestellt als die richtige Diagnose.

Mythos „Krebs der Karrierefrau"

Bis in die 1990er Jahre galt Endometriose überwiegend als „airline stewardess disease", im Deutschen fiel der polemisch pathologisierende Begriff „Krebs der Karrierefrau". Dass Endometriose vorwiegend Karrierefrauen betrifft, ist inzwischen eindeutig widerlegt. Es gibt zwar in einem Teil der Studien einen Trend der Auftretenswahrscheinlichkeit von Endometriose zur höheren sozialen Schicht. Dies ist aber in erster Linie auf das Herausschieben der ersten Schwangerschaft zurückzuführen. Das heißt, dass die Patientinnen in den höheren sozialen Schichten allein durch die Mehrzahl an bisher aufgetretenen Menstruationszyklen ein höheres Risiko auf das Auftreten einer Endometrioseerkrankung haben. Fatalerweise hat dieser Mythos des „Krebses der Karrierefrau" zur Folge, dass Endometriose bei jungen Patientinnen häufig erst sehr spät von niedergelassenen Ärzten erkannt wird, wie es von der Schriftstellerin Hillary Mantel in ihrem Aufsatz *Clinical waste* (2003) erschreckend deutlich gemacht wird.

psychologische Symptome

Zusammenfassend kann also festgestellt werden, dass keines der bisherigen psychosomatischen Modelle zu Endometriose bisher durch eine systematisch durchgeführte prospektive Studie mit Kontrollgruppe verifiziert worden ist. Am ehesten gleichen Endometriosepatientinnen vom psychologischen Profil her chronischen Schmerzpatientinnen. Bei effektiver Schmerzbehandlung verschwinden die gegenüber der Norm etwas auffälligen psychologischen Symptome der Endometriosepatientinnen (Depressivität, Ängstlichkeit, Feindseligkeit, körperliche Sensibilität) vollständig. Das in der psychosomatischen Literatur häufig erwähnte Symptom der Reizbarkeit bzw. „Feindseligkeit" der Endometriosepatientin lässt sich ohne Weiteres zum einen auf die Schmerzbedingtheit zurückführen. Zweitens beruhen die Schwierigkeiten in der Arzt-Patientin-Beziehung in der Regel auf den häufigen vorherigen Fehldiagnosen, einer eventuellen Bagatellisierung der endometriosebedingten Beschwerden durch behandelnde Ärzte vorher oder ihrer vorherigen Psychopathologisierung. Eine möglicherweise jahrelange Fehldiagnostik fördert nicht unbedingt das Vertrauen in die ärztliche Kompetenz. Endometriosepatientinnen mit Kinderwunsch leiden besonders,

- da die ersehnte Schwangerschaft voraussichtlich auch die endometriosebedingten Beschwerden lindern würde,
- da eine medikamentöse Supressionsbehandlung der Endometriose eine Schwangerschaft weiter hinauszögert,
- da eine Hormonstimulation in der Kinderwunschtherapie gelegentlich die Endometriosesymptomatik noch verstärken kann,
- da zwei Drittel der Patientinnen Schmerzen beim Geschlechtsverkehr haben
- und da Endometriosepatientinnen (bei Befall der Eierstöcke oder der Eileiter) häufig auf Verfahren der Reproduktionsmedizin angewiesen sind.

Zur Übersicht bezüglich dieser Erkrankung und psychosomatischer Aspekte sei auf den Fachzeitschriftenartikel von Wischmann (2008c) hingewiesen. Gutes Aufklärungsmaterial für betroffene Frauen und ihre Partner stellt die Endometriose-Vereinigung Deutschland zur Verfügung (www.endometriose-vereinigung.de). Bei der Endometriose-Sprechstunde der Universitäts-Frauenklinik Heidelberg ist eine Informationsbroschüre „Mit Endometriose leben" erhältlich, in der weitere Informationsmöglichkeiten (Ratgeberbücher, Internetadressen) empfohlen werden.

Andrologischer Faktor

Geschlechtsstereotypen

Da männliche Infertilität in der Öffentlichkeit (noch) stärker stigmatisiert wird als weibliche Infertilität (Wischmann 2008b) bzw. viele Männer dies oft als so gegeben wahrnehmen, ist zu vermuten, dass dem Leidensdruck von männlicher Seite aus eher seltener Ausdruck verliehen wird als bei Vorliegen einer ausschließlich gynäkologisch bedingten Infertilität. Nach Edelmann und Connolly (2000) beruht die Behauptung, dass Frauen auf Infertilität mit größerer emotionaler Belastung reagieren als ihre Partner, allerdings auf überholten Geschlechtsstereotypen und würde durch Forschungsergebnisse nicht gestützt werden. Männer würden insgesamt gesehen „negative" Gefühle eher verleugnen als Frauen und würden auf Stress anders als Frauen reagieren (z. B. eher mit vermehrtem Alkoholkonsum als mit depressiven Entwicklungen). Wenn Geschlechtsunterschiede gefunden würden, hätten diese eher mit der allgemeinen Reaktion auf Distress zu tun als mit der spezifischen psychischen Belastung durch die Infertilität.

Tatsächlich erbrachte eine brasilianische Studie an 162 Paaren vor assistierter Reproduktion, in der die Belastung für jeweils das einzelne Paar berechnet wurde (und nicht wie sonst gehandhabt im Gruppenvergleich Frauen/Männer), dass die Unterschiede in der emotionalen Belastung zwischen Frauen und Männern nahezu verschwanden (Chachamovich et al. 2009). Einer anderen Studie zufolge waren die Werte bezüglich Depressivität und psychischer Gesundheit von Männern vier bis fünfeinhalb Jahre nach erfolgloser IVF-Behandlung gleich niedrig wie die ihrer Partnerinnen (Johansson et al. 2010).

Es ist also zu vermuten, dass Männer unter ihrer ungewollten Kinderlosigkeit nicht weniger leiden als ihre Partnerinnen. Sie haben nur wenige sozial akzeptable „Ventile" zur Verfügung, ihre Frustration über diese Situation herauszulassen. Auf der anderen Seite ist ein durchschnittlich stärkerer Kinderwunsch – und dementsprechend eine stärkere Belastung durch die ungewollte Kinderlosigkeit – bei der Frau plausibel, da sie bis zur Menopause in der Zeit ihres Kinderwunsches (meist) regelmäßig monatlich erleben muss, nicht schwanger geworden zu sein.

Die Diagnose eines andrologischen Faktors und insbesondere einer Azoospermie stellt für viele Männer ein krisenhaftes Ereignis dar. So berichteten in einer US-amerikanischen Studie die betroffenen Männer von deutlichen Einschränkungen ihrer Lebensqualität (auch bezogen auf ihre Sexualität), auch wenn sie bereits Kinder hatten (Smith et al. 2009). Im Vergleich zu fertilen Paaren ergab eine polnische Studie die höchste Unzufriedenheit im Bereich Intimität und Sexualität beim Vorliegen der Diagnose eines andrologischen Faktors (Drosdzol/Skrzypulec 2009). Nach der Mitteilung eines eingeschränkten Spermiogrammbefundes war immerhin jeder neunte untersuchte Mann aufgrund einer passageren funktionellen Sexualstörung nicht zur Abgabe eines zweiten Spermiogramms in der Lage (Saleh et al. 2003). Bei 37% von den über 200 untersuchten Männern einer dänischen Studie, die sich einer ICSI-Behandlung unterziehen mussten, führte nicht das Angewiesensein auf diese Behandlungstechnik zu einer Beeinträchtigung der selbst wahrgenommenen Männlichkeit, sondern die reduzierte Spermienqualität (Mikkelsen et al. 2010). Während es eher sehr selten (< 1%) ist, dass ein geplanter IVF-Versuch abgebrochen werden muss, weil der Mann keine Spermienprobe im reproduktionsmedizinischen Zentrum abgeben kann, ist der Einfluss der invasiveren andrologischen Behandlungstechniken nicht zu unterschätzen: 26% der Männer, die sich erfolglos einer TESE unterzogen hatten (bei denen also keine Spermien aus dem Hodengewebe extrahiert werden konnten), berichteten über erstmals auftretende Erektionsstörungen (im Vergleich zu 0,4% der Männer nach erfolgreicher TESE; Akbal et al. 2010).

Zusammengefasst kann also festgehalten werden, dass – auch wenn Männer in der Kinderwunschbehandlung oft unter dem Etikett „Der Mann der Patientin" abgehandelt werden – sie in der Regel nahezu ähnlich stark unter ungewollter Kinderlosigkeit leiden wie ihre Partnerinnen, auch wenn sie dies nicht immer so wahrnehmen oder kommunizieren (können). Wenn das Setting entsprechend offen dafür ist und die Wichtigkeit der psychosozialen Kinderwunschberatung offensiv kommuniziert wird, nehmen z. B. bis zur Hälfte der angesprochenen Männer an einer psychologischen Gruppenintervention teil (Furman et al. 2010). Insbesondere wenn die ungewollte Kinderlosigkeit ausschließlich auf einen andrologischen Faktor zurückzuführen ist, wird dieses Leiden sichtbar. Dies verstärkt sich wohl noch deutlich, wenn invasive andrologische reproduktionsmedizinische Verfahren (wie TESE oder MESA) zur Anwendung kommen bzw. wenn auf eine Samenspende zurückgegriffen werden muss. Insbesondere in nichtwestlich geprägten Ländern kann der Leidensdruck beim Mann stärker ausfallen als in westlichen Ländern (s. z. B. Dyer et al. 2009).

8.3 Verlauf

8.3.1 Entscheidungsmotive für bzw. gegen reproduktionsmedizinische Behandlung und deren Erleben

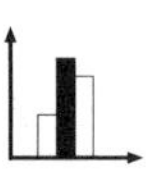

potenzielle Inanspruchnahme

In der bereits mehrfach genannten Leipziger Repräsentativumfrage (Stöbel-Richter et al. 2006) gaben 1,3% der Befragten an, sie würden bereits reproduktionsmedizinische Verfahren in Anspruch nehmen (überwiegend IVF). Knapp ein Drittel der befragten Männer und über ein Drittel der Frauen würden potenziell alle medizinisch möglichen Verfahren in Anspruch nehmen, um den eigenen Kinderwunsch zu realisieren. Demgegenüber meinten 26% der Männer und 19% der Frauen, sich mit ihrem Schicksal der Kinderlosigkeit abfinden zu wollen bzw. zu müssen. Der Aussage „Ungewollt kinderlose Paare sollten alle Techniken der Fortpflanzungsmedizin nutzen, um leibliche Kinder zu bekommen" stimmten 50% der Befragten „voll" bzw. „eher" und 32% „teilweise" zu. 31% der Befragten stimmten der Aussage „voll" bzw. „eher" und 41% „teilweise" zu, dass unfruchtbare Paare die Techniken der Fortpflanzungsmedizin in Anspruch nehmen, ohne deren Risiken wirklich abschätzen zu können. Die Aussage „Auch ältere Frauen sollten, unabhängig von ihrer biologischen Altersgrenze, ihren Kinderwunsch mit Hilfe der Fortpflanzungsmedizin verwirklichen können" wurde von 65% der Befragten abgelehnt. Schließlich stimmten („teilweise" bis „voll") 73% der Befragten der Aussage zu, dass die Anwendung neuer Techniken in der Fortpflanzungsmedizin mit moralischen Konflikten verbunden ist.

tatsächliche Inanspruchnahme

Nicht alle Paare, die nach der WHO-Definition als ungewollt kinderlos gelten (kein Schwangerschaftseintritt trotz regelmäßigem ungeschützten Geschlechtsverkehr nach zwölf Monaten; Vayena et al. 2002), nehmen deswegen (reproduktions)medizinische Hilfe in Anspruch.

So ergab die bereits erwähnte Interviewstudie an einer Repräsentativstichprobe von 580 Frauen in den USA, dass von den nach der genannten Definition als ungewollt kinderlos geltenden 123 Frauen nur 56 Frauen tatsächlich aktiv medizinische Hilfe deswegen aufsuchten (Greil/McQuillan 2004). Nach der Metaanalyse von Boivin und Kollegen (2007) nehmen weltweit im Durchschnitt ca. 56% aller infertilen Paare medizinische Hilfe in Anspruch. Die Prozentsätze unterschieden sich kaum zwischen den entwickelten und weniger entwickelten Ländern. Wird die medizinische Kinderwunschbehandlung allerdings komplett von den Versicherungen übernommen, steigt die Rate der Inanspruchnehmer auf bis zu 80%, sofern die Paare einfachen Zugang zur Behandlung haben (z. B. räumliche Entfernung zum reproduktionsmedizinischen Zentrum). Neben der zur Verfügung stehenden Infrastruktur und der Höhe der finanziellen Selbstbeteiligung scheinen auch andere Variablen die Entscheidung zur Aufnahme einer reproduktionsmedizinischen Behandlung zu beeinflussen. So fanden sich in einer australischen Studie bei infertilen Frauen, die keine medizinische Behandlung aufsuchten, im Vergleich zu infertilen Frauen in medizinischer Behandlung erhöhte Depressionswerte und vermehrt andere psychische Störungen (Herbert et al. 2010).

8.3.2 Typische Verläufe innerhalb einer reproduktionsmedizinischen Behandlung

psychische Belastung

Neben der emotionalen Belastung durch den unerfüllten Kinderwunsch stellt die zeitlich, emotional und finanziell aufwendige reproduktionsmedizinische Behandlung für sehr viele Frauen eine zusätzliche starke psychische Belastung dar. Ihre emotionale Belastung steigt mit der Zahl erfolgloser Behandlungszyklen meist in den ersten Jahren an. Hierbei gilt es zu bedenken, dass sich der „Aufwand“ für den Mann während einer solchen Behandlung in der Regel auf die Abgabe einer Samenprobe zu einem bestimmten Zeitpunkt beschränkt (außer bei Verfahren wie MESA bzw. TESE; s. Kap. 4.3.3). Die meisten Studienergebnisse zeigen übereinstimmend, dass sich Frauen in reproduktionsmedizinischer Behandlung oft ängstlicher, depressiver sowie in ihrem Selbstwert und im sozialen Netzwerk eingeschränkter als ihre Partner darstellen, auch im Vergleich zu den altersentsprechenden Normwerten von standardisierten Fragebögen (zur Übersicht: Kentenich et al. 2012). Die Partnerschaftsqualität und die sexuelle Zufriedenheit nehmen durchschnittlich mit der Dauer der Behandlung ab, bleiben aber weitgehend im Bereich der Fragebogennormen.

sexuelle Störungen

Bei Vorliegen nur einer männlichen Unfruchtbarkeit ist allerdings häufig auch das sexuelle Erleben und Verhalten der betroffenen Männer beeinträchtigt. Wegen invasiver Diagnostik (z. B.

„Verkehr nach Termin“ vor einem Postkoitaltest) berichten bis zu 60% der Paare über zumindest zeitweise Einschränkungen in der Sexualität (Wischmann 2009c). Aus vielen Untersuchungen ist inzwischen bekannt, dass es bei der Mehrzahl der Frauen und Männer zu irgendeinem Zeitpunkt der Fruchtbarkeitsbehandlung zu Problemen in der Sexualität kommt. Dazu zählen insbesondere Erektionsstörungen beim Mann und der vorzeitige Samenerguss, während bei der Frau häufig Erregungsstörungen auftreten. Diese sexuellen Störungen sind aber in der Regel nicht behandlungsbedürftig und legen sich in der Mehrzahl der Fälle auch bald wieder von alleine.

Behandlungsabbruch

Der psychische Stress in der Wartezeit nach dem Embryotransfer ist für sehr viele Frauen belastender als alle medizinischen Maßnahmen der ART, wie z. B. eine Eileiterdurchgängigkeitsprüfung, die ja meistens unter Vollnarkose durchgeführt wird. Auch in den Ländern, in denen die Kosten der Behandlung zu 100% von den Versicherungen übernommen werden, nehmen trotz Misserfolgs über die Hälfte der Paare nicht alle angebotenen Behandlungszyklen in Anspruch. Dies wird in erster Linie auf die emotionalen Belastungen der ART zurückgeführt, wie Befragungen an entsprechenden Patientengruppen in verschiedenen Ländern übereinstimmend ergeben. Eine schlechte medizinische Prognose wird meist erst an zweiter Stelle als Grund für einen Behandlungsabbruch genannt (Domar et al. 2010).

In einer australischen Studie stimmten 90% der – einige Jahre nach dem Ende ihrer IVF-Behandlung befragten – Frauen der Aussage zu, dass eine fortlaufende psychosoziale Beratung Teil der IVF sein sollte (Hammarberg et al. 2001).

8.4 Prognose mit Kind, Kindesaufklärung

8.4.1 Elternschaft nach IVF/ICSI

Stereotypen und Polarisierungen

Die ersten Spekulationen zur Entwicklung dieser Kinder nach IVF bzw. ICSI waren von massiven Vorurteilen geprägt. Der Psychosomatiker Peter Petersen schrieb zu den vermuteten Folgen der In-vitro-Fertilisation (1987, 99ff.):

> „Wir wissen wenig, das Wenige, was wir wissen, ist für das Wohl des zukünftigen Kindes unheilvoll“, und stellte sorgenvoll die Frage: „Wo bleibt bei diesem Kinderwunsch im Dienste der Selbstverwirklichung der Frau noch emotionaler Freiraum für die Emanzipation des Kindes?“

Die Reproduktionsmedizin hatte sich anfangs also in vielerlei Hinsicht mit Stereotypen und Polarisierungen auseinanderzusetzen, die z. T. bis heute anhalten.

Eltern-Kind-Beziehung

Die Entwicklung der Eltern-Kind-Beziehung nach assistierter Reproduktion wurde insbesondere in der „European Study of Assisted Reproduction Families" (Golombok et al. 1996) gründlich an 102 Familien nach IVF, 94 Familien nach donogener Insemination (DI), 102 Familien nach Adoption und weiteren 102 Familien mit spontan empfangenem Kind untersucht (Kinder mit körperlichen Einschränkungen und Mehrlingskinder waren allerdings nicht in die Studie miteingeschlossen worden). Wichtigstes Resümee dieser in vier europäischen Ländern durchgeführten Langzeitstudie: Die Eltern-Kind-Beziehung war bei den vier- bis achtjährigen Kindern in den beiden Gruppen nach assistierter Reproduktion etwas positiver gegenüber den Gruppen mit spontan gezeugten Kindern. Bei den elfjährigen IVF-Kindern in der Adoleszenz zeigte sich zwar eine leichte Tendenz zur Überbehütung durch die Mütter, die Fragen zu dieser These waren in dieser Studie aber nicht klar vom allgemeinen elterlichen emotionalen Engagement zu unterscheiden und beruhten überwiegend auf der Selbsteinschätzung der Mütter.

So ergab auch eine andere Untersuchung an 246 IVF-Müttern und 127 IVF-Vätern keine Auffälligkeiten im sog. „Parent-Child Relationship Inventory". Für ICSI-Einlinge kam eine andere multizentrische europäische Studie zum gleichen Ergebnis. Eine Reihe weiterer Studien, die sich zur Berücksichtigung des Mehrlingsrisikos nach ART auch auf die ausschließliche Untersuchung von Einlingen konzentrierten, bestätigten diese Befunde. So entsprach die Lebensqualität von ICSI- und IVF-Einlingen derjenigen von Kontroll-Einlingen, wobei IVF-Einlinge weniger problemhaftes Verhalten zeigten. Die motorische und kognitive Entwicklung zehnjähriger ICSI-Einlinge war vergleichbar mit der von spontan empfangenen Einlingen. Auch in Fremdbeurteilungen durch die Lehrer der acht- bis neunjährigen (Einlings-)Kinder ergaben sich keine Unterschiede im Verhalten zwischen IVF-Familien und Kontrollfamilien. Eine Follow-up-Studie sieben Jahre später ergab ebenfalls keinerlei Verhaltensauffälligkeiten bei diesen Kindern.

Ob die in einigen Studien gefundenen Geschlechtsunterschiede in der kognitiven Entwicklung bei Kindern nach ART (zu Ungunsten der Jungen) tatsächliche Differenzen widerspiegeln oder Artefakte darstellen, ist noch sorgfältiger abzuklären (zur Übersicht: Wischmann 2008d).

In einer weiteren europäischen Studie wiesen Mütter nach ICSI wiederum ein erhöhtes elterliches Engagement im Gegensatz zu Müttern nach IVF bzw. Müttern mit spontan empfangenem Kind auf, allerdings kein überbehütendes Verhalten. Die Vater-Kind-Beziehungen stellten sich über alle Studien durchweg unauffällig dar. Hammarberg und Kollegen stellten in ihrer Übersichtsarbeit (2008) allerdings die Hypothese auf, dass Paare nach reproduktionsmedizinischer Behandlung die Elternschaft möglicherweise zunächst idealisieren, was dann entsprechende Anpassungsschwierigkeiten an das Elternsein mit sich bringen könnte. Ob Mütter bzw. Väter nach ART Schwierigkeiten mit der

Integration ihrer vorherigen Fertilitätsstörung in ihre Elternschaft jetzt haben und ob sie deshalb einer speziellen psychosozialen Betreuung bedürfen, ist noch weitgehend ungeklärt.

Die psychosoziale Kindesentwicklung nach ART insgesamt gesehen ist also – zumindest bei Einlingen – unauffällig bis positiv. Die wenigen Studien zur Kindesentwicklung nach ART bei lesbischen bzw. homosexuellen Paaren zeigten keine auffällige Entwicklung bei den Kindern, die auch meist zu 100% aufgeklärt waren. Auch bei den Kindern der sog. „single-mothers by choice", also der „gewollt" alleinstehenden Mütter, scheint es keine Auffälligkeiten zu geben (Anmerkung: Die Begrifflichkeit „gewollt" alleinstehend soll nicht suggerieren, dass diese Frauen freiwillig alleinerziehende Mütter sein wollen). Ähnliche psychosoziale Unauffälligkeiten gelten für die Entwicklung von Kindern nach Eizellenspende, sofern die Eizellenspende in dem betreffenden Land legal war. Über die Kindesentwicklung nach Leihmutterschaft ist bisher nichts Generalisierbares bekannt, erste Studien ergaben aber auch keine Besonderheiten.

Die bisher untersuchten Stichproben von Kindern nach ART waren allerdings nicht sehr groß und die Non-Responderraten insbesondere bei den Kontrollgruppen z. T. hoch. Die methodischen Mängel bisheriger Studien (wie die fehlende Vergleichbarkeit mit den Kontrollgruppen z. B. wegen des höheren Alters der Mütter nach ART im Vergleich zu Müttern spontan gezeugter gleichaltriger Kinder) werden in den Übersichtsarbeiten von Colpin (2002) und von Hammarberg und Autoren (2008) zusammenfassend dargestellt.

8.4.2 Kindesentwicklung von Mehrlingen

Gesundheitsmodernisierungsgesetz

Die Entwicklung der Mehrlingsgeburtenrate in Deutschland von 1958 bis 2008 ist Abbildung 8.3 zu entnehmen (s. Abbildung 3.2 zur Geburtenrate insgesamt). Nahm diese Rate der Zwillings- und Drillingsgeburten fast kontinuierlich bis Ende der 1970er Jahre ab, stieg sie seit der Geburt des ersten IVF-Babys in Deutschland im Jahr 1982 auch nahezu kontinuierlich an bis zum Maximum im Jahr 2004. In diesem Jahr war am 1. Januar das Gesundheitsmodernisierungsgesetz in Kraft getreten, mit dem eine starke finanzielle Eigenbeteiligung der Paare an der reproduktionsmedizinischen Behandlung einherging (s. Kap. 4.4.1). Viele Behandlungszyklen fanden daher – vermutlich vorwiegend aus

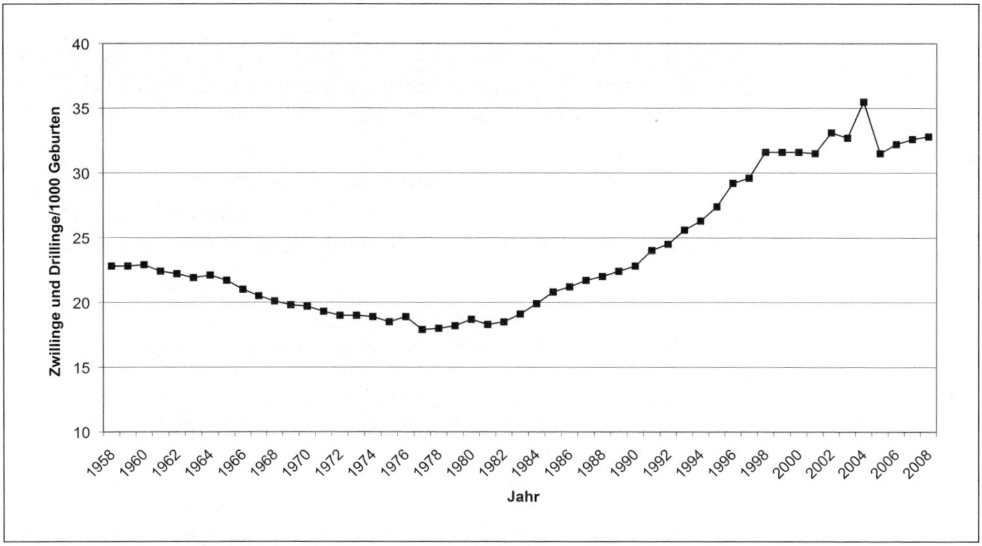

Abb. 8.3: Mehrlingsgeburtenrate (1958–2008)

monetären Gründen – noch im Jahr 2003 statt, in dem auch sechs Vierlingsgeburten nach assistierter Reproduktion zu verzeichnen waren.

Mehrlingsproblematik nach ART

Die Mehrlingsproblematik nach ART ist nicht nur aus medizinischer, sondern auch aus psychologischer Sicht als dramatisch zu bezeichnen. Verhaltens- und Sprachstörungen kommen bei Mehrlingen häufiger vor als bei Einlingen oder Zwillingen. Mütter von höhergradigen Mehrlingen haben ein höheres Erkrankungsrisiko für Depressionen und chronische Erschöpfungszustände, und die Eltern trennen sich signifikant häufiger als die Eltern anderer Kinder (zur Übersicht: Bindt 2002). Das Risiko einer schweren Behinderung liegt bei Drillingen bei etwa 1:6, diese ist also im Mittel in jeder zweiten Drillingsgeburt bei einem Kind zu befürchten.

Der Anteil der höhergradigen Mehrlinge nach reproduktionsmedizinischen Maßnahmen nimmt zwar in Deutschland wie auch in vielen anderen europäischen Ländern inzwischen nahezu stetig ab – die Drillingsrate (Lebendgeburten) fiel in 13 Jahren von 8,3% (1997) auf 1,86% (2009), da durchschnittlich immer weniger Embryonen transferiert wurden. Trotzdem ist der Anteil der komplikationsärmeren Einlingsschwangerschaften immer noch zu niedrig. Tatsächlich betrug die Mehrlingsrate in Europa im Jahr 2007 zwischen knapp 5% in Schweden und 37% in der Türkei (22% in Deutschland; de Mouzon et al. 2012). Dies ist in Schweden in erster Linie auf die konsequente Umsetzung des eSET als erstem europäischen Land zurückzuführen. In der Türkei traten regulierende Richtlinien erst im Jahr 2010 in Kraft, in denen die maximale Zahl der übertragenen Embryonen begrenzt wird.

Nach einer israelischen Studie hatten Frauen, die mit Zwillingen nach IVF schwanger wurden, positivere Erwartungen gegenüber ihren Kindern im Vergleich zu spontan Schwangeren mit Zwillingsschwangerschaft. Ein halbes Jahr nach Geburt berichteten sie allerdings über vermehrten mütterlichen Stress im Vergleich zu den Müttern mit spontan konzipierten Zwillingen (Baor/Soskolne 2010). Andere Studien hingegen berichten nicht von vermehrtem Stress bei Mehrlingsmüttern nach assistierter Reproduktion im Vergleich zu Mehrlingsmüttern nach Spontankonzeption. Die Studienlage ist aber insgesamt noch nicht befriedigend genug, so dass eine definitive Aussage hierzu noch nicht getroffen werden kann.

8.4.3 Aufklärung der Kinder

Kindesaufklärung nach assistierter Reproduktion: Einer US-amerikanischen Studie (Braverman et al., 1998) zufolge hatten über 80% der 373 IVF-Paare ihre Eltern bzw. Geschwister über die ART aufgeklärt, aber nur etwa 20% ihre vier- bis sechsjährigen Kinder. Ungefähr 60% der Eltern hatten es sich aber vorgenommen, wenn die Kinder acht bis zehn Jahre alt wären. In einer anderen Studie (Sundby et al., 2007) hatten sechs von 31 Frauen ihre zehnjährigen Kinder über IVF aufgeklärt (= 20%), zwei wollten es später tun. Ihre Herkunftsfamilie hatten hingegen 98% über die ART aufgeklärt. Ähnliche Zahlen, mit einer niedrigen tatsächlichen Aufklärungsquote, ergab eine deutsche Studie: Nur 2,3% der im Schnitt viereinhalbjährigen Kinder waren über die Zeugung durch ICSI aufgeklärt. Zwei Drittel der Eltern beabsichtigten aber noch eine Aufklärung der Kinder in ihrer Adoleszenz (Ludwig et al., 2008).

In der Studie von Colpin und Bossaert (2008) waren zwei Drittel der im Schnitt 16-jährigen Kinder aufgeklärt. Zwischen den aufgeklärten bzw. nicht aufgeklärten Kindern gab es keine Unterschiede bezüglich Verhaltensauffälligkeiten. Gemäß einer englischen Studie waren bei Volljährigkeit fast alle Kinder über die Art ihrer Zeugung aufgeklärt. Diesem speziellen Umstand wurde subjektiv von den Kindern so gut wie keine Bedeutung beigemessen, was auch die Nachbefragung an einer Gruppe deutscher IVF-Kinder bzw. -Erwachsener bestätigte (Wischmann 2008d).

Im Gegensatz zur Kindesaufklärung nach Gametenspende wird die Aufklärung von Kindern nach IVF/ICSI in der Fachöffentlichkeit kaum thematisiert. Auch besteht noch keine Einigkeit darüber, ob und wann Kinder nach IVF/ICSI (homolog) über die Art ihrer Zeugung aufgeklärt werden sollen. Aussagekräftige Forschung, die über Einzelfallbeschreibungen hinausgeht, liegt bisher noch nicht vor.

Kindesaufklärung nach donogener Insemination: Einer der ärztlicherseits umstrittensten Aspekte der donogenen Insemination betrifft die Fragen, ob und in welchem Alter Kinder über ihre biologische Abstammung und über den Spender aufgeklärt werden sollen und welche Konsequenzen dies für Kind und Spender hat. Die Unsicherheit der Eltern darüber (und wahrscheinlich auch die der behandelnden Ärzte) zeigte sich in der schon genannten Studie der „European Study of Assisted Reproduction Families" darin, dass im Schnitt nur 8,6% der Eltern von Kindern nach DI mit diesen über die Zeugungsumstände gesprochen hatten, im Gegensatz zu der Hälfte der IVF-Eltern und 95% der Adoptiveltern.

Aufklärungskonzepte

Diese Diskrepanz zwischen der Aufklärung der eigenen Generation und der der Kinder gibt in der Praxis Anlass zur Besorgnis über die zu erwartenden Effekte, wenn die Kinder zuerst durch einen Verwandten und nicht zuerst durch die Eltern aufgeklärt werden würden. Da hierzu aber bisher nur Einzelfallbeschreibungen Betroffener vorliegen, können dazu noch keine verlässlichen Aussagen getroffen werden. Bezeichnenderweise werden über die DI weitaus mehr Verwandte der mütterlichen als die der väterlichen Linie informiert, was durchaus als Auswirkung einer immer noch bestehenden Stigmatisierung der männlichen Infertilität verstanden werden kann. Im Gegensatz zur Adoptionsvermittlung liegen so gut wie keine Konzepte vor, wie und wann eine solche Aufklärung konkret ablaufen sollte, zumal dieser Aufklärungsprozess in der Regel nicht nur ein einzelnes Gespräch darstellt bzw. darstellen sollte. Dies wird übereinstimmend sowohl von vielen Wunscheltern als auch von psychosozialen Beratern, die in der Spendersamenbehandlung tätig sind, beklagt.

8.4.4 Medizinische Risiken für die Kinder

Fehlbildungsrate

Bezüglich der körperlichen Kindesentwicklung nach assistierter Reproduktion sind folgende Aspekte bedeutsam: Infantile Zerebralparesen treten nach assistierter Reproduktion häufiger auf, vermutlich aufgrund der höheren Frühgeburtlichkeit dieser Kinder und der Mehrlingsproblematik (s. Abb. 8.4 zur Übersicht). Das Risiko von größeren Fehlbildungen nach reproduktionsmedizinischer Behandlung ist gegenüber spontan konzipierten Kindern um ungefähr 30% erhöht, und nach ICSI-Schwangerschaften treten Chromosomenanomalien deutlich häufiger auf (0,63% vs. 0,2%) als bei anderen Methoden der ART und als bei spontan konzipierten Kindern (alle Angaben aus: Sutcliffe/Ludwig 2007). Die Ermittlung der Fehlbildungsrate bezieht sich in den meisten Studien nur auf die lebend geborenen Kinder. Missbildungen bei

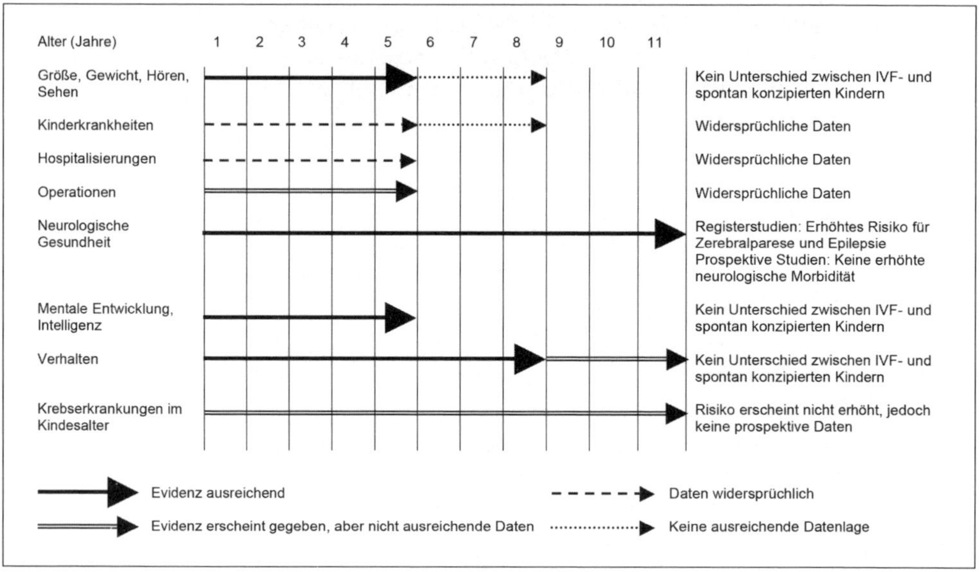

Abb. 8.4: Studienlage zur postpartalen Entwicklung von Kindern nach ART (mod. n. Ludwig/Ludwig 2007)

Totgeborenen und induzierten Aborten wurden dagegen bisher nicht berücksichtigt, so dass die „wahre“ Fehlbildungsrate nach ART noch nicht verlässlich eingeschätzt werden kann.

Risiken aufgrund epigenetischer Veränderungen nach ART

Die Bedeutung epigenetischer Veränderungen (Gen- und Umweltinteraktion während der frühen Embryonalentwicklung, bei der einzelne mütterliche bzw. väterliche Gene durch chemische Prozesse aktiviert bzw. deaktiviert werden) nach Einsatz assistierter Reproduktionsmedizin ist bis heute noch unklar. Es gibt Hinweise auf ein erhöhtes relatives Risiko der sehr seltenen Imprinting-Erkrankungen nach ART (Erkrankungen aufgrund gestört abgelaufener epigenetischer Veränderungen). Dazu zählen das Angelman-Syndrom (eine Form von Hyperaktivität, gepaart mit Entwicklungsverzögerungen) und das Beckwith-Wiedemann-Syndrom (Großwuchs-Syndrom mit vermehrten Fehlbildungen und Tumoren), seltener genannt wurden das Prader-Willi-Syndrom (geistige und motorische Entwicklungsverzögerungen) sowie das Retinoblastom (bösartiger Tumor der Augennetzhaut; alle Angaben nach Bertelsmann et al. 2008). Aufgrund der geringen Prävalenz dieser Erkrankungen (ca. 1:15.000–20.000) konnten diese Zusammenhänge bisher nur aufgrund der Auswertung großer epidemiologischer Studien postuliert werden. Methodisch aussagekräftigere prospektive Studien mit sehr großen Fallzahlen von Kindern und Jugendlichen nach ART sind sehr aufwendig und wurden bisher noch nicht durchgeführt.

Noch ist nicht endgültig geklärt, inwieweit die genannten Risiken technikabhängig, also auf die reproduktionsmedizinischen Verfahren an sich zurückzuführen sind oder von den Risikofaktoren der Paare in assistierter Reproduktion herrühren. Für den ersten Erklärungsansatz würde sprechen, dass nach ICSI-Kryotransfers mit mehr Fehlbildungen bei den Kindern zu rechnen ist als nach ICSI-Transfers mit frischen Embryonen. Die Studien hierzu sind teilweise allerdings auch widersprüchlich. Für den zweiten Ansatz könnte sprechen, dass sich Geschwisterkinder nach Spontankonzeption bzw. nach ART derselben Mutter bezüglich perinataler Komplikationen nicht unterscheiden und dass solche Komplikationen auch bei Kindern von subfertilen Müttern auftreten, die sich keinem Verfahren der ART unterzogen haben (Jaques et al. 2010).

Eine epidemiologische Studie aus Dänemark, in der von einer vierfach erhöhten Totgeburtenrate von Einlingen nach ART gegenüber spontan konzipierten Einlingsschwangerschaften berichtet wurde (Wisborg et al. 2010), erreichte ein großes Echo in den Medien. Ob diese Studienergebnisse auch in Deutschland repliziert werden könnten, erscheint zweifelhaft. Nach dem Deutschen IVF-Register wurden in den Jahren 1997 bis 2009 von 91.967 Einlingen nach ART 342 tot geboren. Dies entspricht einer Rate von 0,37% und liegt damit ähnlich niedrig wie bei spontan konzipierten Einlingsschwangerschaften (DIR 2010).

Das mit Abstand größte Risiko der assistierten Reproduktion stellen die Mehrlingsgeburten dar. Mit etwa 22% Mehrlingsgeburten in Deutschland liegen die Raten der Zwillingsgeburten 16-fach und die der Drillingsgeburten 70-fach höher als bei spontan konzipierten Kindern. Weiterhin sind die Risiken von Präeklampsie, Früh- und Totgeburt sowie Plazenta praevia deutlich erhöht (Sutcliffe/Ludwig 2007). Aufgrund ihrer Startbedingungen ist bei Zwillingen ein etwa dreifacher und bei Drillingen ein etwa zehnfacher finanzieller Aufwand für das Gesundheitssystem anzunehmen im Vergleich zu Einlingen.

8.5 Prognose ohne Kind

Lebenssituation

Alle Studien weisen übereinstimmend darauf hin, dass es in der Lebensqualität und in der Lebenssituation zwischen ungewollt kinderlos gebliebenen Paaren, gewollt kinderlosen Paaren und Eltern nur geringe Unterschiede gibt. Prognostisch günstig ist es, wenn das Paar (und dabei insbesondere die Frau) die Situation der Kinderlosigkeit akzeptieren und positiv neu bewerten kann, beide Partner rechtzeitig aktiv nach Alternativen suchen („Plan B“) und sich insbesondere sozial nicht isolieren. Dementsprechend sind prognostisch ungünstige Faktoren, wenn Grübeln über die Ursache der Kinderlosigkeit weiter anhält, Gefühle der Machtlosigkeit das Paar dominieren und eine starke Fokussierung auf Kinder als einzig erstrebenswertes oder wichtigstes Lebensziel erhalten bleibt (Kentenich et al. 2012). Die meisten Paare berichten, dass die Bewältigung der Krise der ungewollten Kinderlosigkeit mittel- und langfristig zu einer Stärkung ihrer Partnerschaft geführt habe. Die gemeinsam bewältigte Infertilitätskrise scheint das Paar – zumindest aus Sicht der Frauen – „zusammenzuschweißen“. Fünf bis zehn Jahre nach erfolgloser IVF-Behandlung liegt die Trennungsrate bei den Paaren zwischen 3 und 17% und damit unter der Rate von Paaren mit spontan konzipierten Kindern.

Einer bereits erwähnten schwedischen Studie nach, in der 154 Frauen und 135 Männer vier bis fünfeinhalb Jahre nach erfolgreicher assistierter Reproduktion sowie „erfolglos“ Behandelte (37 Frauen und 26 Männer) nebst einer Kontrollgruppe mit spontan konzipierten Kindern untersucht wurden, lag die Lebensqualität der kinderlos gebliebenen Männer ähnlich niedrig wie die ihrer Partnerinnen. Ähnlich die Ergebnisse einer bevölkerungsbezogenen finnischen Studie: Hier zeigt sich bei den infertil gebliebenen Männern eine signifikant niedrigere Lebensqualität im Vergleich zu Vätern, während der entsprechende Unterschied in der Lebensqualität bei den Frauen statistisch nicht signifikant wurde.

Sexualleben

Einige Studien berichten über starke Einschränkungen im mittel- und langfristigen Verlauf des Sexuallebens der Paare. Es ist allerdings unklar, ob diese Einschränkungen auf die Situation der ungewollten Kinderlosigkeit zurückzuführen sind oder, wie bei anderen Paaren auch, auf die zu diesem Zeitpunkt lange Partnerschaftsdauer (Wischmann 2009c).

Non-Responderrate

Zur Generalisierbarkeit aller Ergebnisse zu ungewollt kinderlos gebliebenen Paaren ist einschränkend auf die Rate der Non-Responder von durchschnittlich einem Drittel hinzuweisen. Es gibt Hinweise darauf, dass sich bei den Non-Respondern die Lebenssituation etwas ungünstiger gestaltet bzw. bei den Frauen dieser Gruppe von einem ursprünglich für das eigene Selbstwertgefühl wichtigeren Kinderwunsch ausgegangen werden könnte (Wischmann et al. 2012).

8.6 Adoption und Pflegschaft als alternative Perspektiven

Etliche Paare mit unerfülltem Kinderwunsch bekommen zu hören – sofern sie sich überhaupt anderen gegenüber zu ihrem Problem bekannt haben –, sie sollten doch ein Kind adoptieren oder in Pflege nehmen. Es gäbe doch so viele Kinder in deutschen Kinderheimen und noch mehr elternlose Kinder in der Dritten Welt, die auf ein schöneres neues Zuhause doch nur warten würden. Warum ist diese Option meistens keine alternative Perspektive für ungewollt kinderlose Paare? Dafür gibt es eine Reihe von Gründen.

- Die Zahl der in Deutschland zu Adoption freigegebenen Kinder sinkt beständig. Damit geht auch die Zahl der durchgeführten Adoptionen stetig zurück (s. Abb. 8.5). Seit 1994 ist innerhalb von 15 Jahren die Zahl der Adoptionen um insgesamt 54% zurückgegangen. Hauptgrund dafür sind die besseren Betreuungsmöglichkeiten für junge Mütter, die ihre Schule bzw. Ausbildung auch mit Kind absolvieren können und von daher das Kind nicht zur Adoption freigeben „müssen“.

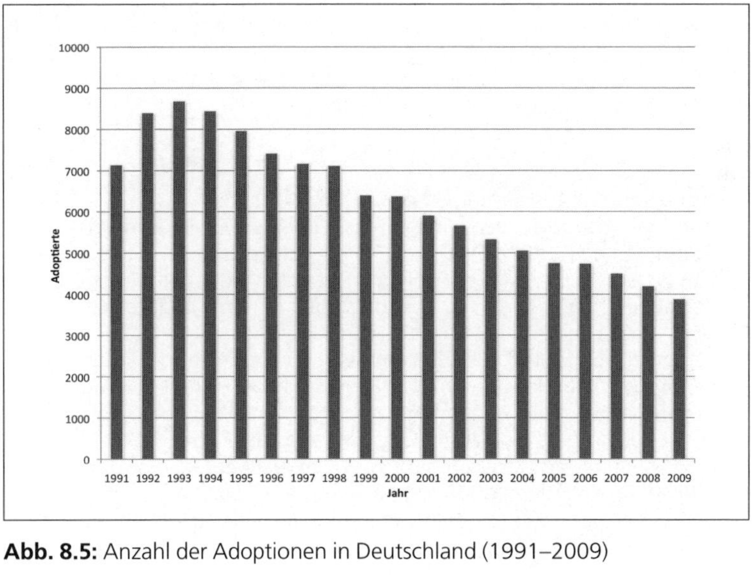

Abb. 8.5: Anzahl der Adoptionen in Deutschland (1991–2009)

Kinderlosigkeit als Motiv?

- Häufig wird von Adoption bzw. Pflegschaft als Alternative zum eigenen Kinderwunsch gesprochen. Das ist so nicht richtig, da bei der Adoptionsvermittlung Eltern für bedürftige Kinder gesucht werden und nicht umgekehrt Kinder für „bedürftige" Paare. Ein Adoptivkind sollte auch niemals einen „Ersatz" für ein leibliches Kind (im Sinne einer zweiten Wahl) darstellen. Eine Alternative im Sinne einer gleichwertigen Möglichkeit ist eine Adoption für ein Paar mit dem Wunsch nach einem eigenen genetischen Kind also nicht. Häufig führt dies bei Kinderwunschpaaren zu einer drastischen Ernüchterung, wenn sie bei einem Gespräch auf dem Jugendamt ihre Kinderlosigkeit als Motiv für eine Adoption oder Pflegschaft benennen und damit auf ablehnende Reaktionen stoßen. Aus der Sicht der Adoptionsvermittler, die sich in erster Linie dem Wohl des zu vermittelnden Kindes verpflichtet fühlen, ist diese Auffassung verständlich. Von vielen ungewollt kinderlosen Paaren wird allerdings ein etwas empathischerer Umgang mit ihnen im Adoptionsvermittlungsprozess gewünscht (Wischmann 2006c).

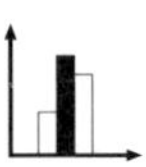

Während sich in unserer Untersuchung an ca. 1.000 Paaren zu Beginn einer fortpflanzungsmedizinischen Behandlung (Wischmann 2004) immerhin 37% der befragten Frauen und Männer die Annahme eines Adoptivkindes vorstellen konnten, waren es in Bezug auf eine Pflegschaft nur ca. 14%. Für 51% der Befragten war eine Pflegschaft definitiv keine Perspektive, für 30% auch die Adoption nicht. Als wichtigster Grund für diese überwiegend ablehnende Einstellung zur Übernahme einer Pflegschaft war die Befürchtung, dass die Beziehung zum Kind gestört sein würde durch die Ungewissheit, ob und wann ihnen das Kind wieder „weggenommen" würde.

Adoption von Kindern im Ausland

Auch der Mythos von den armen Kindern im Ausland, denen durch eine Adoption nach Deutschland die Chance auf einen neuen Start gegeben werden sollte, wird durch Fachleute in der Adoptionsvermittlung entzaubert. In der Regel ist es so, dass eben nicht die bedürftigen Kinder (z. B. diejenigen mit physischen oder psychischen Behinderungen) der jeweiligen Länder adoptiert werden und auch nicht die Kinder aus den ärmsten Ländern der Welt. Häufig sind die Kinder trotz widriger materieller Verhältnisse noch eingebunden in ein intaktes soziales Netzwerk, so dass eine Adoption in diesem Fall auch eine Entwurzelung bedeutet. Und schließlich muss klar gesagt werden, dass die Möglichkeit einer Auslandsadoption auch immer mit dem Risiko des Kinderhandels verknüpft ist, auch wenn durch rechtliche Veränderungen in den letzten Jahren (Stichwort „Haager Konvention, s. Paulitz 2006) diese Gefahr etwas zurückgegangen ist. Selbstverständlich gibt es auch viele Fälle von für alle Seiten gelungenen Auslandsadoptionen. Die Schattenseiten sind allerdings nicht zu unterschätzen, was beispielsweise die Organisation *terre des hommes* dazu veranlasst hat, sich aus der Auslandsadoptionsvermittlung zurückzuziehen und auf die Förderung der Kinder im Heimatland zu konzentrieren (Wacker 2000).

8.7 Zusammenfassung

Das Modell der „psychogenen Infertilität" kann als wissenschaftlich überholt angesehen werden. Schwerpunkt sollte die Betrachtung der verhaltensbedingten Fertilitätsstörung sein und die Erforschung ihrer Prävalenz an größeren Paargruppen. Aussagekräftige Studien zu Stress und Fertilitätsstörungen müssen prospektiv angelegt sein, sich auf beide Partner des Paares und ihre jeweiligen Copingstrategien beziehen und mit angemessener multivariater Methodik und genügend großen Stichproben arbeiten.

Der adäquate Zugang zum ungewollt kinderlosen Paar schließt psychosomatische Aspekte immer mit ein. Deshalb sollten dem Paar psychosoziale Interventionsmöglichkeiten in allen Phasen der medizinischen Behandlung (und auch danach bzw. unabhängig davon) niedrigschwellig zur Verfügung stehen (Revermann/Hüsing 2011). Beratungsfokus sollte sein, den Paaren bei der Bewältigung dieser oft als existenziell empfundenen Krise zu helfen und fertilitätsschädigendes Verhalten aufzuzeigen, nicht aber möglichen unbewussten Konflikten gegenüber einer Elternschaft nachzuspüren oder auch den Alltagsstress nicht überzubewerten. Das Modell einer ausschließlich aufgrund unbewusster Konflikte (z. B. Ängsten gegenüber Schwanger- oder Elternschaft) verursachten psychogenen Infertilität muss aus evidenzbasierter Sicht definitiv als überholt gelten.

Die Mehrzahl der Studien weist darauf hin, dass sich Kinder nach assistierter Reproduktion (sofern nicht Mehrlinge) in der Regel psychisch, motorisch und sozial weitgehend unauffällig entwickeln, wie auch die Beziehungen in ihren Familien. Wenn Unterschiede in den Eltern-Kind-Beziehungen gefunden wurden, dann eher zugunsten der Familien nach ART. Ob die leichte

Tendenz zur Idealisierung der Elternschaft und zur (zumindest subjektiv wahrgenommenen) Überbehütung der Kinder durch ihre Mütter ein Artefakt darstellt, kann noch nicht endgültig geklärt werden. Trotz der klar erhöhten körperlichen Risiken bei Kindern nach ART kann also in diesen Punkten weitgehend Entwarnung gegeben werden. Die Öffentlichkeit und die betroffenen Paare sollten darüber adäquat aufgeklärt werden. Partnerschaften während und nach ART sind stabil, ihre Qualität scheint überwiegend positiv.

Dies betrifft auch die Familienentwicklung nach donogener Insemination sowie die Entwicklung unkonventioneller Familien (homosexuelle und lesbische Eltern bzw. „gewollt" alleinstehende Mütter). Die Prognose ungewollt kinderlos gebliebener Paare ist dann als günstig zu werten, wenn sich die Paare vom Kinderwunsch verabschiedet haben und für sich neue und tragfähige Lebensperspektiven entwickeln konnten.

Bezüglich der körperlichen Risiken für Kinder nach ART kann keine Entwarnung gegeben werden. Ein Großteil dieser Risiken lässt sich wahrscheinlich weitgehend auf die Mehrlingsproblematik zurückführen und kann durch den Einsatz spezieller Techniken in der assistierten Reproduktion wie z. B. dem elektiven Single-Embryo-Transfer (s. Kap. 4.4.2) vermieden werden. Es gibt allerdings auch deutliche Hinweise, dass die kindlichen Risiken auf das Problem der Infertilität und damit verknüpften Risikofaktoren der betroffenen Paare zurückzuführen sind und nicht auf die Behandlungstechnik wie z. B. IVF oder ICSI.

Bei allen bisherigen Studien zum Verlauf nach – erfolgreicher oder erfolgloser – reproduktionsmedizinischer Behandlung sind Selektionseffekte anzunehmen, die bei der Interpretation der Studienergebnisse berücksichtigt werden müssen. Ungünstigere Verläufe bei den Gruppen von Eltern und Kindern nach assistierter Reproduktion bzw. von ungewollt kinderlos gebliebenen Paaren, welche in den bisherigen Studien nicht untersucht worden sind (Non-Responder), können nicht ausgeschlossen werden.

8.8 Fragen zum Kapitel

Überprüfen Sie Ihr Wissen!

1 Wie haben sich die psychosomatischen Modelle von Fertilitätsstörungen seit ihrem Beginn entwickelt?

2 Welche Kriterien müssen zur Diagnosestellung einer verhaltensbedingten Infertilität erfüllt sein?

3 Was sind die Hauptsymptome der Endometriose?

4 Welche hauptsächlichen Kritikpunkte gibt es bezüglich der Studien zum Zusammenhang von Stress und Infertilität?

5 Womit haben viele Paare in reproduktionsmedizinischer Behandlung bezüglich ihrer Sexualität zu rechnen?

6 Was ist über die psychosoziale Entwicklung von Kindern nach assistierter Reproduktion bekannt?

7 Mit welchen medizinischen Risiken ist bei Kindern nach assistierter Reproduktion zu rechnen?

8 Wie ist die Entwicklung von Paaren zu beurteilen, die langfristig ungewollt kinderlos geblieben sind?

9 Wie hat sich in Deutschland die Zahl der Adoptionsvermittlungen in den letzten Jahren entwickelt?

Wischmann, T. (2006): Psychogenese von Fertilitätsstörungen. Eine Übersicht. Geburtshilfe und Frauenheilkunde 66, 34–43

– (2009): Sexualstörungen bei Paaren mit Kinderwunsch. Sexuologie 16, 111–121

–, Stammer, H. (2010): Der Traum vom eigenen Kind. Psychologische Hilfen bei unerfülltem Kinderwunsch. 4. Aufl. Kohlhammer, Stuttgart

9 Richt- und Leitlinien bei Infertilität

evidenzbasierte Medizin

Medizinische Leit- und Richtlinien sind in der Regel von Fachgesellschaften erstellt worden. In diesen Leit- bzw. Richtlinien werden praxisorientierte Empfehlungen gegeben, die im Sinne der evidenzbasierten Medizin (EBM) wissenschaftlich fundiert sind.

> **Evidenzbasierung** bedeutet, dass nicht allein die Expertise des Arztes handlungsleitend ist, sondern dass Diagnostik und Therapie einer wissenschaftlichen Überprüfung unterzogen worden sind, die dabei im besten Fall durch Metaanalysen **randomisierter kontrollierter Studien** vorgenommen worden ist. In einer randomisierten kontrollierten Studie werden die untersuchten Personen per Zufall einer Experimental- und einer Kontrollgruppe zugeteilt. Damit werden systematische Fehler vermieden, welche die Ergebnisse verfälschen könnten. In einer **Metaanalyse** werden die Originaldaten mehrerer Einzelstudien zusammengefasst ausgewertet, so dass sie einer virtuellen Studie mit großer Stichprobe entspricht. Viele dieser Metaanalysen zu allen Bereichen der Medizin werden von der nichtkommerziellen Cochrane-Organisation vorgenommen, die ihre Ergebnisse im Internet unter www.cochrane.org der Öffentlichkeit zur Verfügung stellt. Wenn zu einem Bereich keine randomisierten kontrollierten Studien vorhanden sind, werden methodisch einfachere Studien für die Empfehlungen herangezogen. Fehlen auch diese, kann eine Expertengruppe eine konsensuale Empfehlung geben.

Während *Richtlinien* bindend sind und ihre Nichteinhaltung berufsrechtliche Sanktionen nach sich ziehen kann, haben *Leitlinien* den Charakter von wissenschaftlichen Empfehlungen, wie man üblicherweise ein bestimmtes Krankheitsbild behandeln sollte. Daran setzt auch eine Kritik an den Leitlinien an: Die Medizin solle sich am Patienten orientieren und nicht an Leitlinien, zudem würden diese die ärztliche Entscheidungsfreiheit einschränken. Die Vorteile von Leitlinien überwiegen allerdings deutlich, da mit ihrer Hilfe auch Patienten mehr Einblick in ärztliche Entscheidungsprozesse gewinnen können. In Deutschland werden viele medizinische Leitlinien vom Dachverband der Arbeitsgemeinschaft der Wissenschaftlichen Medizinischen Fachgesellschaften (AWMF) erstellt. Im Internet sind diese unter www.awmf-leitlinien.de online verfügbar. International ist die Datenbank des Guidelines International Network unter www.g-i-n.net online verfügbar. Im Folgenden werden die wichtigsten nationalen und internationalen Leitlinien zur Behandlung von Fertilitätsstörungen dargestellt.

9.1 Nationale Richt- und Leitlinien

Bundesärztekammer-Leitlinie

Auf die *(Muster-)Richtlinie der Bundesärztekammer zur Durchführung der assistierten Reproduktion* (Bundesärztekammer 2006) wurde bereits mehrfach Bezug genommen (www.bundesaerztekammer.de). In ihr werden (nach den Begriffsbestimmungen und Definitionen) die medizinischen Voraussetzungen für die assistierte Reproduktion beschrieben. Dazu zählen die Methoden (einschließlich der Spendersamenbehandlung und der Polkörperdiagnostik) und Indikationen dieser Verfahren, die Kontraindikationen und die humangenetische Beratung. Es folgt ein Abschnitt über die rechtlichen Voraussetzungen, wozu statusrechtliche Voraussetzungen zählen (nur bei der Spendersamenbehandlung ist die Ehe zwingend Voraussetzung) sowie Embryonenschutzgesetz und Berufsrecht. Sehr detailliert wird sowohl auf die medizinischen als auch auf die psychosozialen Aspekte von Information, Beratung, Aufklärung und Einwilligung eingegangen (wie in Kap. 6.1 bereits dargestellt). Hinzu kommen die Bereiche Humangenetik, externe psychosoziale Beratung, Kostenübernahme und Dokumentation. In einem letzten längeren Abschnitt sind die fachlichen, personellen und technischen Voraussetzungen erläutert, zunächst allgemein, dann für spezifische Verfahren (z. B. Kryokonservierung). Ein ausführlicher Kommentar zu den einzelnen Punkten der Richtlinie schließt diese dann ab. Wie in Kapitel 6.1 schon erläutert, ist die konkrete Umsetzung dieser Richtlinie – bezogen auf den psychosozialen Teil – noch stark verbesserungswürdig.

G-BA-Richtlinien

In den *Richtlinien des Gemeinsamen Bundesausschusses* über ärztliche Maßnahmen zur künstlichen Befruchtung (www.g-ba.de, zuletzt geändert Juli 2011) ist unter Punkt 7 festgelegt:

„Maßnahmen zur künstlichen Befruchtung [...] dürfen nur durchgeführt werden, wenn die Ehegatten zuvor von einem Arzt, der die Maßnahmen nicht selbst durchführt, über die medizinischen, psychischen und sozialen Aspekte der künstlichen Befruchtung beraten worden sind [...]"

Die Inhalte der Beratung sind dann unter Punkt 14 genauer ausgeführt und umfassen explizit die

„individuellen medizinischen, psychischen und sozialen Aspekte der künstlichen Befruchtung. Dabei sollen nicht nur die gesundheitlichen Risiken und die Erfolgsquoten der Behandlungsverfahren angesprochen, sondern auch die körperlichen und seelischen Belastungen insbesondere für die Frau sowie mögliche Alternativen zum eigenen Kind (zum Beispiel Adoption) eingehend erörtert werden."

Unter Punkt 20 wird festgelegt, dass diese Beratung nur von Ärzten durchgeführt werden darf, die einen „Nachweis der Berechtigung zur Teilnahme an der psychosomatischen Grundversorgung" erworben haben (alle Zitate aus: Bundesausschuss der Ärzte und Krankenkassen 2011).

BKiD-Leitlinien

Einen naturgemäß noch größeren Stellenwert haben die psychosozialen Aspekte der Fertilitätsstörungen in den *Leitlinien der Deutschen Gesellschaft für Kinderwunschberatung – BKiD* (BKiD-Leitlinien, www.bkid.de). BKiD hat bisher drei Leit- bzw. Richtlinien verabschiedet: Die Richtlinien „Psychosoziale Beratung bei unerfülltem Kinderwunsch" (BKiD 2008), die „Leitlinien für die psychosoziale Beratung bei Gametenspende" (Thorn/Wischmann 2008b) und die Leitlinien „Psychosoziale Beratung für Frauen und Männer, die eine Kinderwunschbehandlung im Ausland beabsichtigen" (Thorn/Wischmann 2010). In den BKiD-Richtlinien zur psychosozialen Beratung – die tatsächlich aber Leitlinien sind, da sie von den Landesärztekammern bisher nicht übernommen wurden – wird die Notwendigkeit einer möglichst niedrigschwelligen Implementierung der psychosozialen Beratung in die reproduktionsmedizinische Praxis betont, also eine enge Kooperation und deutliche Hinweise auf die behandlungsunabhängige Beratungsmöglichkeit, die auch nach (erfolgreicher oder erfolgloser) medizinischer Behandlung zur Verfügung stehen sollte. Es werden auch Hinweise zu den möglichen Zielen und Inhalten der Beratung gegeben. So soll die ergebnisoffene Beratung die konstruktive Verarbeitung der Krise des unerfüllten Kinderwunsches unterstützen. Inhaltlich werden individuenbezogene Themen wie Selbstwert und Körpererleben, paarbezogene Themen (wie Schwierigkeiten in der Kommunikation und in der Sexualität) sowie soziale Auswirkungen (Umgang mit möglicher Tabuisierung und Stigmatisierung ungewollt Kinderloser) beispielhaft angesprochen.

BKiD: Gametenspende-Leitlinien

In den BKiD-Leitlinien zur Gametenspende wird ausführlich auf die Besonderheiten dieser Art von Familienbildung eingegangen. Dadurch, dass neben Mutter und dem sozialen Vater mit dem Samenspender eine dritte Person an der Familienbildung beteiligt ist, steigt die Komplexität der Beratung (s. Kap. 4.7). Von daher werden in diesen Gametenspende-Leitlinien sowohl Hinweise zur Beratung der Wunschmutter und des Wunschvaters gegeben als auch Hinweise zur Beratung des Spenders. In der Beratung der Wunscheltern geht es u.a. um den Umgang mit der biologischen und sozialen Elternschaft, um die Bedeutung der Spendersamenbehandlung für die Wunscheltern (einschließlich der ambivalenten Gefühle), für (mögliche) Geschwister des zu zeugenden Kindes und für zukünftige Großeltern. Die Bedürfnisse des Kindes und das Kindeswohl nehmen einen prominenten Platz ein. Die Aufklärung des Kindes über die Zeugungsart wird von professioneller psychosozialer Sicht aus auf jeden Fall befürwortet, auch wenn der Samenspender anonym bleiben sollte, damit es nicht zu Familiengeheimnissen kommt. Auch mögliche Verunsicherungen des sozialen Vaters über seine Rolle werden angesprochen. Die Leitlinien gehen auch kurz auf die noch unbefriedigend geklärte rechtliche Situation bei Samenspende in Deutschland ein. Die Beratung des Spenders umfasst die Klärung seiner Motivation zur Spende, die Bedeutung für die eigene Familienbildung und die für ihn mögliche Zielgruppe (heterosexuelles Paar, lesbische Frau, alleinstehende Frau) sowie die Frage, wie er mit einer potenziellen Kontaktaufnahme durch das Kind umgehen wird.

BKiD: „reproduktives Reisen"

Aufgrund der Zunahme des „reproduktiven Reisens" (s. Kap. 6.3 und 10.5) hat BKiD Leitlinien auch zu diesem Thema erstellt. Quintessenz dieser Leitlinien sind die folgenden Empfehlungen:

- Wunscheltern sollten vor Behandlungsbeginn von dem behandelnden Arzt (im In- oder im Ausland) auf die Möglichkeit einer Kinderwunschberatung in Deutschland hingewiesen werden.
- Sie sollten einer Behandlung nur dann zustimmen, wenn sie alle Informationen bezüglich der geplanten Behandlung verstehen.

- Die Behandlung sollte medizinisch indiziert sein und sie sollte ausreichend Aussicht auf Erfolg haben. Die Wunscheltern sollten bei entsprechenden Behandlungen auf das Mehrlingsrisiko hingewiesen werden.
- Die Wunscheltern sollten ausreichend psychische, physische und finanzielle Ressourcen für eine Behandlung im Ausland haben. Sie sollten auch Grenzen der medizinischen Behandlung reflektieren.
- Sie sollten auf seriöse Informationsmöglichkeiten hingewiesen werden.
- Bei einer Behandlung mit Gametenspende wird auf die entsprechenden BKiD-Gametenspende-Leitlinien hingewiesen. Zusätzlich ist auf die gesetzlichen Regelungen der Spenderanonymität bzw. -identifizierbarkeit und die Implikationen für das Kind hinzuweisen.
- Die Dokumentation, aus denen Spender, Leihmütter und behandelte Personen hervorgehen, sollte rechtsverbindlich sein und für mindestens 80 Jahre erfolgen. Kinder sollten das garantierte Recht erhalten, ihre biologische Abstammung erfahren zu können, unabhängig von dem Land der durchgeführten medizinischen Behandlung.
- Spender und Leihmütter sollten sich nicht nur psychologischen Testverfahren unterziehen müssen. Ihnen sollte eine unabhängige psychosoziale Beratung zu jeder Zeit niedrigschwellig zur Verfügung stehen.
- Langzeitstudien, die die psychologischen und medizinischen Implikationen für alle Beteiligten untersuchen, vor allem für die so gezeugten Kinder, sind dringend erforderlich.
- Es ist eine öffentliche Diskussion um die Vergütung von ausländischen Gametenspendern und -spenderinnen sowie Leihmüttern erforderlich, damit das Problem der finanziellen Ausbeutung stärker in den öffentlichen Fokus gerät (s.a. Kap. 10.5).

DGPFG-Leitlinien

Die Leitlinien „*Fertilitätsstörungen – Psychosomatisch orientierte Diagnostik und Therapie*“ (s. unter www.dgpfg.de) erschienen in ihrer ersten Fassung 2004 (Strauß et al. 2004, s. Kap. 8.1.1) und sind inzwischen überarbeitet worden (Kentenich et al. 2012). In ihnen werden – neben der somatischen Diagnostik und Therapie – psychosomatische Aspekte beschrieben, die sich auf psychologische Merkmale ungewollt kinderloser Personen beziehen, auf die Paarbeziehung und Partnerschaftsqualität, auf Paare mit idiopathischer Sterilität und auf die Bewältigung von erfolglosen Behandlungen (ohne Geburt) bzw. auf die Familienentwicklungen nach assistierter Reproduktion. Es werden Hinweise zur notwendigen Diagnostik gegeben, zur im Einzelfall nützlichen Diagnostik und zur entbehrlichen Diagnostik sowie zur konkreten Durchführung der Diagnostik. Auch Indikationen zu einer weiteren Psychotherapie bzw. Verweis auf Selbsthilfegruppen werden dargelegt. In der aktualisierten Fassung dieser Leitlinien werden zusätzlich noch die Themen unkonventionelle Familienbildung, Fertilitätsprotektion (s. Kap. 4.9) und „reproduktives Reisen" angesprochen.

Auf die anderen im Zusammenhang mit der Reproduktionsmedizin relevanten Leitlinien in Deutschland – z. B. Diagnostik und Therapie der Endometriose, Diagnostik und Therapie beim wiederholten Spontanabort, zur Diagnostik und Behandlung HIV-betroffener Paare mit Kinderwunsch und zum Fertilitätserhalt bei onkologischen Patientinnen – wird hier nicht näher eingegangen. Diese weiteren Leitlinien sind auf den Internetseiten der Deutschen Gesellschaft für Gynäkologie und Geburtshilfe einsehbar (www.dggg.de).

9.2 Internationale Richt- und Leitlinien

HFEA-Leitlinien

Großbritannien: In Großbritannien werden alle Maßnahmen der assistierten Reproduktion von der unabhängigen Körperschaft des öffentlichen Rechts *„Human Fertilisation and Embryology Authority"* (HFEA) überwacht (www.hfea.gov.uk). Laut deren Leitlinien („Code of Practice", basierend auf dem „Human Fertilisation and Embryology Act 1990") muss auf die Möglichkeit der psychosozialen Kinderwunschberatung hingewiesen werden, sie ist aber nicht verpflichtend. Bei Eizell- bzw. Embryonenspende wird allerdings in der Praxis nicht ohne Beratung weiterbehandelt. Die Berater und Beraterinnen können, müssen aber nicht durch die „British Infertility Counselling Association" (BICA) akkreditiert sein (www.bica.net). Weiterhin werden noch Hinweise zum Setting der Beratung gegeben (bevorzugt im reproduktionsmedizinischen Zentrum lokalisiert), zur Information über die Beratung und zur Vertraulichkeit der Beratungssitzungen (Human Fertilisation and Embryology Authority 2009).

BICA-Leitlinien

BICA beschreibt in ihren Leitlinien zur psychosozialen Kinderwunschberatung (2007) in acht Punkten die notwendigen Aspekte. Nach einer Definition von „Counselling“ werden die Bestandteile einer guten Betreuungsqualität definiert, die betreffenden regulativen Rahmenbedingungen, Inhalt und Ablauf der Kinderwunschberatung, spezielle Beratungsaspekte bei Gameten- bzw. Embryonenspende, bei „egg-sharing“ (s. Kap. 5.4) und bei Leihmutterschaft sowie bei Präimplantationsdiagnostik und anderer genetischer Beratung. Schließlich werden die notwendigen Qualifikationskriterien, die Weiterbildungsanforderungen und das Qualitätsmanagement von BICA-akkreditierten Kinderwunschberatern und -beraterinnen dargelegt. In verschiedenen Anhängen werden die konkreten Ausführungsbedingungen spezifiziert. Die *„Guidelines for good practice in infertility counselling“ der BICA* dürften somit zum internationalen Goldstandard der Leitlinien zur Kinderwunschberatung gehören.

NICE-Leitlinien

Die *NICE-Leitlinien* („National Institute for Clinical Excellence“ 2004) beschreiben in erster Linie das diagnostische und therapeutische Vorgehen mittels reproduktionsmedizinischer Maßnahmen, gehen aber in einigen Punkten auch auf die psychosoziale Kinderwunschberatung ein (www.nice.org.uk). So soll das Paar darauf hingewiesen werden, dass psychischer Stress möglicherweise die Partnerschaft und die Sexualität beeinflussen kann. Weiterhin wird der Hinweis auf Selbsthilfegruppen für hilfreich erachtet. Schließlich sollte generell Kinderwunschberatung angeboten werden, vor, während und nach diagnostischen bzw. therapeutischen Maßnahmen, unabhängig von deren Ausgang – und zwar von einer Person, die nicht in die Behandlung der Fertilitätsstörungen involviert ist („behandlungsunabhängig“). Speziell bei Spendersamenbehandlung wird eine Beratung zu den körperlichen und psychologischen Implikationen dieses Verfahrens für die Betroffenen und deren potenzielle Kinder sowie für den Samenspender empfohlen. Auch bei Eizellspende, „egg-sharing“ und bei fertilitätserhaltenden Maßnahmen vor Krebstherapie sollte behandlungsunabhängiges „counselling“ durchgeführt werden. Die NICE-Leitlinien liegen auch in einer Version für Betroffene vor.

Australien: Eine verpflichtende Beratung vor jeglichen Maßnahmen der assistierten Reproduktion gibt es nur im Bundesstaat Victoria in Australien. In den anderen Staaten Australiens und in

Neuseeland gilt nur bei Gametenspende ebenfalls verpflichtende Beratung. Die Akkreditierung der Berater durch die „Australian and New Zealand Infertility Counsellors Association" (ANZICA) wird empfohlen (www.fertilitysociety.com.au/anzica/).

USA: In den USA wird die Beratung zwar von der „American Society for Reproductive Medicine" (ASRM) empfohlen, aber es gibt keine Regulierungsbehörde. Qualifikationsleitlinien für psychosoziale Berater und Beraterinnen liegen vor, sie sind aber nicht verpflichtend. In diesen *Leitlinien der „Mental Health Professional Group"* (www.asrm.org/MHPG/) werden die Voraussetzungen für professionelle „infertility counselors" beschrieben: Ein Abschluss in einem psychosozialen Grundberuf, eine Behandlungsgenehmigung (abhängig vom jeweiligen Bundesstaat), Grundwissen bezüglich der medizinischen und der psychologischen Aspekte der Infertilität, mindestens ein Jahr Beratungserfahrung (unter Super- oder Intervision) und die Verpflichtung zu kontinuierlicher berufsbegleitender Fortbildung (www.asrm.org/publications/detail.aspx?id=5055).

MPHG-Leitlinien

Die „European Society of Human Reproduction and Embryology" (ESHRE) hat *Leitlinien zur guten klinischen Behandlung in der assistierten Reproduktion* herausgegeben (ESHRE 2008). Im Abschnitt „Information und Beratung" wird Folgendes geschrieben:

ESHRE-Leitlinien

„Da die ungewollte Kinderlosigkeit eine psychische Belastung darstellen kann, sollte ein Beratungsangebot bestehen, das alle medizinischen, psychologischen und sozialen Fragen aufgreift. Die psychologische Beratung sollte in das Programm eines jeden Zentrums integriert sein und von Ärzten, Krankenschwestern und/oder professionellen Beratern durchgeführt werden. Beratungsangebote sollten sowohl vor, als auch während und nach Diagnostik und Behandlung unabhängig vom Ausgang der Behandlung bestehen. Die Patienten sollten auch darüber informiert werden, dass Stresssituationen für beide Partner die Beziehung belasten können und sich negativ auf die Sexualität auswirken können." (Strowitzki 2009, 40)

Eine Orientierung an den NICE-Leitlinien ist in diesen Formulierungen offensichtlich.

Die *„Guidelines for counselling in infertility"* der ESHRE wurden nach einem Treffen von Experten aus sieben Ländern im September 1999 konzipiert und im Jahr 2001 in einer Kurzversion veröffentlicht (Boivin et al. 2001), 2002 vollständig (Boivin/Kentenich 2002). In diesen Leitlinien werden Grundlagen der Kinderwunschberatung beschrieben (Wer sollte beraten? Wer sollte beraten werden? Was ist die Aufgabe des behandelnden Arztes? Welche konkreten Abfolgen einer Beratung gibt es?) und spezielle Fragestellungen (Schwangerschaft nach reproduktionsmedizinischer Behandlung, Mehrlingsschwangerschaften, Beendigung der Behandlung, Sexualität, Patienten mit Migrationshintergrund). Weitere Abschnitte widmen sich der unkonventionellen Familienbildung (Spendersamenbehandlung, Eizell- und Embryonenspende, Leihmutterschaft, Adoption, Behandlung von lesbischen Paaren und von alleinstehenden Frauen) sowie ergänzenden psychosozialen Angeboten (schriftliches Material und Telefonberatung, Selbsthilfegruppen und professionell angeleitete Gruppen). Diese Leitlinien werden seit 2011 von Mitgliedern der „Special Interest Group ‚Psychology and Counselling'" revidiert (s. unter www.eshre.eu). Der internationale Beratungsdachverband *„International Infertility Counseling Organization"* (IICO) hat bisher noch keine Leitlinien zur psychosozialen Kinderwunschberatung entwickelt (www.iico-infertilitycounseling.org).

WHO-Leitlinien

Eine Vielzahl von Leitlinien zur reproduktiven Gesundheit hat die *Weltgesundheitsorganisation (WHO)* herausgegeben. Sie beziehen sich allerdings überwiegend auf Kontrazeptiva und Maßnahmen zur Verhinderung der Ausbreitung sexuell übertragbarer Krankheiten (www.who.int). Andere Guideline-Fachgesellschaften, wie z. B. die US-amerikanische „National Guideline Clearinghouse" (www.guideline.gov), haben zu bestimmten gynäkologischen Krankheitsbildern Leitlinien erstellt (z. B. zu Endometriose), aber keine speziellen zur Infertilitätsbehandlung.

9.3 Leitlinien zur psychosozialen Kinderwunschberatung

Beratungsqualität

In der bisher einzigen Überblicksarbeit hat Blyth (2012) die international verfügbaren Leitlinien zur psychosozialen Kinderwunschberatung zusammengestellt. Zusammenfassend zeigt er auf, dass sowohl die Regulierungen auf gesetzlicher oder standesrechtlicher Seite weltweit völlig unterschiedlich gehandhabt werden – z. T. sogar innerhalb eines Landes wie z. B. in Australien – als auch die inhaltlichen Anforderungen (an die Beratungsinhalte und an die Qualifikationen der psychosozialen Fachkräfte) insgesamt divergent sind. Eine gesetzliche Regulierung der psychosozialen Kinderwunschberatung gibt es nach den Recherchen des Autors weltweit nur in Großbritannien, Spanien und der Schweiz. Darüber hinaus werden die oben genannten nationalen Leitlinien aufgeführt (zusätzlich noch die kanadischen Leitlinien). In Bezug auf die Qualifikation der psychosozialen Fachkraft sieht Blyth als Minimalstandard eine berufliche Grundqualifikation (z. B. in Beratung, Psychiatrie, Psychologie, Psychotherapie oder Sozialarbeit), eine für das Land relevante Lizenz zum Praktizieren der Beratung, grundlegendes Training bezüglich medizinischer und psychosozialer Aspekte von Infertilität, grundlegende praktische Beratungserfahrung in diesem Feld und die Bereitschaft und der Nachweis zu fortlaufender beruflicher Weiterbildung.

Beratungsformen

Inhaltlich werden international üblicherweise folgende Arten von psychosozialer Beratung unterschieden: „implications coun-

Tab. 9.1: International übliche Unterscheidung von Formen der psychosozialen Kinderwunschberatung (nach Boivin/Kentenich 2002; Blyth 2012; Peterson et al. 2012)

„Information gathering and analysis"	Informationen zu den medizinischen und psychosozialen Aspekten der Kinderwunschbehandlung sammeln bzw. geben (z. B. auch Einholen einer „zweiten Meinung").
„Implications counselling"	Beratungen zu den Auswirkungen aller Behandlungsoptionen auf die betroffene Person, auf Partner und Angehörige sowie auf das zu erwartende Kind, insbesondere vor Einleitung invasiver Behandlungsschritte.
„Decision-making counselling"	Ausführliche Erörterung der spezifischen Auswirkungen von Entscheidungen auf die betroffene Person, auf Partner und Angehörige, aber auch auf Gametenspender/-in bzw. Leihmütter und deren Partner/-innen.
„Support counselling"	Emotional unterstützende Beratung insbesondere für Betroffene in psychisch belastenden Situationen und Prozessen (z. B. nach einer Fehlgeburt).
„Crisis counselling"	Gezielte und fokussierte psychosoziale Beratung bei krisenhafter Zuspitzung des Stresserlebens (z. B. bei einem gescheiterten ART-Versuch oder bei Behandlungsende ohne Erfolg).
„Therapeutic counselling"	Spezifische psychotherapeutische Hilfe im Zusammenhang mit der Kinderwunschbehandlung, z. B. bei Auftreten und drohender Chronifizierung von Partnerkonflikten (einschließlich sexueller Funktionsstörungen) oder bei depressiven Entwicklungen.

selling", „decision-making counselling" (beide oft auch zusammengefasst als „implications and decision-making counselling"), „support counselling", „crisis counselling", und „therapeutic counselling". Diesen Formen vorgeschaltet wird oft auch noch „information gathering and analysis" genannt. Tabelle 9.1 illustriert die wichtigsten Unterschiede dieser verschiedenen Beratungsformen.

patient-centered care

Im Allgemeinen werden diese Formen der psychosozialen Kinderwunschberatung auch unterschiedlichen Berufsgruppen zugeordnet, die mit Kinderwunschdiagnostik und -behandlung befasst sind. So dürften – selbstverständlich nur falls entsprechende Ressourcen vorhanden – „information gathering" und „implications and decision-making counselling" im Rahmen des „patient-centered care" durch die Reproduktionsmediziner und das andere Personal geleistet werden können. „Support counselling" wird üblicherweise durch die behandlungsunabhängige psychosoziale Beratungsfachkraft gegeben werden können (und meist auch „crisis counselling"). Dagegen macht „therapeutic counselling" in der Regel einen spezifisch ausgebildeten Psychotherapeuten notwendig. Die Übergänge sind allerdings fließend: So wird die psychosoziale Beratungsfachkraft auch Beratungen zur Informationssuche, zu Auswirkungen von Behandlungsschritten und zur Entscheidungsfindung machen, damit diese auch aus behandlungsunabhängiger Sicht den Betroffenen zur Verfügung stehen. Weiterhin wird sie auch bei Behandlungskrisen beraten müssen, wenn eine psychotherapeutische Fachkraft nicht notwendig ist oder nicht zur Verfügung steht.

9.4 Fragen zum Kapitel

Überprüfen Sie Ihr Wissen!

1 Was versteht man unter evidenzbasierter Medizin?

2 Welche Empfehlungen ergeben sich aus den Leitlinien zum „reproduktiven Reisen" des „Beratungsnetzwerkes Kinderwunsch Deutschland"?

3 Wie heißt die britische Regulierungsbehörde der reproduktionsmedizinischen Zentren?

4 Für welche Patientengruppen bzw. Verfahren empfehlen die NICE-Leitlinien eine spezielle behandlungsunabhängige Beratung?

5 Welche Bedingungen müssen psychosoziale Kinderwunschberater nach den Kriterien der „Mental Health Professional Group" der „American Society for Reproductive Medicine" als Voraussetzungen erfüllen?

6 Welche Formen der psychosozialen Beratung werden international üblicherweise unterschieden?

Neben Leitlinien finden sich weitere Informationen zur assistierten Reproduktion im Journal für Reproduktionsmedizin und Endokrinologie, online frei erhältlich (ohne Abonnement) unter www.kup.at/reproduktionsmedizin

Diedrich, K., Felberbaum, R., Griesinger, G., Hepp, H., Kress, H., Riedel, U. (2008): Reproduktionsmedizin im internationalen Vergleich. Wissenschaftlicher Sachstand, medizinische Versorgung und gesetzlicher Regelungsbedarf. Friedrich-Ebert-Stiftung, Berlin

10 Psychosoziale Interventionen bei unerfülltem Kinderwunsch

10.1 Settingfragen zur Wahrnehmung psychosozialer Beratungsangebote

niedrigschwelliges Angebot

Idealerweise sollten alle Paare zu jedem Zeitpunkt einer Kinderwunschbehandlung ein psychosoziales Beratungsangebot niedrigschwellig in Anspruch nehmen können. Sofern ein solches Angebot überhaupt verfügbar ist, bestehen wie bei anderen psychosozialen Beratungsangeboten allerdings auch hier weiterhin noch Informationsdefizite und Schwellenangst sowie Angst vor Stigmatisierung durch die soziale Umwelt bei Wahrnehmung dieser Angebote. So ist zu erklären, dass zwar eine große Anzahl der Paare gegenüber psychosozialen Kinderwunschberatungen positiv eingestellt ist, aber nur ein kleinerer Teil dieses Angebot tatsächlich wahrnimmt.

Wann wird Beratung empfohlen und wie ist deren Akzeptanz? „Warum nehmen infertile Patienten keine psychosoziale Beratung in Anspruch?" fragten Boivin und Kollegen (1999).

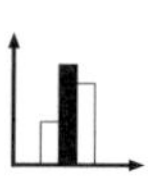

In einer eigenen Umfrage wurde der Beratungsbedarf sowohl aus Sicht von Frauenärzten als auch aus Sicht von Paaren mit unerfülltem Kinderwunsch erhoben (Wischmann 2003). Von den 129 interviewten Gynäkologinnen und Gynäkologen hielten etwa 50% eine Beratung von Paaren bei Behandlungsmisserfolg für notwendig. Etwa 38% waren dafür, diese Beratung bereits bei Behandlungsbeginn anzubieten. Von den befragten Ärztinnen wurde ein hoher Beratungsbedarf bei den Patientinnen doppelt so häufig angenommen im Vergleich zu ihren männlichen Kollegen. Aus Sicht der Betroffenen (67 Patienteninterviews und 109 Teilnehmer einer Internetumfrage) lagen die Zahlen etwas anders. Das Angebot schon zu Behandlungsbeginn wünschten sich 32% der Befragten, Beratung erst bei Behandlungsmisserfolg dagegen 24%. Die unterschiedlich hohen Prozentangaben von Ärzten, Ärztinnen und Paaren lassen sich darauf zurückführen, dass viele Interviewte Angst vor Stigmatisierung durch eine psychologische Beratung (27%) sowie Zweifel an ihrer Wirksamkeit (21%) oder Angst vor Labilisierung (18%) nannten. Weitere 18% der Betroffenen gaben zudem genügend eigene Bewältigungsressourcen an (z. B. Freunde oder Familie). 21% der befragten Ärzte bzw. Ärztinnen und 15% der Betroffenen nahmen – fälschlicherweise – an, dass sich ein psychosomatischer

Ansatz und die schulmedizinische Behandlung wechselseitig ausschließen würden (Wischmann 2003).

beratungsbedürftige Paare

So ist zu erklären, dass zwar die Mehrzahl der Paare positiv gegenüber einer psychosozialen Kinderwunschberatung eingestellt ist, aber nur ein kleiner Anteil dieses Angebot dann auch wahrnimmt. Paare, welche eine solche Beratung tatsächlich aufsuchen, sind durch subjektiv hohe Stress- und Depressionswerte bei den Frauen gekennzeichnet. Dahingegen stellen sich deren Partner eher hilflos und unzufrieden mit der Partnerschaft und der gemeinsamen Sexualität dar (Wischmann et al. 2009). Die Frauen und Männer in Kinderwunschberatung gaben zudem mehr psychosoziale Belastungen in ihrer jeweiligen Lebensgeschichte an im Vergleich zu Paaren, welche diese Beratung nicht wahrnahmen.

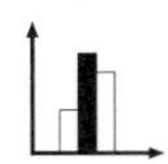

beabsichtigte vs. tatsächliche Inanspruchnahme

In einer Studie von 1.366 Frauen in reproduktionsmedizinischer Behandlung sagten 57% der Befragten, sie würden eine Kinderwunschberatung in Anspruch nehmen, wenn sie angeboten würde, aber dies war nur bei 14% tatsächlich der Fall (Souter et al. 1998). In der dänischen Studie von Schmidt und Kollegen (2003) lagen diese Raten sogar noch niedriger: 19% der Frauen und nur 8% der Männer würden einen Psychologen konsultieren, wenn dieser Service verfügbar wäre. Wenn die psychosoziale Beratung ein integraler Bestandteil der Behandlung ist und ihr Ziel und Verlauf von Beginn an transparent gemacht werden, können allerdings Akzeptanzraten von 34% (Wischmann et al. 2009) und sogar bis zu 80% erreicht werden (Emery et al. 2003).

Retrospektiv betrachtet wird Kinderwunschberatung allerdings auch wesentlich mehr wertgeschätzt: 72% der Teilnehmerinnen einer umfangreichen postalischen Nachbefragung waren zufrieden oder sehr zufrieden mit der Kinderwunschberatung, die sie im Zuge ihrer Kinderwunschbehandlung erhalten hatten (Monach 2003). Überdies stimmten in der Studie von Hammarberg und Mitarbeitern (2001) 90% der Frauen, die einige Jahre nach dem Ende ihrer IVF-Behandlung befragt worden waren, der Aussage zu, dass eine fortlaufende psychosoziale Beratung Teil der IVF sein sollte.

Was sind die Erwartungen betroffener Paare an die psychosoziale Beratung? Die Erwartungen an eine psychologische Beratung sind unterschiedlich. In Heidelberg wurden Paare, die sich einer reproduktionsmedizinischen Behandlung unterzogen, auf ihre Erwartungen an die psychologische Beratung zum unerfüllten Kinderwunsch hin befragt (Wischmann 2004). Während 21% der untersuchten 648 Frauen und 414 Männer Hilfe im Umgang mit ihrer Kinderlosigkeit erwarteten, erhofften sich fast 13% eine Ursachenklärung und etwa 10% eine Minderung des psychischen Drucks. Unter jeweils 10% erhofften sich Unterstützung für ihre spezifische emotionale Notlage, so die Lösung psychischer oder partnerschaftlicher Probleme, Hilfe bei Neuorientierungen, Austausch, Abbau von Angst und anderen Hemmungen. Etwa 13% setzten keine Hoffnungen in die psychologische Beratung und etwa 10% hatten keine Meinung dazu (s. Abb. 10.1).

Was erhoffen Sie sich von einer psychologischen Beratung zum Thema "unerfüllter Kinderwunsch"?	Anzahl der Nennungen
Hinweise/Hilfe zum Umgang mit Kinderlosigkeit	21,1% (N=222)
nichts/nicht viel	13,2% (N=139)
Ursachenklärung	12,7% (N=134)
psychischen Druck mindern	10,5% (N=110)
weiß nicht	10,3% (N=108)
Lösung psychischer Probleme	8,5% (N=90)
Akzeptanz, Alternative, Neuorientierung	6,6% (N=70)
Aussprache/Austausch mit einer kompetenten Person	5,1% (N=54)
Lösung partnerschaftlicher Probleme	4,8% (N=51)
Abbau von Angst/Belastungen	4,7% (N=50)
Abbau von Hemmungen/Blockaden	4,7% (N=49)

Mehrfachnennungen möglich
keine Nennungen: N = 814

Abb. 10.1: Erwartungen an eine psychologische Beratung (aus Wischmann 2004, 55)

Hilfestellung und Entscheidungshilfen

Was sind Ziele einer psychosozialen Beratung? Die psychosoziale Beratung für ungewollt kinderlose Paare bietet in erster Linie eine Hilfestellung zur Bewältigung einer in dem unerfüllten Kinderwunsch begründeten emotionalen Krisensituation und muss insofern auf die individuellen Probleme der Paare eingehen (Stammer et al. 2004). So sollten den Paaren Entscheidungshilfen in Hinsicht auf anstehende medizinische Therapieschritte angeboten werden, aber auch Hilfestellung bei Paarkonflikten, die sich aus der belastenden emotionalen Situation des unerfüllten Kinderwunsches ergeben können. Außerdem sollte Wert darauf gelegt werden, die Kommunikation des Paares miteinander, mit den Ärzten und dem Umfeld zu verbessern, um eine bessere Bewältigung der Situation zu erreichen.

Was sind die Grundpfeiler einer psychosozialen Kinderwunschberatung? Folgende Auflistung zeigt die wesentlichen Basismerkmale einer psychosozialen Kinderwunschberatung.

- Normalisierung, Entpathologisierung und Externalisierung,
- Flexibilisierung (Paarkommunikation, „Fahrpläne"),
- maximale Aktivierung der Gestaltungsmöglichkeiten,

- allparteilich und ergebnisoffen im Sinne des Paareswohls,
- Entscheiden auf der Basis bester Informiertheit und
- Entscheiden im Sinne möglichst hoher Authentizität.

Schuldgefühle

Mit *Normalisierung* und *Entpathologisierung* ist gemeint, dass dem (bzw. den) Klienten sofort verdeutlicht wird, dass die empfundenen Gefühle wie z. B. Ohnmacht, Neid auf Schwangere oder Schuldgefühle wegen der eigenen medizinischen Infertilitätsdiagnose in dieser Situation vollkommen nachvollziehbar und normal sind. *Externalisierung* bedeutet dabei, von der subjektiven Sicht „Ich bin infertil“ umzuschalten hin zu der Einstellung „Ich habe ein stark eingeschränktes Spermiogramm“ (Atwood/Dobkin 1992). „Sich schuldig zu fühlen“ ist nicht automatisch gleichzusetzen mit „schuldig zu sein“.

Die Beratung sollte weiterhin *flexibilisieren*, also insbesondere die Paarkommunikation „lebendig“ erhalten, auch wenn das Thema der ungewollten Kinderlosigkeit längst „ausgereizt“ erscheinen mag. Dabei gilt es auch, in der Paarkommunikation sowohl der Ambivalenz im Kinderwunsch Ausdruck zu verleihen als auch dem Leben „außerhalb“ des unerfüllten Kinderwunsches entsprechenden Raum zu gewähren (Wischmann/Stammer 2010).

„Plan B“

In einer Situation wie der reproduktionsmedizinischen Behandlung, in der die Einflussmöglichkeiten des Paares minimal erscheinen und auch die behandelnden Ärzte nur zur Optimierung der Voraussetzungen für den Eintritt einer Schwangerschaft beitragen können, erscheint es umso wichtiger, die *Gestaltungsmöglichkeiten* der betroffenen Kinderwunschpaare zu *maximieren*. Ein wichtiger Aspekt des „infertility counselling“ ist es auch, die Akzeptanz eines Lebens ohne leibliche Kinder zu fördern und die Möglichkeit einer erfolglosen Therapie von Anfang an in den Beratungsprozess einzubeziehen. Zudem sollte man die Paare bei der Findung alternativer Perspektiven unterstützen („Plan B“). Auch wenn es vielen Paaren erfahrungsgemäß schwerfällt, sollte dieser „Plan B“ bereits vor bzw. schon zu Beginn einer reproduktionsmedizinischen Behandlung erarbeitet werden (Van den Broeck et al. 2010). Der Erfolg dieser Behandlung hängt nicht davon ab, in welchem Maße das Paar an ihn „glaubt“ (im Sinne des positiven Denkens). Der Vorteil einer möglichst frühzeitigen Erstellung des „Plan B“ kann dem Paar in der Beratung wie folgt vermittelt werden: Sollte es nach einer womöglich jahrelang andauernden, aber dennoch erfolglosen reproduktionsmedizinischen Behandlung auf diesen „Plan B" zurückgreifen müssen, läge er in der Schublade schon bereit. Und wenn die Kinderwunschbehandlung doch erfolgreich sein sollte, könne er eben in der Schublade verbleiben.

Informiertheit

Die Beratung sollte *allparteilich* und *ergebnisoffen* im Sinne des Paareswohls geschehen, also nicht von vornherein pro bzw. contra eines speziellen Therapieverfahrens. Dazu gehört, dass die *Entscheidungen auf der Basis bester Informiertheit* getroffen werden können. Diese Basis zu ermöglichen ist eine zentrale Aufgabe der psychosozialen Kinderwunschberatung. Aktuelle und seriöse Informationsmöglichkeiten zu allen therapeutischen Aspekten bei Fertilitätsstörungen stehen inzwischen in ausreichendem Umfang zur Verfügung, sei es als Ratgeberbücher oder sei es im Internet.

Das *Entscheiden im Sinne möglichst hoher Authentizität* bezieht sich insbesondere auf eine Behandlung mittels Gametenspende, und hierbei auf die Frage der Anonymität bzw. Identifizierbarkeit des Spenders bzw. der Spenderin. Für die Aufklärung des Kindes zu einem späteren Zeitpunkt kann es sehr bedeutsam sein, diesem zu vermitteln, dass einem zu dem damaligen Zeitpunkt nichts anderes möglich war als etwa eine anonyme Gametenspende, aus legalen Gründen oder auch aus emotionaler Überforderung.

10.2 Ablauf der psychosozialen Kinderwunschberatung

psychosoziale Grundversorgung

Kinderwunschberatung ist ein unabdingbarer Bestandteil der psychosozialen Versorgung bei unerfülltem Kinderwunsch. Zur psychosozialen Grundversorgung gehören die Bereitstellung von Informationen zu medizinischen Behandlungsmöglichkeiten und Alternativen und die Sicherstellung des Verständnisses dieser Informationen, wie dies beispielsweise von Gynäkologen, Reproduktionsmedizinern oder Fachkräften aus der Adoption umgesetzt wird (bzw. werden sollte). Hierzu gehört ebenfalls eine empathische Begleitung und Gesprächsführung durch Ärzte und nichtärztlichem Personal während der Behandlung sowie ein einfühlsames und persönliches Mitteilen von Behandlungsmisserfolgen (Peterson et al. 2012). Alle involvierten Fachkräfte benötigen hierfür Basiswissen in psychologischer Gesprächsführung und psychosomatischer Grundversorgung und in den psychosozialen Implikationen des unerfüllten Kinderwunsches.

De Facto ist es allerdings so, dass die behandlungsunabhängige psychosoziale Beratung (also die Beratung, die nicht durch den Reproduktionsmediziner vorgenommen wird) häufig gar nicht oder nur in Ansätzen durchgeführt wird, wie eine Studie in Deutschland zeigte (Stöbel-Richter et al. 2011; s. Kasten).

Stellenwert und Angebot psychosozialer Kinderwunschberatung in Deutschland

Stöbel-Richter und Kollegen werteten die Homepages aller reproduktionsmedizinischen Zentren in Deutschland in Bezug auf den Stellenwert der psychosozialen Beratung dort aus und führten Fragebogenumfragen sowohl unter diesen Zentren als auch bei verschiedenen Interessensvertretern zu der Thematik durch. Sie kamen zu dem Schluss, dass entgegen des recht hohen Stellenwertes der psychosozialen Kinderwunschberatung in der ärztlichen Richtlinie von 2006 (Bundesärztekammer 2006) dieses Angebot in der Öffentlichkeitsarbeit (Internetauftritt) der untersuchten IVF-Zentren nur in geringem Maße vorkomme. Die Autoren bemängeln, dass im Gegensatz zu den reproduktionsmedizinischen Therapieschritten Art und Umfang der psychosozialen Beratung weitgehend undokumentiert bliebe. Sie folgern, dass ein obligatorischer Hinweis auf eine unabhängige psychosoziale Beratung und dessen Dokumentation durch den behandelnden Arzt als obligatorischer Bestandteil der reproduktionsmedizinischen Behandlung sinnvoll wären. Weiterhin müssten die strukturellen Defizite wie die mangelnde Anbindung der Beratung an die IVF-Zentren und die ungeregelte Finanzierung der Beratungsleistungen gelöst werden.

niedrigschwellige Angebote

Niedrigschwellig verfügbare Medien wie Informationsbroschüren oder verlässliche und aktuelle Online-Angebote dienen dazu, Paare über die psychosozialen Implikationen des unerfüllten Kinderwunsches zu informieren. Insbesondere Männer mit unerfülltem Kinderwunsch lassen sich durch verständliche und mit konkreten Fallbeispielen versehene Informationsbroschüren dazu motivieren, eine psychosoziale Kinderwunschberatung aufzusuchen (Pook/Krause 2005). Selbsthilfegruppen, wie sie im Dachverband Wunschkind e.V. (s. www.wunschkind.de) organisiert sind, sind eine sinnvolle Anlaufstelle für Patienten, die sich unabhängig informieren möchten und Kontakt und Austausch mit anderen Betroffenen suchen. Sinnvoll kann auch der Hinweis auf professionelle moderierte Internetforen zum Zwecke des Austausches und der Information sein. Hier sind vor allem die Foren www.wunschkinder.net und www.klein-putz.net zu empfehlen, in denen auch Reproduktionsmediziner mitarbeiten. Einschränkend muss hier allerdings erwähnt werden, dass die aktive Teilnahme an diesen Internetforen den Prozess des Abschieds vom erfüllten Kinderwunsch und die damit verbundene Trauerarbeit auch hemmen kann.

BKiD-Arbeitsschwerpunkte

Viele psychosoziale Beraterinnen und Berater bei unerfülltem Kinderwunsch sind in Deutschland in der Deutschen Gesellschaft für Kinderwunschberatung – BKiD organisiert (s. www.bkid.de). BKiD ist ein multiprofessioneller Zusammenschluss qualifizierter Beraterinnen und Berater in Deutschland, die Erfahrung in der psychosozialen Beratung bei Kinderwunsch und ungewollter Kinderlosigkeit haben. Die Beratung richtet sich an Frauen und Männer mit Kinderwunsch, von ungewollter Kinderlosigkeit Betroffene sowie in diesem Bereich professionell Tätige (z. B. medizinische, pädagogische und psychosoziale Fachkräfte). Neben der psychosozialen Beratung und Begleitung bei unerfülltem Kinderwunsch sind weitere Arbeitsschwerpunkte von BKiD:

- gesundheitliche Prävention zur Verhinderung von Fertilitätsstörungen und
- Diskussion gesellschaftspolitischer Ursachen und Auswirkungen von ungewollter Kinderlosigkeit und deren Bedeutung.

Das Beratungsnetzwerk BKiD bietet betroffenen Frauen und Männern Hilfe bei der Vermittlung zu psychosozialer Beratung bei Kinderwunsch. BKiD unterstützt reproduktionsmedizinisch tätige Professionelle bei Fragen zu psychosozialen Aspekten von Fertilitätsstörungen.

Psychosoziale Kinderwunschberatung hebt sich von Informationsvermittlung und empathischer Begleitung inhaltlich ab. Zwar ist „Beratung" im Gegensatz zu Psychotherapie kein geschützter Begriff, die psychosoziale Kinderwunschberatung zeichnet sich jedoch dadurch aus, dass auf der Basis therapeutischer Konzepte Ratsuchende dabei unterstützt werden, in Bezug auf den Kinderwunsch Orientierung, Klarheit, Wissen, Bearbeitungs- oder Bewältigungskompetenzen zu gewinnen. Sie erfordert daher, wie unter Kapitel 9 ausgeführt, eine fachliche Grundqualifikation sowie spezielle Kenntnisse. Darüber hinaus muss sie auf die spezifischen Bedürfnisse und Voraussetzungen der Ratsuchenden ausgerichtet sein (z. B. Beratung in der Muttersprache bei ausländischen Patienten, Kenntnisse und Berücksichtigung kultureller Unterschiede; s. z. B. Stammer et al. 2004; Strauß 2000; Thorn/ Wischmann 2010).

„Heidelberger Kinderwunsch-Sprechstunde"

Exemplarisch sollen hier zentrale Inhalte der Beratung in der „Heidelberger Kinderwunsch-Sprechstunde“ dargestellt werden (ausführlich in Stammer et al. 2004). Abbildung 10.2 verdeutlicht die typischen Beratungsinhalte und mögliche Überleitungen zwischen ihnen.

Einschätzung der medizinischen Diagnostik und Therapie durch das Paar: Zu Beginn werden die bei Frau und Mann möglicherweise unterschiedliche Erfolgseinschätzung der Kinderwunschbehandlung sowie die damit verbundene Hoffnung bzw. Resignation thematisiert, ebenso die Frage einer Schuldzuschreibung. Bei einseitigen Schuldzuweisungen gilt es, eine verstehende, allparteiliche und ergebnisoffene Haltung vonseiten der Berater zu wahren (s. Kap. 10.1).

Faktor „Stress" und Fantasien

Subjektive Ursachenzuschreibung: Insbesondere Paare mit idiopathischer Infertilität gehen häufig von einer psychisch (mit)bedingten Fruchtbarkeitsstörung aus (s. Kap. 8). Meistens wird in diesem Zusammenhang der Faktor „Stress“ genannt, zumal in der Mehrzahl der (medizinischen) Kinderwunschratgeber dem psychischen Stress als Verursacher immer noch ein hoher Stellenwert einberaumt wird. Hier reicht es in der Regel, in der Beratung darauf hinzuweisen, dass es keinen Einfluss von Alltagsstress auf die Fruchtbarkeit gibt (außer dieser hat die Fertilität schädigende Verhaltensweisen zur Folge; s. Kap. 8.1.1) und Stress sonst höchstens in Kriegszeiten eine ursächliche Rolle bei unerfülltem Kinderwunsch spielen kann. Zur subjektiven Ursachenzuschreibung gehört selbstverständlich auch die Exploration von Fantasien zu möglichen Zusammenhängen, z. B. die ungewollte Kinderlosigkeit als „Strafe“ für einen früheren Schwangerschaftsabbruch. Auch hier ist meistens der Hinweis ausreichend, dass bei medizinisch sachgerecht durchgeführtem und komplikationslos verlaufendem Schwangerschaftsabbruch die Chance auf eine weitere Schwangerschaft sicherlich nicht erniedrigt ist (Wischmann et al. 2001).

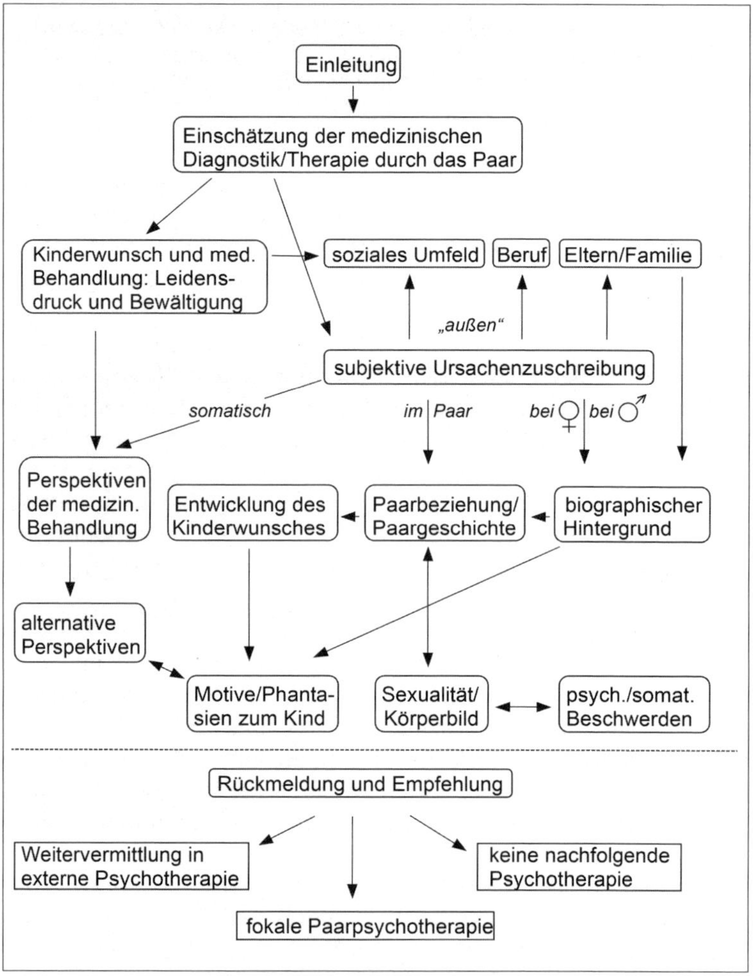

Abb. 10.2: Modell und Struktur der Paarberatung (aus Wischmann et al. 1997, 407)

Verstecken vs. Offenheit

Umgang mit der Kinderlosigkeit und deren Behandlung: Ein Kind zu bekommen ist nicht als Indikator für eine intakte, leistungsfähige und sexuell erfüllte Paarbeziehung zu sehen. Dennoch wird es oft als Makel empfunden, kein Kind zu bekommen, und das Sprechen darüber wird aus Scham vermieden. Tatsächlich haben sich Männer, die sich zu ihrem unerfüllten Kinderwunsch bekennen, von Kollegen oder Bekannten auch anzügliche Bemerkungen anzuhören – und das ist nicht nur auf bestimmte soziale Schichten bezogen. Die Balance zwischen dem „Verstecken" des Kinderwunsches (bzw. der Behandlung) und einer ungeschützten Offenheit kann in der Beratung neu definiert werden. Auch das Erleben der reproduktionsmedizinischen Therapie („Achterbahn der Gefühle") und die Planung weiterer Behandlungsschritte werden hier thematisiert. An dieser Stelle ist es oft auch angebracht, nach den individuellen Werten, insbesondere den ethischen und religiösen bzw. spirituellen Hintergründen beider Partner zu fragen. Diese können sowohl die psychische Verarbeitung dieser Situation als auch die potenzielle Akzeptanz reproduktionsmedizinischer Möglichkeiten beeinflussen (Burnett/ Panchal 2008).

Aktuelle Lebenssituation und Beruf: Bei der Abklärung der beruflichen Situation geht es darum, mögliche fertilitätsrelevante Stressoren bei Frau und Mann abzuklären. Dazu zählt beispielweise Schichtarbeit bei einem oder bei beiden Partnern. Auch andere Belastungen wie z. B. eine eingeschränkte finanzielle Situation oder familiäre Umstände wie die Pflegebedürftigkeit eines Elternteils können hier zur Sprache kommen. Es ist sicherlich sinnvoll, während einer reproduktionsmedizinischen Behandlung alle anderen „Baustellen" soweit wie möglich ruhen zu lassen bzw. diese vor Beginn der invasiveren Therapieabschnitte bevorzugt abzuschließen (Van den Broeck et al. 2010).

Kinderwunschmotivation: Es werden mit einem Kind auch Veränderungen verknüpft, die das Paar schon jetzt, auch unabhängig von der Realisierung des Kinderwunsches aktiv gestalten kann (z. B. Ausstieg aus dem ungeliebten Beruf, Abgrenzung von den Eltern/Schwiegereltern). Nach jahrelanger Fertilitätsbehandlung werden Ambivalenzen, die mit dem Kinderwunsch oder der Behandlung verknüpft sind, von manchen Paaren kaum noch wahrgenommen. Die Berater verstehen sich hier als „Anwälte der Gefühle", welche ggf. diese Gefühle dem Paar vorsichtig verdeutlichen. Wenn solche Ambivalenzen bewusst erlebbar und ertragbar werden, führt dies häufig zu mehr kritischer Distanz und damit größerer innerer Freiheit in Bezug auf den Kinderwunsch und die medizinische Behandlung (Norré/Wischmann 2011).

„reproduktives Trauma"

Herkunftsfamilie: Gerade bei Paaren, die in ihrer Kindheit oder Jugend belastende oder traumatische Erlebnisse hatten, ist der Kinderwunsch häufig mit dem (unbewussten) Wunsch der Wiedergutmachung und der Befürchtung einer Reaktualisierung verknüpft. Ein Kind kann dem Paar eine neue Identität geben (eine „richtige" Familie) und so auch die Beziehung zur Herkunftsfamilie verändern. Die Psychotherapeutinnen Janet Jaffe und Martha Diamond (2010) gebrauchen in diesem Zusammenhang den Begriff „reproduktives Trauma", um klarzustellen, dass die Infertilitätskrise in vielen Fällen auch bei Erwachsenen traumatisierenden Charakter haben kann.

Soziales Umfeld: Der soziale Druck, unter den sich viele Paare insbesondere bei Erreichen einer bestimmten Altersstufe („die biologische Uhr tickt") gesetzt sehen, kann zu einem zu defensiven Umgang mit dem Kinderwunsch führen: Weder Freunde noch Eltern sind über den Kinderwunsch oder die Behandlung informiert, etliche Paare glauben, zu „Notlügen" greifen zu müssen. Tatsächlich machen inzwischen nicht wenige Paare die Erfahrung, dass ein offener Umgang mit diesem Thema auch dazu führt, dass andere von ihren eigenen Erfahrungen mit (passagerer oder definitiver) ungewollter Kinderlosigkeit berichten. Immer wieder machen Paare auch die Erfahrung, dass ein kinderloses Paar in der weitläufigen Verwandtschaft sich auf Nachfragen als ungewollt kinderlos herausstellt. Solche Beispiele können auch dazu dienen, sich den langfristigen Verlauf bei unerfülltem Kinderwunsch zu vergegenwärtigen, und von daher eher beruhigend wirken. In der Regel berichten ungewollt kinderlos gebliebene Paare, dass die Überwindung dieser Krise sie und ihre Beziehung eher „zusammengeschweißt" hat (Wischmann et al. 2012).

Positivtagebuch

Paarbeziehung: Die Partnerschaft kann durch die zeitweise aufwendige und häufig langwierige Kinderwunschbehandlung erheblichen Belastungen ausgesetzt sein. Unterschiedliche Standpunkte und Wünsche können dabei aus dem Blickfeld des Paares geraten. In der Beratung werden die Partner ermutigt, diese Unterschiedlichkeiten wechselseitig (wieder) wahrzunehmen und anzuerkennen. Häufig kommt es zu einer Polarisierung im Paar („depressive Frau" vs. „hilfloser Mann"), welche die Paarkommunikation erschweren und die Verarbeitungsmöglichkeiten einschränken kann (s. Kap. 8.2.1). In der Beratung wird das Paar ermutigt, positive Geschichten über sich zu erzählen, so dass sich die Blickrichtung vom „Fehlenden" weg und hin zu den zufriedenstellenden Aspekten des Lebens verändert. Als Hausaufgabe kann dementsprechend ein „Positivtagebuch" mitgegeben werden, in das beide Partner jeden Tag (mindestens) jeweils ein positiv empfundenes Ereignis hineinschreiben „müssen".

zweck- vs. lustorientiert

Sexualität und Körpererleben: Gerade in den Phasen der medizinischen Behandlung, in denen das Paar „gezielt Verkehr" haben soll, kann die frühere Unbefangenheit der spontanen Sexualität völlig verloren gehen. Es kann auch vorkommen, dass der Leistungsdruck so stark wird, dass sexuelle Funktionsstörungen entstehen und das Paar (gegen seinen bewussten Willen) an den fruchtbaren Tagen keinen Verkehr mehr hat. Hier kann es sinnvoll sein, mit dem Paar die Aufteilung in eine „zweckorientierte" Sexualität an den fruchtbaren Tagen und eine „lustorientierte" Sexualität in der restlichen Zeit durchzusprechen, um den Leistungsdruck zu verringern. Ganz wichtig ist natürlich das Wissen um den besten Empfängniszeitpunkt, der etwa zwei Tage vor dem Eisprung liegt (s. Kap. 3.6).

Abschied vom Kinderwunsch

Alternative Lebensentwürfe: Eine Perspektive ohne leibliches Kind (s. oben: „Plan B") ist für das Paar zu Behandlungsbeginn nur selten vorstellbar. Wird eine solche Vorstellung in der Beratung möglichst früh gemeinsam erarbeitet, ermöglicht dies oft den Beginn einer Trauerarbeit, in der von etwas bisher nicht Erreichtem Abschied genommen werden kann. Dies erleichtert die rechtzeitige Herausbildung neuer Lebensperspektiven: z. B. die aktive Auseinandersetzung mit einer Adoption oder Pflegschaft, die Schaffung einer neuen beruflichen oder sozialen Identität oder die Intensivierung der Paarbeziehung auf dem Hintergrund anderer Werte und neuer Ziele. Bei diesem Aspekt der Beratung geht es um die Konfrontation mit einer möglichen Erfolglosigkeit der medizinischen Behandlung, die bei der In-vitro-Fertilisation nach drei Behandlungszyklen im Durchschnitt immerhin über die Hälfte der Paare erwartet (s. Kap. 4). Diese Trauerarbeit kann allerdings erst dann beginnen, wenn eine Empfängnis nicht nur unwahrscheinlich, sondern unmöglich ist. Solange eine auch noch so geringe Chance auf eine Schwangerschaft besteht, ist damit auch ein Funken Hoffnung verknüpft, der der Trauerarbeit entgegensteht. Von daher kann Paaren auf dem Wege des Abschieds vom Kinderwunsch empfohlen werden zu verhüten (z. B. mit Kondom), um den Beginn des Trauerns nicht unnötig hinauszuzögern (Dorn/Wischmann 2012).

Die Beratungsinhalte beziehen sich auf alle Lebensthemen, die vom Kinderwunsch tangiert sind. Darüber hinaus sollte das Wohl des zu zeugenden Kindes, bereits geborener Kinder und der Familien reflektiert und möglichst sichergestellt werden.

Besonderer Beratungsbedarf
Vor allem bei folgenden Konstellationen ist eine Kinderwunschberatung erforderlich und sollte nicht nur (unverbindlich) angeboten, sondern explizit empfohlen werden (und diese Empfehlung auch dokumentiert werden; Stöbel-Richter et al. 2011):

- Vulnerable Personen/Paare (z. B. psychiatrische Vorerkrankungen, Suchtmittelmissbrauch, besondere physische oder mentale Bedürfnisse und Erfordernisse, eingeschränkte Fähigkeit zum „informed consent" o.Ä.).
- Vorliegen einer verhaltensbedingten Fertilitätsstörung (s. Kap. 8).
- Krisenhafte individuelle Verarbeitung (z. B. massive Selbstwertproblematik, depressive Verarbeitung mit anhaltender, starker Fokussierung auf den Kinderwunsch unter Vernachlässigung anderer Lebensinhalte o.Ä.).
- Krisenhafte Paardynamik (z. B. sexuelle Schwierigkeiten, ambivalentes oder unentschiedenes Verhalten bezüglich medizinischer Möglichkeiten o.Ä.).
- Vor invasiven medizinischen Eingriffen (z. B. Übergang von IUI zu IVF, vor einer Behandlung im Ausland o.Ä.).
- Vor präimplantations- oder pränataldiagnostischen Maßnahmen während bzw. nach erfolgreicher reproduktionsmedizinischer Behandlung.
- Bei einer Mehrlingsschwangerschaft (insbesondere vor Fetozid).
- Bei (wiederholter) Fehl- und Totgeburt.
- Vor, während und nach einer Behandlung mit Gametenspende oder Leihmutterschaft.
- Spendern, Spenderinnen und Leihmüttern sollte ebenfalls eine psychosoziale Beratung vor, während und nach einer Behandlung verbindlich empfohlen werden (Thorn et al. 2012).

Nationale Fachgesellschaften sprechen sich seit mehreren Jahren dafür aus, dass alle Paare, die eine reproduktionsmedizinische Behandlung beabsichtigen oder sich dieser bereits unterziehen, niedrigschwellig Zugang zu einer psychosozialen Beratung erhalten sollen (Covington/Burns 2006, s.a. Kap. 9). Dieser Zugang sollte zu allen Zeitpunkten einer reproduktionsmedizinischen Behandlung zur Verfügung stehen (auch wenn diese im Ausland durchgeführt werden sollte, s. Kap. 6.3 und 10.5), aber auch Paaren offen sein, die sich keinem Verfahren der ART unterziehen. Schließlich sollte das Beratungsangebot auch Familien nach ART (insbesondere nach Familienbildung mittels Gametenspende) und ungewollt kinderlos gebliebene Paare als Zielgruppe ansprechen. Im Fall einer Behandlung mit Gametenspende sollte die Beratung auch den (potenziellen) Gametenspendern bzw. -spenderinnen (und ggf. den Leihmüttern) niedrigschwellig zur Verfügung stehen (Thorn/Wischmann 2008b).

Gemäß den Leitlinien von BKiD ist es sinnvoll, dass die Entscheidung der Paare, eine solche Beratung in Anspruch zu nehmen bzw. (vorerst) darauf zu verzichten, schriftlich dokumentiert wird, um den verbindlichen Charakter der psychosozialen Kinderwunschberatung zu unterstreichen. Nach den übereinstimmenden Erfahrungen der psychosozialen Fachkräfte in diesem Bereich ist eine *verpflichtende* Kinderwunschberatung hingegen kontraindiziert. Es widerspricht u.a. der „reproduktiven Autonomie“ des Paares und dem Ansatz der Niedrigschwelligkeit der psychosozialen Beratung.

psychologische Begutachtung

Eine routinemäßige psychologische Begutachtung von Paaren im Vorfeld einer reproduktionsmedizinischen Behandlung, wie dies in der Vergangenheit häufiger und auch aktuell von manchen Autoren noch empfohlen wird, ist nicht erforderlich. Paare mit unerfülltem Kinderwunsch weisen in der Regel keine erhöhte Psychopathologie auf (s. Kap. 8). Auch würde ein solches routinemäßig durchgeführtes Screening aller Patienten unnötige finanzielle und personelle Ressourcen binden sowie die Niedrigschwelligkeit psychosozialer Kinderwunschberatung gefährden. Falls in Einzelfällen eine psychologische Begutachtung erforderlich ist, sollte diese keinesfalls eine psychosoziale Kinderwunschberatung ersetzen. Eine Psychotherapie kann in Einzelfällen indiziert sein, beispielsweise bei einer pathologischen Trauerverarbeitung oder einer schweren Depression. Wie weiter oben in diesem Kapitel unter 10.1 dargestellt, betrifft dies jedoch nur einen kleinen Anteil aller Paare mit unerfülltem Kinderwunsch.

In der Beratung und Psychotherapie werden in den letzten Jahren verstärkt neue Medien (Telefon, Internet) eingesetzt (s.

Kap. 10.4). Um den Zugang zur Kinderwunschberatung zu verbessern, sollten für die Kinderwunschberatung entsprechend qualifizierte Konzepte erarbeitet werden und in ihrer Effektivität wissenschaftlich evaluiert werden (Wischmann 2009a).

10.3 Interventionseffekte

In ihrer ausführlichen und systematischen Überblicksarbeit wies Boivin (2004) darauf hin, dass eine systematische Evaluation der Interventionseffekte (mit Kontrollgruppe und Nachuntersuchung) nur in 25 von 380 Studien zur Kinderwunschberatung durchgeführt worden war (= 6.6%). Insgesamt wurden 11 dieser 25 Studien (= 44%) als Studien „besserer Qualität" definiert. Dies bedeutet, dass eine Kontrollgruppe und entweder eine randomisierte Zuteilung und/oder ein Prä-Post-Design angewandt wurden, um die Effekte unkontrollierter Variablen zu berücksichtigen. Nur in 8 dieser 25 Studien wurden Schwangerschaftsraten erhoben. Die 25 Studien ließen sich Beratungsinterventionen, fokussierten psychoedukativen Interventionen und umfassenden edukativen Programmen zuordnen. Die meisten der systematisch untersuchten psychologischen Interventionen waren Entspannungstherapien, psychodynamische Psychotherapien und Verhaltenstherapien.

Review von Boivin

Ergebnisse des Reviews: Psychosoziale Interventionen waren effektiver darin, negative Affekte zu reduzieren als partnerschaftliche und soziale Beziehungsaspekte zu verbessern. Fast alle Interventionen zeigten einen positiven Effekt auf mindestens eine der untersuchten Outcome-Variablen, und keine der Studien berichtete einen negativen Effekt auf das Wohlbefinden. Gruppeninterventionen, die Wert auf Aufklärung und das Vermitteln von Fertigkeiten (z. B. Entspannungstrainings) gelegt hatten, zeigten sich als signifikant effektiver im Erzielen positiver Veränderungen als die Beratungsinterventionen, welche emotionalen Ausdruck und Unterstützung bzw. Diskussionen über Gefühle und Gedanken zur Infertilität betonten. Männer und Frauen profitierten gleichermaßen von psychosozialen Interventionen. Psychoedukative Interventionen waren für Männer attraktiver als Beratungen oder psychotherapeutische Fokaltherapien (s. a. Schmidt et al. 2003).

Nur drei der acht Studien guter Qualität zeigten höhere Schwangerschaftsraten in der Interventionsgruppe im Vergleich zur Kontrollgruppe. Die Erhöhung der Schwangerschaftsrate ist allerdings auch kein dezidiertes Ziel einer professionellen Kinderwunschberatung, denn diese soll vornehmlich beitragen, unabhängig vom medizinischen Behandlungsausgang die psychischen Belastungen zu reduzieren.

Höhere Schwangerschaftsraten nach psychosozialer Intervention
Die bisher einzige Studie, die höhere Schwangerschaftsraten nach psychosozialer Intervention zeigte und die repliziert werden konnte, wurde von Alice Domars Gruppe in Boston durchgeführt (Domar et al. 1990; 1992; 2000). Dort wurden eine Gruppe von Frauen in kognitiv-behavioraler Behandlung („Mind-Body-Programm") und eine Selbsthilfegruppe mit einer Kontrollgruppe verglichen, die nur eine Routinebehandlung erfuhr. Die Autoren berichteten höhere Schwangerschaftsraten in den beiden Interventionsgruppen (55% und 54%) im Vergleich zu 20% in der Kontrollgruppe. Ob die höheren Schwangerschaftsraten allein auf die kognitiv-behaviorale Intervention zurückzuführen waren, ließ sich allerdings nicht eindeutig feststellen: „Teilnehmerinnen der kognitiv-behavioralen Gruppe erhielten [...] Informationen über Ernährung und Ausgleichssport mit Bezug auf Fertilitätsstörungen." (Domar et al. 2000, 808) Außerdem waren die Frauen der Kontrollgruppe durchschnittlich ein Jahr älter als die Frauen der Selbsthilfegruppe (Effektstärke = .31) bzw. der kognitiv-behavioralen Gruppe (Effektstärke = .27). Diese Unterschiede waren allerdings statistisch nicht signifikant.

Boivin (2004) zog die Schlussfolgerung, dass nur Interventionen, die auf einen verhaltensmedizinischen Ansatz abzielen, sowie Entspannungstechniken möglicherweise eine Erhöhung der Schwangerschaftsrate bewirken könnten. Noch immer gibt es allerdings nicht genügend Studien, die eine Erhöhung der Schwangerschaftsrate nach psychologischer Intervention eindeutig nachweisen.

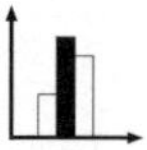

Metaanalyse von de Liz/Strauß

In einer ersten Metaanalyse von de Liz und Strauß (2005) wurden elf Studien zu Individual- und Paarinterventionen und elf Studien zu Gruppeninterventionen zusammengefasst. Es wurden allerdings nicht nur Studien mit Kontrollgruppen, sondern auch solche mit einem einfachen Prä-Post-Design (ohne Kontrollgruppe) berücksichtigt. Die Autoren bestätigten Boivins Ergebnisse in Bezug auf die Reduktion negativer Affekte (wie Depression oder Ängstlichkeit). Sie zogen zudem auch den Schluss, dass Psychotherapie eventuell die Konzeptionswahrscheinlichkeit erhöhen kann, da die Schwangerschaftsraten über alle Studien hinweg dreimal so hoch waren wie die der gepoolten Vergleichsgruppen. Da allerdings unterschiedliche medizinische Therapieansätze (oder überhaupt keine Behandlung) in den Vergleichsgruppen als entscheidender Erfolgsfaktor nicht ausgeschlossen werden kann, folgerten die Autoren, dass eine definitive Verknüpfung zwischen Psychotherapiewirkung und erfolgreicher Empfängnis an diesem Punkt noch nicht erfolgen kann.

Weiterhin ist an dieser Metaanalyse kritisch anzumerken, dass die Studien einer australischen Arbeitsgruppe (Clark et al. 1995) mit den mit Abstand höchsten Schwangerschaftsraten in den Interventionsgruppen (Gewichtsreduktionsprogramme) mit aufgenommen worden waren, bei der die Kontrollgruppe ausschließlich aus Studienabbrechern bestand (und die alle Schwangerschaftsraten von 0% aufwiesen).

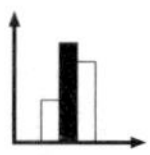

Metaanalyse von Hämmerli et al.

Eine aktuellere und methodisch sehr anspruchsvolle zweite Metaanalyse (Hämmerli et al. 2009a) kommt wiederum zu einem anderen Bild. Die Autoren identifizierten zwölf randomisierte und neun kontrollierte Studien zu psychologischen Interventionen bei infertilen Patienten. Bezüglich der Verbesserung des psychischen Befindens (Depressivität, Ängstlichkeit, psychische Belastung, interpersonelles Funktionieren und infertilitätsspezifischer Stress) schlussfolgerten sie aufgrund ihrer Ergebnisse, dass es keine nachweisbaren Effekte gäbe: Die Effektstärken seien im Durchschnitt mit 0,02 bis maximal 0,12 vernachlässigbar gering. Bezogen auf die Schwangerschaftsrate ergab die Metaanalyse hingegen einen positiven Effekt: Das durchschnittliche „relative Risiko" lag bei 1,42 – das bedeutet eine um 42% erhöhte Schwangerschaftswahrscheinlichkeit nach psychotherapeutischer Intervention. Wurden allerdings ausschließlich die bis dato vorliegenden kontrollierten Studien mit randomisierter Zuweisung betrachtet, war der Effekt klein und statistisch nicht signifikant. Weiterhin stellte sich heraus, dass die medizinische Behandlung als Moderatorvariable anzusehen war. Bei den Studien, die sich auf IVF- bzw. ICSI-Behandlungen bezogen, war das „relative Risiko" mit 1,34 nur tendenziell erhöht. Dahingegen stieg es für die übrigen Studien auf 2,73 und wurde statistisch hochsignifikant.

Die Autoren boten als Erklärung für den ersten Befund an, dass infertile Paare generell ein gutes psychisches Befinden aufweisen und von daher drastische Verbesserungen durch psychologische Interventionen nicht zu erwarten seien. Eine Subgruppenanalyse getrennt für Frauen und Männer ergab dann auch einen signifikanten Effekt bezüglich der Reduktion von psychischer Belastung ausschließlich bei den Frauen. In einer weiteren Subgruppenanalyse nach Dauer der psychologischen Intervention (1–5 Sitzungen bzw. 6 Sitzungen und mehr) zeigten sich Effekte bezüglich psychologischer Variablen wie Ängstlichkeit oder Depressivität – anders als bei Boivin (2004) – deutlicher bei den länger dauernden Interventionen. Die positiven Auswirkungen auf die Schwangerschaftschancen könnten z. B. durch die Steigerung der Häufigkeit des Geschlechtsverkehrs nach psychologischer Beratung bzw. Psychotherapie erklärt werden, aber auch durch die hohen Drop-out-Quoten nicht schwanger werdender Paare während reproduktionsmedizinischer Behandlung (Domar et al. 2010). Die größeren Effekte bei Paaren ohne IVF bzw. ICSI ließen sich aufgrund deren kürzerer Dauer der Kinderwunschbehandlung (und damit erhöhter Chance auf Spontanschwangerschaft; s.a. Wischmann 2006b) im Vergleich zu Paaren in IVF- bzw. ICSI-Behandlung erklären.

Fasst man die Ergebnisse des Reviews und der beiden Metaanalysen zusammen (s.a. Wischmann 2009a), so hat Boivins Aussage bezüglich der Schwangerschaftsraten nach psychosozialer Intervention noch nichts von ihrer Gültigkeit verloren. Sie schrieb

„[Es] erscheint klar, dass weitere Forschungsarbeiten sich mit der systematischen Evaluierung von Schwangerschaftseffekten befassen müssen, bevor psychosoziale Interventionen als Hilfe zur Verbesserung der Schwangerschaftswahrscheinlichkeit für Paare mit Kinderwunsch empfohlen werden können."(Boivin 2004, 104)

Erhöhung der Schwangerschaftsrate?

Obwohl die Studienergebnisse aus Sicht der evidenzbasierten Medizin wie dargestellt noch uneinheitlich sind, ist eine Erhöhung der Schwangerschaftsraten während reproduktionsmedizinischer Behandlung durch Teilnahme an einer begleitenden psychologischen Intervention allerdings unwahrscheinlich (es sei denn, die ursächlichen Faktoren einer verhaltensbedingten Fertilitätsstörung konnten psychotherapeutisch erfolgreich bearbeitet werden, wie z. B. eine Essstörung oder eine sexuelle Funktionsstörung). Sie sollte von daher den Paaren nicht in Aussicht gestellt werden. Bei ca. 89% der IVF-Behandlungen und bei ca. 98% der ICSI-Behandlungen im Jahr 2010 lagen laut dem Jahresbericht des Deutschen IVF-Registers (2011) eindeutige organmedizinische Indikationen vor, welche nach wissenschaftlichem Verständnis einer psychosozialen Intervention nicht zugänglich sind.

methodische Studienprobleme

Zusätzlich zu den generellen methodischen Problemen, denen man sich in Studien zur Wirksamkeit von Beratungen und Psychotherapien gegenübersieht (wie z. B. die ethischen Dilemmata der Randomisierung von Patienten, das Problem eines vorgegebenen Standards für Beratungen oder Therapien und der Unterschied zwischen „efficacy" und „effectiveness"; Seligman 1995), müssen auch noch einige spezifisch die Kinderwunschberatung betreffende Probleme gelöst werden, wie Monach (2003) aufzeigte. Zwei Beispiele seien hier genannt.

- Aus wem sollten sich die Kontrollgruppen in den Interventionsstudien zusammensetzen: Eltern oder freiwillig kinderlose Paare oder infertile Paare, die nie in medizinischer Behandlung waren?
- Wie sollte der Forschende mit der hohen experimentellen Schwundrate umgehen (die daher kommt, dass Paare wegen Schwangerschaft, einer zwischenzeitlichen Entscheidung gegen eigene Kinder oder aus finanziellen Gründen die psychosoziale Intervention abbrechen) und der daraus entstehenden geringen Stichprobengrößen und Teststärken?

Bevor diese Probleme nicht gelöst sind, können wir zwar die Implikationen der verschiedenen psychosozialen Interventionen bei Fertilitätsstörungen beschreiben, aber wir können ihre unterschiedlichen Effekte noch nicht befriedigend evaluieren.

10.4 Cyberspace

Qualität von Internetinformationen

Innerhalb von zwei Jahren ist die Rate derer, die das Internet für Gesundheits- und Medizininformationen nutzen, von 71% auf 86% im Jahr 2000 gestiegen. Da es bisher keine bindenden Richtlinien für webbasierte medizinische Informationen gibt, besteht ein großes Risiko, dass Benutzer inkorrekte oder unvollständige Informationen erhalten. Die Qualität der Webseiten von Reproduktionskliniken in den USA entsprach den meisten Richtlinien für Gesundheitsinformationen für diese Kliniken nicht (Abusief et al. 2007). Huang und Kollegen (2005) fanden heraus, dass bei der Hälfte der privaten IVF-Kliniken in den USA der Inhalt der Webseite von Werbeanzeigen nicht zu unterscheiden war. Ähnlich ein Befund aus Großbritannien: Während über 90% der zum National Health Service gehörenden Webseiten Angaben über Erfolgsraten der reproduktionsmedizinischen Behandlung enthielten, betraf dies nur 60% der privaten Kliniken. Bei Webseiten zu alternativmedizinischen Infertilitätstherapien gab es diese Angaben in keinem Fall (Marriott et al. 2008). In einer Analyse von 197 Webseiten zu Fertilitätsstörungen, die sich auf die Kernkriterien des JAMA für verantwortungsvolles Veröffentlichen stützte, entsprachen nur 2% der Seiten allen empfohlenen vier Standards, und 51% verwiesen auf keinen einzigen dieser Standards. Mehr als zwei Drittel der kommerziellen Webseiten boten dazu überhaupt keine Informationen an (Okamura et al. 2002). Um den Inhalt infertilitätsrelevanter Webseiten zu evaluieren, böte sich die Entwicklung eines Qualitätssiegels durch eine Experten-organisation in diesem Bereich an (Epstein/Rosenberg 2005). In Europa weit verbreitet ist z.B. der „Health on Net" (HON)-Code (s. www.healthonnet.org). Verbindlich ist dieser Code für medizinische oder psychotherapeutische Webseiten allerdings nicht.

Entlastung durch Internet?

Eine Internetumfrage mit 589 Teilnehmern ergab, dass Teilnehmer, die ausschließlich das Internet nutzten, um über Fertilitätsstörungen zu kommunizieren, depressiver waren und weniger Unterstützung im realen Leben aufwiesen als solche, die auch alternative Ressourcen nutzten (Epstein et al. 2002). Diese Ergebnisse stimmen überein mit den Befunden von Kraut und Kollegen (1998), die ebenfalls herausfanden, dass ein vermehrter Gebrauch des Internets mit höherer Depression und Einsamkeit einhergeht. Neuere Studien hingegen, wie die unten erwähnte, stützen diese Schlussfolgerungen nicht.

In der Studie von Haagen und Mitarbeitern (2003) nutzten zwei Drittel der Paare mit Fertilitätsstörungen das Internet in diesem Zusammenhang und 64% davon berichteten, dass das Internet ihr Wissen über Fertilitätsstörungen verbessert habe. Es ist auch bemerkenswert, dass 19% der Paare nie online waren, obwohl sie potenziell Zugang zum Internet hatten. Etwa ein Drittel der 33 infertilen Frauen in der Studie von Greil und McQuillan (2004), die nach Internetinformationen suchten, berichteten, dass sie es sehr hilfreich fanden – ein Pro-

zentsatz, der mit den Ergebnissen der Umfrage von Weissman und Kollegen (2000) vergleichbar ist –, aber nur 2 der 33 Frauen schlossen sich einer Online-Selbsthilfegruppe an. Etwa die Hälfte der Frauen hatte mit einem Arzt über die Internetinformationen gesprochen, was einen ähnlichen Prozentsatz wie in einer deutschen Studie darstellt (Himmel et al. 2005). Die Frauen, die mit ihrem Arzt über die Informationen sprachen, waren in letzterer Studie zufriedener mit ihrer Beziehung zu ihnen. Zwei Drittel der Befragten erwarteten generelle medizinische Informationen und eine „zweite Meinung", aber Anfragen an das Expertenforum im Internet hatten teilweise auch den Zweck, emotionale Unterstützung zu bekommen (17%) oder sich über einen Arzt zu beschweren (15%). Hier waren 55% der Befragten mit der Antwort der Experten zufrieden. Einer weiteren Studie nach stellt das Internet für viele Frauen in den USA inzwischen sogar bereits die wichtigste Informationsquelle dar, noch vor Ratgeberbüchern und Informationen des behandelnden Arztes (Kahlor/Mackert 2009).

Wingert und Autoren (2005) nahmen die Analyse mehrerer 1.000 Mitteilungen in einem Online-Forum zum Thema Reproduktionsmedizin vor. Sie zeigte, dass sich fast zwei Drittel der Mitteilungen um psychosoziale Aspekte drehten (z. B. Offenheit gegenüber Außenstehenden bezüglich der Infertilität, unterstützende und entwicklungsfördernde Kommunikation und das Entwickeln und Erhalten von Beziehungen). Nur 7% der Mitteilungen wurden als auf medizinische Hilfe ausgerichtet kodiert. Die inhaltliche Analyse eines „Men's Room" eines Kinderwunschforums mit über 700 Beiträgen ergab, dass die Teilnehmer in ähnlich starker Weise wie ihre Partnerinnen sowohl durch die Diagnosestellung als auch durch die reproduktionsmedizinische Therapie gefühlsmäßig belastet waren (Malik/Coulson 2008). Die Autoren wiesen auch auf eine mögliche und eher wahrscheinliche Selektivität dieser Stichprobe hin.

Infertilen Patienten über das Internet Zugang zu ihren medizinischen Akten zu gewähren erhöht ihre Selbstkompetenz anscheinend entgegen der Erwartung nicht. Die Möglichkeit der Online-Kommunikation mit dem reproduktionsmedizinischen Behandlungsteam wird von den Patienten allerdings als hilfreich wahrgenommen. Über die Hälfte der Kommunikation bezieht sich dabei auf die IVF-Behandlung und nur 2% auf das Problem der Kinderlosigkeit (Tuil et al. 2008).

"Empowerment" durch Internet?

In einer interessanten und originellen ethnologischen Arbeit im Vergleich eines deutschen und eines US-amerikanischen Kinderwunschforums mit persönlichen E-Mail-Interviews konnte Katja Albert (2008) zeigen, dass das Internetforum im Vergleich zu einer Selbsthilfegruppe wegen der ständigen Verfügbarkeit, aber auch wegen der möglichen Kontrolle über Zeit und Menge der Information als zeitgemäßer eingeschätzt wurde. Die virtuelle Gemeinschaft wurde häufig von den Teilnehmerinnen als "Empowerment" wahrgenommen, welches auch die „Offline"-Kommunikation, also die nichtvirtuelle Kontaktaufnahme, in Richtung mehr Offenheit beeinflusst hätte. Die beiden Foren unterschieden sich im Kontaktverhalten (schnelle Forumsfreundschaften im amerikanischen Forum gegenüber distanzierteren Bekanntschaften im deutschen Forum) und einer deutlicher ausgeprägten christlichen Orientierung im US-amerikanischen Forum.

Online-Angebote

Ein anspruchsvolles und differenziertes psychoedukatives Online-Angebot wurde an 190 infertilen Frauen in einer kontrollierten Studie evaluiert (Cousineau et al. 2008). Ergebnisse: Frauen der Interventionsgruppen gaben auf fast allen infertilitätsspezifischen Skalen positivere Werte an als Frauen der Kontrollgruppen. Statistisch signifikant wurden dabei allerdings nur zwei Unterschiede („soziale Eingebundenheit" und „Sicherheit bezüglich der medizinischen Entscheidungsfindung"). Ein interessantes für den deutschsprachigen Raum adaptiertes und weiterentwickeltes Online-Angebot stellt das „Kinderwunsch Online Coaching" dar (Hämmerli et al. 2009b). In diesem über insgesamt acht Wochen laufenden Programm werden 13 Module interaktiv bearbeitet, wobei viele interaktive Elemente einschließlich eines Bezugstherapeuten eingesetzt werden. Letzterer gibt während der Laufzeit des Programms regelmäßiges supportives (= unterstützendes) Feedback. Obwohl eine systematische Evaluation dieses Coaching-Programms bisher noch aussteht, überzeugt es von den heutzutage vorliegenden Internetangeboten zur psychosozialen Unterstützung für Paare mit unerfülltem Kinderwunsch am meisten.

Die Wirksamkeit von Chatrooms und virtuellen Gemeinschaften konnte bislang allerdings noch nicht bestätigt werden, da die vorliegenden Studien methodisch noch nicht anspruchsvoll genug sind (Eysenbach et al. 2004). Die hohe Wirksamkeit von internetbasierten psychotherapeutischen Interventionen gilt dagegen inzwischen als gesichert (Barak et al. 2008). Insgesamt zeigt sich bezüglich der Internetnutzung auch bei der Zielgruppe der infertilen Paare die „digital divide", also die Abhängigkeit der Nutzung des Internets vom ethnischen Hintergrund und der Höhe des Familieneinkommens (und damit hauptsächlich ein Unterschied zwischen entwickelten und weniger entwickelten Ländern).

Internetrecherche und -foren

Wie bei vielen Krankheits- und Störungsbildern wird das Internet auch bei Fruchtbarkeitsstörungen zunehmend zur Informationssuche eingesetzt. Eine Internetrecherche im Dezember 2010 ergab zum Begriff „Kinderwunsch" etwa 4,9 Millionen Treffer (zum Vergleich: „infertility": 9,2 Millionen Ergebnisse). „Unfruchtbarkeit" war mit 229.000 Treffern vertreten, „Reproduktionsmedizin" immerhin mit noch 187.000 Treffern. Auch die Zahl der Kinderwunschforen und -chats nimmt beständig zu: Der Suchbegriff „Kinderwunschforum" war Ende 2010 mit über 85.000 Treffern vertreten, inzwischen gibt es etwa zwei Dutzend dieser Foren. Die Teilnahme an diesen Internetforen wird zwar von vielen Kinderwunschpaaren als hilfreich eingeschätzt, ihre

Wirksamkeit ist aber wissenschaftlich noch nicht genügend evaluiert worden.

10.5 Counselling beim „reproduktiven Reisen"

Eine zunehmende Zahl von Paaren und Einzelpersonen mit Kinderwunsch unterzieht sich reproduktionsmedizinischen Maßnahmen außerhalb ihres Heimatlandes. Dieser Trend wird unter die Überschrift „reproduktives Reisen" subsumiert und schließt häufig Gametenspende (Samen- oder Eizell- bzw. Embryonenspende) bzw. Leihmutterschaft mit ein. Ungewollte Kinderlosigkeit hat seit jeher Paare dazu bewegt, vieles auf sich zu nehmen, um den Wunsch nach einem Kind zu erfüllen. Sie reisten in ihrem Heimatland an Orte, die der Fruchtbarkeit besonders zuträglich sein sollten.

So ist z.B. die „Madonna del Parto" in der Chiesa di S. Agostino in Rom über und über dekoriert mit Fotos von Babys, die – nach Auffassung ihrer Eltern – aufgrund von Fürbitten zu dieser Madonna schließlich geboren wurden (s.a. Kap. 2).

Respektierung der Fortpflanzungsautonomie

Sie reisten ins Ausland, um sich dort Prozeduren oder Behandlungen zu unterziehen, die in ihrem Heimatland nicht verfügbar waren. In den letzten Jahren wird das Phänomen des „reproduktiven Reisens" zunehmend diskutiert. Damit ist gemeint, dass sich Paare und Einzelpersonen reproduktionsmedizinischen Behandlungen außerhalb ihres Heimatlandes unterziehen.

Die Task Force der „European Society of Human Reproduction and Embryology" (ESHRE) plädiert für die Respektierung der Fortpflanzungsautonomie (Pennings et al. 2008). Zwar gäbe es ihr zufolge eine Pflicht, nationales Recht einzuhalten, aber es könne gute Gründe für „reproduktives Reisen" geben und damit die Gesetzgebung des Heimatlandes zu umgehen. Die Task Force begründet ihre Haltung mit den stetig an Bedeutung gewinnenden Werten von Autonomie und Selbstbestimmung (s. Kap. 5). Diese rechtfertigten die Grenzüberschreitung in manchen Fällen, solange Sicherheit, Effizienz und das Wohl der Patienten und des zu zeugenden Kindes berücksichtigt würden. Die Task Force spricht sich auch für eine öffentliche Förderung der reproduktionsmedizinischen Kosten aus, um „reproduktives Reisen" aus diesen Gründen überflüssig zu machen.

Allerdings könnte aufgrund des Fehlens einer Infrastruktur oder für hochspezialisierte Anwendungen wie die Präimplantationsdiagnostik (PID) eine europäische Kooperation möglicherweise die kosteneffektivste und sicherste Möglichkeit darstellen, qualitativ hochwertige Behandlung anzubieten. Dies erfordert jedoch, dass das wissenschaftliche Behandlungsniveau in den Zielländern mindestens so hoch ist wie im Heimatland der Patienten (Pennings et al. 2008), und dies scheint nicht immer der Fall zu sein. So wurde in Großbritannien bekannt, dass rund ein Viertel aller dort geborenen Mehrlinge im Rahmen einer ART-Behandlung im Ausland entstanden sind. Auch wird wiederholt in den Medien kritisiert, dass ausländische Behandlungszentren mit unrealistisch erhöhten Erfolgsraten werben, und es wird das (häufig kommerzialisierte) Vorgehen bei einer Eizellspende ethisch beanstandet (Thorn/Wischmann 2010).

Behandlungsniveau in Zielländern

Bislang liegt kein verlässliches Datenmaterial über das Ausmaß des „reproduktiven Reisens" vor. ESHRE hat 2008 bis 2009 erstmalig eine Pilotstudie durchgeführt, die Daten und Zahlen zum „reproduktiven Reisen" innerhalb eines definierten Zeitraums von einem Monat erhoben hat (Shenfield et al. 2010). Hierzu wurden 1.230 Fragebögen von Patienten aus 46 Kliniken in sechs Ländern (Belgien, Tschechische Republik, Dänemark, Slowenien, Spanien und der Schweiz) ausgewertet. Patienten aus Deutschland stellten mit 177 ausgefüllten Fragebögen (14,4%) nach Patienten aus Italien den zweithöchsten Anteil der Paare in dieser Pilotstudie dar. Sie reisten überwiegend in die Tschechische Republik (67,2%), um sich dort einer ART mit eigenen Gameten oder einer Eizellspende zu unterziehen. Von den deutschen Patienten gaben 80,2% juristische Gründe für die Behandlung im Ausland an. Sie informierten sich vor allem mithilfe des Internets, aber auch durch Freunde, Ärzte und Patientenorganisationen über Behandlungsmöglichkeiten im Ausland. Die Autoren vermuten, dass in Europa – basierend auf einer Hochrechnung dieses Zahlenmaterials – jährlich ca. 24.000 bis 30.000 Behandlungszyklen an Patienten aus dem Ausland durchgeführt werden. Davon ausgehend, dass die deutschen Paare rund 14% der reisenden Patienten darstellten, kann vermutet werden, dass jährlich zwischen 3.300 und 4.200 Behandlungszyklen im Ausland an deutschen Patienten vorgenommen werden.

Gründe für „reproduktives Reisen"

Nach klinischer Erfahrung reisen Paare aus Deutschland vor allem in osteuropäische Länder (z. B. nach Tschechien) und nach Spanien für eine Eizellspendenbehandlung, nach Belgien, um eine PID durchzuführen, in osteuropäische Länder, da dort die Behandlungskosten niedriger erscheinen, und in die Niederlande, nach Belgien und Dänemark, wo sich lesbische oder alleinstehende Frauen einer Spendersamenbehandlung unterziehen (s.a. Kap. 6.3). Behandlungen, die eine Embryonenspende oder Leihmutterschaft erfordern, scheinen nur sehr wenige Paare aus Deutschland durchzuführen. Die Gesetzgebung variiert in diesen Ländern stark, bzw. in einigen osteuropäischen Ländern gibt es für reproduktionsmedizinische Behandlungen nur medizinische

Richtlinien, aber keine Gesetzgebung. Nachfolgend einige zentrale Aspekte (für eine Übersicht s. Thorn/Wischmann 2010):

- Die Eizellspende ist in vielen europäischen Ländern zulässig, in den meisten dieser Länder bleiben die Spenderinnen jedoch anonym. Die europäische Geweberichtlinie sieht zwecks Rückverfolgbarkeit eine Aufbewahrungspflicht von mindestens 30 Jahren für alle gespendeten Gewebe und Zellen vor. Ob diese Aufbewahrungspflicht auch tatsächlich eingehalten wird, ist unklar.
- Die Gefahr der Überstimulation ist bei der Eizellspende in viel höherem Maße gegeben als bei einer konventionellen IVF-Behandlung, da aus Sicht der Behandler eine möglichst hohe „Ausbeute" erste Priorität hat. Inwieweit die Eizellspenderinnen über dieses erhöhte medizinische Risiko – welches im Extremfall zu Infertilität der „Spenderin" führen kann – aufgeklärt werden und inwieweit eine angemessene finanzielle Kompensation bei ihnen überhaupt ankommt, ist in vielen Fällen fraglich (s.a. Kap. 5).

Erschreckende Beispiele dazu sind dem Film „Eggsploitation" zu entnehmen, in dem z.T. lebensbedrohliche Verläufe bei US-amerikanischen Eizellspenderinnen dokumentiert sind, die mit Prämienversprechen von bis zu 100.000,– US-Dollar angeworben worden waren (s. www.eggsploitation.com).

- Die Samenspende in Dänemark wird sowohl mit anonymen als auch mit identifizierbaren Spendern durchgeführt. Der Spender kann entscheiden, ob er anonym bleiben möchte oder nicht, und die Wunscheltern entscheiden sich für einen Spender ihrer Wahl. Während in Spanien die Eizellspende nur anonym durchführbar ist, gibt es in Finnland und Großbritannien nur die Möglichkeit einer Behandlung mit identifizierbaren Spenderinnen. Das ist allerdings nur selten den interessierten Paaren bekannt.
- Im Bereich der Gametenspende, vor allem jedoch bei einer Leihmutterschaft, sind die juristische Elternschaft und die Nationalität des Kindes nicht immer eindeutig. In vielen Ländern ist die austragende Mutter auch die Mutter im juristischen Sinne und muss das Kind nach Geburt zur Adoption freigeben, die Wunscheltern ihrerseits müssen das Kind dann adoptieren.

B Durch die Presse ging der Fall eines bayrischen Paares, das in Anand in Indien mittels einer Leihmutter Eltern von Zwillingen geworden war. Nach indischem Recht galten die Kinder (wegen ihrer sozialen Eltern) als Deutsche, nach deutschem Recht hatten sie dagegen die indische Staatsangehörigkeit (Mutter im juristischen Sinne ist hier die Frau, die das Kind geboren hat). Über zwei Jahre verblieben die Kinder in diesem Status der „Staatenlosigkeit", bis sie im April 2010 eine vorübergehende befristete Aufenthaltserlaubnis für Deutschland bekamen, um dann dort durch die (sozialen) Eltern adoptiert werden zu können.

10.6 Forschungsdesiderata

- Ob die psychische Entlastung, die im Rahmen einer Kinderwunschberatung erreicht wird, mit dazu beiträgt, die Schwangerschaftsraten zu verbessern, ist zurzeit ungeklärt. Die Mehrzahl der systematischen Studien an größeren Stichproben konnte jedoch keine Erhöhung der Schwangerschaftsrate nachweisen. Nachgewiesenermaßen tragen die Effekte der Beratung zu einer erhöhten Patientencompliance bei, zur Abnahme depressiver und ängstlicher Symptomatik sowie zu einer gesteigerten Zufriedenheit in der Paarbeziehung. Dies kann sich auch positiv auf die Sexualität – und damit letztlich möglicherweise auch auf die Schwangerschaftsrate – auswirken.
- Eine systematische Evaluation der Beratungsqualität und weitere Evaluationen der Effekte von Beratung (z. B. auf das Wohlbefinden und die Verbesserung der Bewältigungsfähigkeiten der Klienten) sollten unbedingt eingeführt werden.
- Die Effekte von angeleiteten edukativen Gesprächsgruppen und von Selbsthilfegruppen bedürfen einer eingehenderen wissenschaftlichen Erforschung.
- Die Effektivität von internetbasierten Angeboten sollte durch wissenschaftliche Studien überprüft werden.
- Der Einfluss des Geschlechts von psychosozialen Beratern und Beraterinnen auf die Beratungseffekte beim Vorliegen von verschiedenen medizinischen Diagnosegruppen (nur bei einem Partner bzw. bei beiden Partnern) ist bisher noch nicht untersucht worden.
- Bisherige Beratungsmodelle sind ausschließlich an ungewollt kinderlosen Frauen bzw. Männern entwickelt worden (s. z. B. Stammer et al. 2004). Ihre Übertragbarkeit auf die Beratung

von homosexuellen bzw. lesbischen Paaren mit Kinderwunsch ist bisher noch nicht überprüft worden.
- Studien zu den psychologischen Auswirkungen invasiverer reproduktionsmedizinischer Verfahren bei männlicher Infertilität (wie TESA/MESE) auf die betroffenen Männer fehlen noch weitestgehend.

10.7 Zusammenfassung

Zur Bewältigung der Lebenskrise der ungewollten Kinderlosigkeit sind psychosoziale Interventionen wie Beratung und Psychotherapie nachgewiesenermaßen förderlich. Oft kann schon nach wenigen Sitzungen ein entlastender Effekt aufgezeigt werden. Die bisher vorliegenden Reviews bzw. Metaanalysen zu den Effekten psychosozialer Interventionen geben allerdings kein einheitliches Bild bezüglich der Stärken der Effekte bei Frauen bzw. ihren Partnern. Dies gilt insbesondere für die Frage einer erhöhten Schwangerschaftsrate nach Beratung bzw. Psychotherapie.

Schätzungsweise 15 bis 20% aller Paare mit unerfülltem Kinderwunsch benötigen eine psychosoziale Beratung. Hauptsächlich scheint dabei die (subjektiv wahrgenommene) Depressivität der Frau den Ausschlag zu geben, eine Beratung aufzusuchen. Bei guter Integration der Kinderwunschberatung in das medizinische Behandlungsangebot und niedrigschwelliger Verfügbarkeit ist die Akzeptanzrate bei den betroffenen Paaren hoch. Dazu sind Informationsbroschüren bzw. Internetseiten hilfreich, in denen auf typische Beratungsinhalte verwiesen wird. In der Regel werden aber zunächst andere „informelle“ Ressourcen wie das Gespräch mit Freunden und Verwandten oder Internetrecherchen genutzt, bevor dann eventuell „formelle“ Angebote wie psychosoziale Beratung oder Psychotherapie in Anspruch genommen werden.

third party reproduction

Bei der sog. „third party reproduction“, also einer Familienbildung mittels Gametenspende oder Leihmutterschaft, ist eine psychosoziale Kinderwunschberatung auf jeden Fall explizit anzuraten, ebenso bei einer Behandlung im Ausland („reproduktives Reisen“). Ihre Inanspruchnahme (bzw. Nicht-Inanspruchnahme) durch die Frau bzw. den Mann sollte dokumentiert werden. Häufig sind Gruppensettings bei „third party reproduction“ geeignet, die den Austausch von betroffenen Frauen und Männern erleichtern helfen. Andere psychosoziale Interventionsangebote (wie z. B. das Lesen von Ratgeberbüchern oder die Teilnahme an Internetforen) werden zwar von vielen Kinderwunschpaaren als hilfreich eingeschätzt, ihre Wirksamkeit ist aber wissenschaftlich noch nicht genügend evaluiert worden.

10.8 Fragen zum Kapitel

Überprüfen Sie Ihr Wissen!

1. Wie sind Frauen und Männer, die eine psychosoziale Kinderwunschberatung aufsuchen, bezüglich ihrer psychologischen Variablen zu charakterisieren?
2. Was sind die wichtigsten Unterschiede zwischen Selbsthilfegruppen und professionell angeleiteten Gruppen?
3. Bei welchen Konstellationen sollte eine Kinderwunschberatung explizit empfohlen werden?
4. Wie lassen sich die wissenschaftlich abgesicherten Effekte psychosozialer Interventionen bei unerfülltem Kinderwunsch beschreiben?
5. Welche besonderen methodischen Probleme ergeben sich bei der Erforschung des „infertility counselling"?
6. Welche Vorteile und welche Nachteile bietet die Nutzung des Internets für ungewollt kinderlose Paare?
7. Was sind die Besonderheiten, die bei der Beratung zum „reproduktiven Reisen" zu beachten sind?

Kleinschmidt, D., Thorn, P., Wischmann, T. (Hrsg.) (2008): Kinderwunsch und professionelle Beratung. Das Handbuch des Beratungsnetzwerkes Kinderwunsch Deutschland (BKiD). Kohlhammer, Stuttgart

Stammer, H., Verres, R., Wischmann, T. (2004): Paarberatung und -therapie bei unerfülltem Kinderwunsch. Hogrefe, Göttingen

11 „Baby making in 30 years?"

11.1 „Social egg freezing"

Der Entwickler der „Pille", Carl Djerassi, machte den Vorschlag, die menschliche Reproduktion von der Sexualität zu entkoppeln, indem sich junge Menschen Gameten (Samen- bzw. Eizellen) entnehmen und diese dann einfrieren lassen sollten (s. Kap. 6.3). Zur sicheren Kontrazeption sollten sie sich dann einer Sterilisation unterziehen. Bei Kinderwunsch könnten die Frauen und Männer dann später auf diese kryokonservierten „jungen" Gameten zurückgreifen. Für Frauen, die auch in späterem Lebensalter Mutter werden wollen, wird dieses Verfahren **„social egg freezing"** genannt – anders als das Einfrieren von Eizellen aus medizinischen Gründen wie z. B. vor einer Krebstherapie – und so in Israel inzwischen routinemäßig praktiziert (Shkedi-Rafid/Hashiloni-Dolev 2011). Nach den israelischen ärztlichen Richtlinien handelt es sich aber nicht um soziale Gründe, sondern um präventivmedizinische: Hierdurch wird einer möglichen späteren reproduktionsmedizinischen Behandlung mittels Eizellspende aufgrund einer altersbedingten Fruchtbarkeitsstörung der Frau durch das Konservieren ihrer eigenen Eizellen vorgebeugt.

Diese „Umdefinition" eines normalen Ablaufs des weiblichen Lebenszyklus kann als klassische Form der Medikalisierung bezeichnet werden, durch das Therapiebedürftigkeit erst geschaffen wird. Frauen in Israel haben also bis zum 41. Lebensjahr ein Anrecht auf vier Zyklen der Eizellentnahme bzw. die Gewinnung von 20 Eizellen. Diese Eizellen werden dann vitrifiziert und in jeweils Fünf-Jahres-Intervallen aufgehoben, bis zum Alter der Frau von 54 Jahren (Shkedi-Rafid/Hashiloni-Dolev 2011). In den USA und in Europa wird dieses Verfahren durch die jeweiligen Fachgesellschaften ASRM und ESHRE hingegen noch als experimentell bezeichnet, da die Erfolgsraten vitrifizierter Eizellen niedriger liegen als die „frisch" gewonnener Eizellen oder kryokonservierter Embryonen, da über die Langzeitfolgen der Vitrifikation von Eizellen bisher nichts bekannt ist und insbesondere da über die Entwicklung von Kindern, die aus vitrifizierten Eizellen entstanden sind, noch keine Daten vorliegen.

11.2 Stammzellenforschung und „reproduktives Klonen"

Anlässlich des 30. Geburtstages von Louise Brown im Jahr 2008 wurden von der Fachzeitschrift *Nature* reproduktionsmedizinische Experten zu ihren Visionen bezüglich „Making babies: the next 30 years" befragt (Pearson 2008). Die Stammzellenforschung würde es nach Meinung einiger dieser Experten in dem Zeitraum ermöglichen, Eizellen neu produzieren zu können, so dass theoretisch auch 100 Jahre alte Frauen noch Mütter werden könnten.

oogonial stem cells

Tatsächlich veröffentlichte eine Forschergruppe (White et al. 2012) im Februar 2012 einen aufsehenerregenden Artikel über die Entdeckung von sog. „oogonial stem cells" in menschlichen Eierstöcken, also von Stammzellen, aus denen neue Eizellen hervorgehen können. Wenn diese Studie repliziert werden könnte, würde es Grundannahmen der Biologie umstoßen. Bisher war man nämlich davon ausgegangen, dass der gesamte Vorrat an Eizellen bereits mit der fertigen Entwicklung des weiblichen Fetus festgelegt sei und Eizellen nicht mehr neu produziert werden können (s. Kap. 3.4). Es müsste dann allerdings auch noch geprüft werden, ob sich diese „neu" entstandenen Eizellen auch normal fertilisieren lassen und wie die kindliche Entwicklung verläuft.

„genetische Kassetten"

Eine weitere Vision betrifft die Behandlung von vererbbaren Erkrankungen. So könnte es theoretisch möglich sein, dass durch gezielte chromosomale Veränderungen und Einschleusen von „genetischen Kassetten" in den Embryo genetische Abnormalitäten „korrigiert" werden. Ob es jemals zum Klonen eines menschlichen Embryos kommen wird, ist hingegen mehr als zweifelhaft.

Die Erfahrungen mit dem Klonschaf *Dolly* haben jedenfalls gezeigt, dass diese Technik sehr aufwendig ist und mit vielen Risiken einhergeht, von den ethischen Aspekten her einmal abgesehen. Für Dolly mussten 277 Zellfusionen vorgenommen werden, im sechsten Lebensjahr musste es wegen verschiedener Gebrechen dann eingeschläfert werden.

Zustimmungsraten zur Legalisierung von Eizellspende und reproduktivem Klonen

Interessant sind im Zusammenhang mit reproduktivem Klonen die Ergebnisse einer Umfrage von Wisch und Kollegen (2005) zur Legalisierung von Eizellspende und reproduktivem Klonen unter der Ärzteschaft eines Universitätsklinikums und der Allgemeinbevölkerung: Lagen die Zustimmungsraten bezüglich der Legalisierung von Eizellspende bei den befragten Ärztinnen und Ärzten jeweils 10% unter denen der Frauen (mit 43% Zustimmung) und Männer der Allgemeinbevölkerung (mit 60% Zustimmung), befürworteten etwa ein Drittel der Ärzte die Legalisierung reproduktiven Klonens und damit 10% mehr als Männer der Allgemeinbevölkerung. Die befragten Ärztinnen zeigten sich mit 11% Zustimmung deutlich zurückhaltender als ihre männlichen Kollegen. Eine psychodynamisch basierte Interpretation dieses geschlechtsspezifisch auffällig unterschiedlichen Antwortverhaltens wäre, dass sich in den Antworten der Ärzte möglicherweise narzisstische Machbarkeitsfantasien oder vielleicht sogar Auswirkungen eines (unbewussten) Gebärneides manifestiert haben könnten (Wischmann 2006a).

künstliche Gebärmutter

Eine andere Vision war die Erfindung einer künstlichen Gebärmutter. Dies regte einen Ethiker allerdings auch zu der Schreckensversion an, dass es dann auch keine Schwangerschaftsabbrüche im herkömmlichen Sinne in den USA mehr geben würde, da diese Embryonen dann nämlich in den künstlichen Gebärmuttern heranwachsen und schließlich nach der „Geburt" zur Adoption freigegeben werden würden. Eher wahrscheinlich für die Entwicklung der Reproduktionsmedizin in den nächsten Dekaden ist eine Verbesserung des Einnistungspotenzials von Embryonen in die Gebärmutterschleimhaut. Noch gehen etwa ein Fünftel der Schwangerschaften nach assistierter Reproduktion als Fehlgeburt verloren (s. Kap. 4.6). Möglicherweise werden neue Bilddarstellungsverfahren entwickelt, um das Entwicklungspotenzial von Ei- und Samenzellen bzw. von Embryonen auf nichtinvasive Art einschätzen zu können, also nicht über eine Zellentnahme.

11.3 Zusammenfassung

Die zu erwartenden (und teilweise auch befürchteten) Fortschritte in der Reproduktionsmedizin in den nächsten Jahrzehnten werden voraussichtlich in der Verbesserung der Erfolgschancen (im Sinne einer höheren Lebendgeburtenrate) liegen. Sehr wahrscheinlich werden sich in der Gendiagnostik Entwicklungen auftun, die von ethischer wie auch von gesellschaftlicher Seite aus sorgfältig und kritisch begleitet werden sollten. Die Entwicklung von entwicklungsfähigen Gameten aus Stammzellen wird ein wichtiges Forschungsziel sein. Es ist jedoch fraglich, ob die „biologische Uhr" im Sinne einer lebenszeitlich begrenzten Phase der Fruchtbarkeit in den nächsten Jahrzehnten außer Kraft gesetzt werden kann – abgesehen von der Frage, ob und für wen dies überhaupt wünschenswert sein könnte. Ob eine vollständige embryonale Entwicklung außerhalb der Gebärmutter in absehbarer Zeit möglich sein wird und damit der Frau sozusagen nur noch eine „Statistenrolle" in der menschlichen Reproduktion zukommen würde, kann stark angezweifelt werden. Auch das reproduktive Klonen wird aller Voraussicht nach nur eine Vision von (einigen) Männern bleiben.

11.4 Fragen zum Kapitel

Überprüfen Sie Ihr Wissen!

1 Was ist unter „social egg freezing" zu verstehen?

2 Gibt es geschlechtsspezifische Unterschiede in der Einstellung zum „reproduktiven Klonen"?

Fukuyama, F. (2002): Das Ende des Menschen. Deutsche Verlags-Anstalt. Stuttgart, München

Reich, J. (2003): Es wird ein Mensch gemacht. Möglichkeiten und Grenzen der Gentechnik. Rowohlt, Berlin

12 Zusammenfassung und weiterführende Informationen

Die eigene Fruchtbarkeit ist seit jeher ein Faszinosum für den Menschen gewesen und wird es auch immer bleiben, allen medizinischen Fortschritten zum Trotz. Viele Mythen sind mit der Fruchtbarkeit verknüpft, unzählige Märchen und Sagen beschäftigen sich mit ihr. Das Phänomen ungewollter Kinderlosigkeit verunsichert und ängstigt den Menschen zutiefst, so dass nicht wundert, mit welcher Vielzahl diagnostischer und therapeutischer Methoden und Techniken er versucht hat, dieses Problem zu lösen, und sei es, dass er um göttlichen Beistand bat oder bittet. Mit dem Fortschritt in der Medizin, der Erkenntnis der Zusammenhänge von Keimzellen des Menschen, dem weiblichen Zyklus und der Sexualität mit Schwangerschaft und Geburt konnte sich die Reproduktionsmedizin entwickeln. Sie bietet inzwischen eine breit gestreute Palette von diagnostischen und therapeutischen Methoden an, von wenig invasiven Maßnahmen (wie das Führen einer Basaltemperaturkurve oder eine hormonelle Unterstützung der Eizellreifung) bis hin zu sehr invasiven Techniken (wie das genetische Präimplantationsscreening oder der Fetozid).

Polarisierung in der Gesellschaft durch Reproduktionsmedizin
Kaum ein Bereich der Medizin führt zu mehr Polarisierung in der Gesellschaft: Von der Verleihung des Medizinnobelpreises 2010 für Sir Robert Edwards, einen der beiden „Väter" der sog. künstlichen Befruchtung als Anerkennung für diese wissenschaftliche Leistung bis zur scharfen Reaktion des Vatikans darauf, der diese Verleihung für „völlig deplatziert" hielt. Edwards habe dadurch einen Markt ermöglicht, auf dem „Millionen von Eizellen verkauft werden" würden. Als Lesley und John Brown nach neun Jahren unerfüllten Kinderwunsches mithilfe von Robert Edwards und Patrick Steptoe im Juli 1978 ihre Tochter Louise Joy Brown auf die Welt brachten, war diese für die einen das „Superbabe", für den Erzbischof von Canterbury dagegen „das Werk des Teufels".

Inzwischen dürften weltweit über vier Millionen Kinder nach assistierter Reproduktion geboren sein, allein in Deutschland bis Ende 2010 ca. 160.000. Viele – nicht alle – der anfänglichen Befürchtungen gegenüber dieser Methodik haben sich nicht bestätigt: In der Regel entwickeln sich diese Kinder (sofern Einlinge) normal, auch die familiären Beziehungen und die zwischen den Eltern. Ungewollt kinderlose Paare sind Paare wie alle anderen auch. Sie weisen nicht vermehrt psychische oder partnerschaftliche Störungen auf, die für den unerfüllten Kinderwunsch möglicherweise ursächlich sein könnten, insbesondere, wenn medizinisch bei beiden Partnern nichts diagnostiziert werden konnte.

Die Problematik von Mehrlingsschwangerschaften und -geburten nach „künstlicher Befruchtung" wurde allerdings jahrzehntelang unterschätzt. Je mehr Embryonen in die Gebärmutter transferiert werden, desto höher fällt die Schwangerschaftsrate aus und damit die „magische" Zahl, von der Wohl und Wehe eines jeden reproduktionsmedizinischen Zentrums abhängt. Reproduktionsmedizin ist eben auch ein Geschäft mit der Hoffnung vieler Frauen und Männer mit Kinderwunsch. Die Erfolgschancen der Reproduktionsmedizin im Sinne der Lebendgeburt eines gesunden Kindes werden sowohl von den betroffenen Paaren als auch von der Öffentlichkeit immer noch stark überschätzt. Bisher ist es noch nicht gelungen, ein auch international vergleichbares Kriterium für den Erfolg eines reproduktionsmedizinischen Verfahrens zu etablieren. So könnte man den reproduktionsmedizinischen Fachgesellschaften tatsächlich den Vorwurf machen, dass sie sich um die Etablierung eines solchen Kriteriums nicht intensiv genug bemühen.

Erheblich unterschätzt, wiederum sowohl von den betroffenen Paaren als auch von der Öffentlichkeit, werden hingegen die psychologischen Auswirkungen sowohl des unerfüllten Kinderwunsches als auch der reproduktionsmedizinischen Behandlung. Für viele betroffene Frauen (und auch ihre Partner) stellt die ungewollte Kinderlosigkeit eine existenzielle Krise dar, welche die individuelle, partnerschaftliche und soziale Lebensqualität – zumindest vorübergehend – stark beeinträchtigen kann. Auch die von vielen Paaren als Ausweg wahrgenommene reproduktionsmedizinische Behandlung bringt potenziell erhebliche psychische Nebenwirkungen und Risiken mit sich – treffend wird hier von der „Achterbahn der Gefühle" gesprochen. Kommt es zu einer Schwangerschaft nach assistierter Reproduktion, die dann in einer Fehlgeburt endet, ist oft erhebliche Trauerarbeit bei beiden Partnern vonnöten. Diese macht nicht selten eine professionelle psychosoziale Unterstützung erforderlich. Die psychosozialen Folgen bei bleibender ungewollter Kinderlosigkeit sind dahingegen nicht durchweg als gravierend einzuschätzen: Mittel- bis langfristig berichten die meisten Paare, dass sie diese Krise haben gemeinsam überwinden können und dass sie dies auch „zusammengeschweißt" habe.

Zentrale Forderungen für die Zukunft
Für die nächste Zukunft sind die folgenden drei zentralen Forderungen in Deutschland umzusetzen:

- Einführung und Etablierung des elektiven Single-Embryo-Transfers (eSET) als Standardverfahren in der Reproduktionsmedizin.
- Etablierung eines niedrigschwellig erreichbaren psychosozialen Beratungsangebots für Paare und Einzelpersonen mit unerfülltem Kinderwunsch.
- Aufnahme von Behandlungsverfahren der assistierten Reproduktion für gleichgeschlechtliche Paare und Alleinstehende in die ärztlichen Richtlinien sowie klare rechtliche Absicherung der Behandlung mit Gametenspende.

Das Beispiel Schweden zeigt, wie mithilfe des eSET binnen weniger Jahre die Rate von Mehrlingsschwangerschaften drastisch gesenkt werden konnte. Steuerungsinstrument kann dabei die Finanzierungszusage durch die Krankenkasse sein. Zur Einführung des eSET müsste allerdings das Embryonenschutzgesetz geändert werden. Die von nahezu allen Leitlinien geforderte Bereitstellung behandlungsunabhängiger psychosozialer Beratung bei unerfülltem Kinderwunsch sollte in Deutschland auch tatsächlich praktisch umgesetzt werden. Zu wenige reproduktionsmedizinische Zentren kooperieren bisher mit psychosozialen Fachkräften. Während sich bei anderen medizinischen Krankheitsbildern die Einsicht durchgesetzt hat, dass psychosoziale Aspekte nach Möglichkeit immer mitberücksichtigt werden sollten – z. B. in der Psychoonkologie –, ist dies in der reproduktionsmedizinischen Behandlung noch viel zu wenig der Fall.

Obwohl unerfüllter Kinderwunsch meist die Familienbildung gemischtgeschlechtlicher Paare betrifft (und diese in dem hier vorliegenden Lehrbuch auch fast ausschließlich adressiert wurden), haben selbstverständlich auch gleichgeschlechtliche Paare und Alleinstehende häufig einen Kinderwunsch, dessen Realisierung durch standesrechtliche und gesetzliche Regulierungen in Deutschland erschwert oder verhindert wird. Für die Behandlung lesbischer Paare oder alleinstehender Frauen müssten hier keine neuen und ethisch umstrittenen reproduktionsmedizinischen Verfahren wie z. B. eine Leihmutterschaft eingeführt werden, sondern nur ärztliche Richtlinien und kassenrechtliche Vorschriften abgeändert werden. Die rechtliche Situation der Familienbildung mit Samenspende ist in Deutschland unzureichend geklärt, dies sollte im Interesse dieser Familien, des Spenders und des behandelnden Arztes baldmöglichst geschehen. Inwieweit die andere Form der Gametenspende, nämlich die Eizellspende, hier legalisiert werden sollte, wird weiterhin ein hochumstrittenes Thema sein. Im Interesse der Frauen und Paare mit unerfülltem Kinderwunsch, die nur auf diese Weise zu einem gemeinsamen Kind kommen können, wäre dies zu wünschen. Im Interesse der Eizellspenderin müssen aber zunächst alle Aspekte der Kommerzialisierung und potenziellen Ausbeutung bedacht und diese von vornherein verhindert werden.

Zusätzlich sollten Forschungsvorhaben zu den psychosozialen Aspekten assistierter Reproduktion und ungewollter Kinderlosigkeit, bei denen die wissenschaftliche Erkenntnislage noch nicht ausreichend genug ist, umfassend gefördert werden. Hierzu zählen insbesondere: Erforschung des Phänomens des „reproduktiven Reisens", Evaluation der Effekte behandlungsunabhängiger psychosozialer Beratung, Studien zu den psychologischen Auswirkungen invasiverer reproduktionsmedizinischer Verfahren bei männlicher Infertilität auf die betroffenen Männer, Studien zur Aufklärung von Kindern nach assistierter Reproduktion im Allgemeinen und nach Gametenspende im Speziellen, sowie der psychosoziale Beratungsbedarf von Gametenspendern und -spenderinnen. Längst nicht alle Fragen, die die Reproduktionsmedizin in ihrer rasanten Entwicklung die letzten Jahrzehnte aufgeworfen hat, sind zwischenzeitlich zufriedenstellend beantwortet worden.

Weiterführende Literatur für Betroffene

Broschüre Ungewollt kinderlos. Gesundheitsberichterstattung des Bundes Heft 20, kostenlos erhältlich beim Robert-Koch-Institut, 13353 Berlin, online verfügbar unter www.rki.de

Medienpaket „Kinderwunsch" (Broschüren und Videos), kostenlos erhältlich bei der Bundeszentrale für gesundheitliche Aufklärung (BZgA), 51101 Köln (z.T. auch in türkischer Sprache), online verfügbar unter www.familienplanung.de/kinderwunsch

Arbeitsgruppe NFP (1999): Natürlich und sicher. Natürliche Familienplanung. Ein Leitfaden. 4. Aufl. Ehrenwirth, Bergisch Gladbach

Becherer, E., Schindler, A. E. (2010): Endometriose. Rat und Hilfe für Betroffene und Angehörige. 2. Aufl. Kohlhammer, Stuttgart

Diedrich, K., Kunz, S. (2005): Endlich ein Baby! Knaur Ratgeber, München

Enchelmaier, I. (2004): Abschied vom Kinderwunsch. Ein Ratgeber für Frauen, die ungewollt kinderlos geblieben sind. Kreuz, Stuttgart

Ford, M. (2009): Navigating the land of If. Understanding infertility and exploring your options. Seal Press, Berkeley

Fredersdorff, T. (2003): Johanna und Olivia: Erfüllter Kinderwunsch durch Adoption und künstliche Befruchtung. Becker, Kichhain
Gienger, Z., Gienger, W. (2009): Auf dem Weg zum Wunschkind. Urania, Freiburg
Gnoth, Chr., Noll, A. (2009): Kinderwunsch: Natürliche Wege zum Wunschkind. 2. Aufl. Gräfe und Unzer, München
Hechensteiner, M. (2003): Orchideenblüten. Mein Weg zum Wunschkind. Diametric, Würzburg
Hyatt, M. (2012): Ungestillte Sehnsucht. Wenn der Kinderwunsch uns umtreibt. Ch. Links, Berlin
König, U. (2003): Wir wollen ein Baby. Von Mönchspfeffer bis In-vitro. Rororo, Hamburg
Rech-Simon, Chr., Simon, F. B. (2010): Survival-Tipps für Adoptiveltern. 2. Aufl. Carl Auer, Heidelberg
Riedle, H., Gillig-Riedle, B. (2010): Ratgeber Auslandsadoption: Wege, Verfahren, Chancen. Tivian-Verlag, Würzburg
Shapiro, C. H. (2010): When you're not expecting: an infertility survival guide. Wiley & Sons, New York
Thorn, P. (2008): Familiengründung mit Samenspende. Kohlhammer, Stuttgart
Uyterlinde, J. (2002): Eisprung. Eine Geschichte über die Liebe und den Wunsch nach einem Kind. Goldmann, München
Zebothsen, B., Ragosch, V. (2007): Sternenkinder: Wenn eine Schwangerschaft zu früh endet. Südwest, München
Zehetbauer, S. (2007): Ich bin eine Frau ohne Kinder. Begleitung beim Abschied vom Kinderwunsch. Kösel, München
Zeller-Steinbrich, G. (2006): Wenn Paare ohne Kinder bleiben. 2. Aufl. Brandes & Apsel, Frankfurt/M.

Weiterführende Literatur für Kinder

Singh, L. (2000): Constantin und das Invitro. Loisirs et Pédagogie, Lausanne
Thorn, P. (2006): Die Geschichte unserer Familie. Ein Buch für Familien, die sich mit Hilfe der Spendersamenbehandlung gebildet haben. FamArt, Mörfelden
– (2011): Woher manche Babys kommen. Ein Erklärungs- und Aufklärungsbuch für Kinder, die mit medizinischer Unterstützung gezeugt wurden. FamArt, Mörfelden
–, Herrmann-Green, L. (2009): Die Geschichte unserer Familie. Ein Buch für lesbische Familien mit Wunschkindern durch Samenspende. FamArt, Mörfelden

Weiterführende Literatur für Professionelle

Covington, S. H., Burns, L. H. (Hrsg.) (2006): Infertility Counseling. A comprehensive handbook for clinicans. Parthenon Publishing, New York
Jaffe, J., Diamond, M. O. (2010): Reproductive Trauma: Psychotherapy With Infertility and Pregnancy Loss Clients. APA Publications, Washington
Hölzle, Chr., Wirtz, M. A. (2001): Fragebogen zum Kinderwunsch (FKW). Testinventar zur Erfassung der Kinderwunschmotivation von ungewollt kinderlosen Paaren. Hogrefe, Göttingen

Kentenich, H., Wischmann, T., Stöbel-Richter, Y. (Hrsg.) (2012): Fertilitätsstörungen – psychosomatisch orientierte Diagnostik und Therapie. Leitlinie und Quellentext (1. Revision)

Revermann, C., Hüsing, B. (2011): Fortpflanzungsmedizin. edition sigma, Berlin

Rohde, A., Dorn, A. (2007): Gynäkologische Psychosomatik und Gynäkopsychiatrie. Schattauer, Stuttgart

Stammer, H., Wischmann, T., Verres, R. (2004): Paarberatung und -therapie bei unerfülltem Kinderwunsch. Hogrefe, Göttingen

Glossar

Abort: Fehlgeburt, am häufigsten im ersten Drittel der Schwangerschaft.

American Society for Reproductive Medicine (ASRM): Dachvereinigung US-amerikanischer Reproduktionsmediziner (Fachzeitschrift: *Fertility and Sterility*).

Anamnese: Erhebung der Krankengeschichte durch Arzt bzw. Ärztin.

Androgene: „männliche" Sexualhormone, wie z. B. Testosteron.

andrologische Infertilität: Unfruchtbarkeit des Mannes.

Anovulation: Ausbleiben des Eisprungs.

Arbeitsgemeinschaft der Wissenschaftlichen Medizinischen Fachgesellschaften (AWMF): medizinischer Dachverband, der Leitlinien zu vielen Bereichen der Medizin zur Verfügung stellt.

Assisted Hatching: künstliches Eröffnen der den Embryo umgebenden Schutzhülle (Zona pellucida).

assisted reproduction technology (ART): Verfahren der assistierten Reproduktion (wie stimulierte IUI, IVF und ICSI).

Asthenozoospermie: Einschränkung der Spermienbeweglichkeit.

Azoospermie: völliges Fehlen von Samenzellen im Samenerguss.

Baby-take-home-Rate: Prozentsatz der Lebendgeburten nach Verfahren der assistierten Reproduktion (wie IVF oder ICSI).

Basaltemperaturkurve (BTK): Aufzeichnung der morgendlichen Körpertemperatur der Frau vor dem Aufstehen, Anstieg um mindestens 0,2 °C, häufig auch 0,5 °C kurz nach dem Eisprung.

Beratungsnetzwerk Kinderwunsch Deutschland (BKiD): multiprofessioneller Zusammenschluss der psychosozialen Kinderwunschberater und -beraterinnen in Deutschland.

Berufsverband Reproduktionsmedizinischer Zentren (BRZ): Interessensvertretung reproduktionsmedizinischer Zentren in Deutschland.

biochemische Schwangerschaft: Nachweis des Schwangerschaftshormons hCG. Die biochemische Schwangerschaftsrate liegt prozentual über der klinischen Schwangerschaftsrate.

Blastozyste: Embryo am vierten bis siebten Tag der Entwicklung, etwa zum Zeitpunkt der Einnistung. Auch Keimbläschen genannt.
Chlamydien: bakterielle Erreger, die hauptsächlich für entzündliche Eileiterschäden verantwortlich sind.
Chromopertubation: Durchspülung der Eileiter mit einem Farbstoff, um die Durchgängigkeit zu prüfen.
Chromosomen: Teile des Zellkernes, die die Erbinformationen enthalten.
Chromosomenanomalie: Störung der Chromosomenzahl.
complementary and alternative medicine (CAM): Alternativ-bzw. Komplementärmedizin, meist in Kontrast oder als Ergänzung zur Schulmedizin gesehen, in der Regel nicht evidenzbasiert.
computer assisted sperm analysis (CASA): Computergestützte Spermienanalyse zur Identifikation möglichst vitaler Spermien für IVF.
Corpus luteum: Gelbkörper, umgewandeltes Eibläschen nach dem Eisprung, produziert das Gelbkörperhormon Progesteron.
Dehydroepiandrosteronsulfat (DHEAS): männliches Hormon der Nebenniere.
Desoxyribonukleinsäure (DNS): Trägerin der Erbinformation.
Deutsche Gesellschaft für Reproduktionsmedizin (DGRM): Fachgesellschaft von professionell Tätigen der humanen bzw. veterinären Reproduktionsmedizin in Deutschland.
Deutsches IVF-Register (DIR): dokumentiert zentral Behandlungszyklen und Schwangerschaftsraten nach IVF bzw. ICSI, IVF/ICSI und Kryotransfer.
donogene Insemination (DI): Einbringen von Spendersamen in die Gebärmutter.
Double-Embryo-Transfer (DET): Übertragung von zwei ausgewählten Embryonen beim Embryotransfer zur Vermeidung des Mehrlingsschwangerschaftsrisikos (s.a. SET).
Downregulation: „Herunterfahren“ der Eierstocksfunktion mittels GnRH-Analoga zur Behandlung von Myomen, Endometriose und zur Vorbereitung einer IVF-Behandlung („künstliche Wechseljahre“).
Ejakulat: Samenflüssigkeit nach der Ejakulation.
Ejakulation: Vorgang des Samenergusses beim Mann.
elektiv: frei (aus)wählend.
Embryo: frühes menschliches Entwicklungsstadium bis zur achten Schwangerschaftswoche.

Embryonenschutzgesetz (ESchG): in Deutschland seit 1991 gültiges Gesetz, welches den Umgang mit menschlichen Gameten regelt.
Embryotransfer (ET): Übertragen von (extrakorporal gezeugten) Frühembryonen (im Zwei- oder Vier-Zellstadium) in die Gebärmutter im Rahmen der In-vitro-Fertilisation.
Endometriose: gebärmutterschleimhautähnliches Gewebe wächst an falscher Stelle, z. B. im kleinen Becken, am Bauchfell, an den Eierstöcken oder in der tiefen Bauchhöhle, führt häufig zu Unfruchtbarkeit und starken Menstruationsbeschwerden.
Endometrium: Schleimhaut in der Gebärmutterhöhle.
Endoskopie: Spiegelung von Körperhöhlen, in der Frauenheilkunde insbesondere Bauchspiegelung.
Epididymis: Nebenhoden des Mannes.
Erektion: Steifwerden des Penis aufgrund sexueller Erregung.
European Society of Human Reproduction and Embryology (ESHRE): Dachvereinigung europäischer Reproduktionsmediziner (Fachzeitschrift: *Human Reproduction*).
evidenzbasierte Medizin (EBM): medizinische Diagnostik und Therapie, die auf wissenschaftlich überprüften Erkenntnissen beruht und nicht allein auf ärztlicher Expertise.
extrakorporal: außerhalb des Körpers.
Extrauteringravidität (EUG): Schwangerschaft außerhalb der Gebärmutter, meist Eileiterschwangerschaft.
Fekundabilität: prozentuale Wahrscheinlichkeit einer Schwangerschaft pro Zyklus der Frau.
Fertilisation: Befruchtung, Eindringen einer Samenzelle in eine Eizelle.
Fertilität: Fruchtbarkeit.
Fertilitätsprotektion: Maßnahmen zur Erhaltung der Fruchtbarkeit, z. B. durch Eizell- oder Spermienkryokonservierung vor Beginn einer Chemotherapie.
Fetus: auch Fötus, Kind im Mutterleib nach dem dritten Schwangerschaftsmonat, d. h. nach Abschluss der Organentwicklung.
Follikel: heranreifendes Eibläschen im Eierstock, welches die Eizelle beinhaltet.
Follikelphase: erste Phase des weiblichen Zyklus.
Follikelpunktion: Absaugen von Eibläschen aus dem Eierstock zur Gewinnung von Eizellen.
follikelstimulierendes Hormon (FSH): regt den Eierstock der Frau zur Follikelreifung und zur Bildung von Östrogenen an, beim Mann die Samenzellreifung.

Frozen-Embryo-Transfer (FER): Übertragung von zuvor eingefrorenen Embryonen in die Gebärmutter (s.a. Kryokonservierung)
Gameten: Keimzellen, d. h. Samenzellen und Eizellen.
Gelbkörperphase: s. Lutealphase.
genetisches Präimplantationsscreening (PGS): Untersuchung des Embryos auf eine Reihe verschiedener erblich übertragbarer Krankheiten. In Deutschland, Österreich und der Schweiz nicht erlaubt.
geplante lesbische Familien: lesbische Paare, die sich gemeinsam für ein Kind mithilfe einer donogenen Insemination entschieden haben.
Gestagen: Gelbkörperhormon.
GnRH-Analoga: Medikamente, die die Funktion des Eierstocks unterdrücken.
Gonadotropin-Releasing-Hormon (GnRH): Hormon des Hypothalamus, welches die Ausschüttung von Hormonen aus der Hypophyse bewirkt.
Gravidität: Schwangerschaft.
heterologe Insemination: Einbringen von Spendersamen in die Gebärmutter (s.a. donogene Insemination).
Hodenbiopsie: Gewebsentnahme aus dem Hoden.
homologe Behandlung: Behandlung mit Samen- und/oder Eizellen der Wunscheltern.
Homöopathie: Heilverfahren, bei dem Kranke mit kleinsten Dosen der Mittel behandelt werden, die bei Gesunden ähnliche Krankheitserscheinungen hervorrufen würden.
Hormone: Botenstoffe des menschlichen Körpers.
humanes Choriongonadotropin (hCG): Schwangerschaftshormon, Grundlage der meisten Schwangerschaftstests.
Human Fertilisation and Embryology Authority (HFEA): Regulierungsbehörde in Großbritannien, die dort alle IVF-Zentren lizensiert und evaluiert.
Hypophyse: Hirnanhangsdrüse.
Hypothalamus: Teil des Zwischenhirns.
Hysterosalpingografie (HSG): röntgenologische Darstellung der Eileiter.
Hysteroskopie (HSK): Spiegelung der Gebärmutter.
idiopathische Sterilität: langjährige Unfruchtbarkeit, für die es keine erkennbare (organische oder seelische) Ursache gibt. Nicht gleichzusetzen mit psychisch (mit)bedingter Fruchtbarkeitsstörung.

Implantation: Einnistung des Embryos in die Gebärmutterschleimhaut.
imprägnierte Eizelle: Eizelle, in die eine Samenzelle eingedrungen ist.
Imprinting: Aktivierung bzw. Deaktivierung von Anteilen der mütterlichen und väterlichen Gene durch chemische Prozesse während der frühen Embryonalentwicklung.
Indikation: Heilanzeige, medizinische Notwendigkeit.
infantile Zerebralparese: Bewegungsstörungen, deren Ursache eine frühkindliche Hirnschädigung ist.
International Infertility Counseling Organization (IICO): internationaler Dachverband zur psychosozialen Kinderwunschberatung.
intrauterine Insemination (IUI): Übertragen einer dafür vorbereiteten Samenprobe mittels Katheter in die Gebärmutter zum Zeitpunkt des Eisprungs, meist nach vorheriger Hormonstimulation der Frau (gilt dann als Maßnahme der assistierten Reproduktion).
intrazytoplasmatische Spermieninjektion (ICSI): Punktion und Rücktransfer wie bei der IVF, dazwischen Mikroinjektion einer einzelnen Samenzelle direkt in die Eizelle mithilfe von sog. Mikromanipulatoren.
intracytoplasmic morphological selected sperm injection (IMSI): Betrachtung der Spermienköpfe unter Spezialmikroskopen zur Entdeckung morphologischer Auffälligkeiten.
In-vitro-Fertilisation (IVF): sog. Reagenzglasbefruchtung, Maßnahme der assistierten Reproduktion, bei der nach Punktion der Eibläschen die Befruchtung außerhalb des Körpers im Reagenzglas stattfindet. Die Embryonen werden meist nach 48 Stunden unter Umgehung des Eileiters direkt in die Gebärmutter transferiert.
In-vitro-Maturation (IVM): Die IVM ist eine Variante einer IVF-Behandlung. Dabei werden dem Körper der Frau nach nur geringer Hormonstimulierung unreife Eizellen entnommen und diese im Labor nachgereift.
Inzidenz: Anzahl neu auftretender Erkrankungen oder Ereignisse innerhalb einer definierten Zeitspanne, bezogen auf eine Grundgesamtheit (s.a. Prävalenz).
Karenz: sexuelle Enthaltsamkeit.
Klimakterium praecox: vorzeitiger Eintritt in die Wechseljahre.
klinische Schwangerschaft: Im Ultraschall ist ein Fruchtsack mit

Herzaktivität zu sehen. Die klinische Schwangerschaftsrate liegt ca. 10% über der Lebendgeburtenrate (Baby-take-home-Rate).

Koitus: sexuelle Vereinigung, Beischlaf; im engeren Sinne vaginaler Geschlechtsverkehr des gemischtgeschlechtlichen Paares.

Konzeption: Empfängnis, Beginn der Schwangerschaft.

Konzeptionsoptimum: Tage vor und während des Eisprungs, an dem die Schwangerschaftswahrscheinlichkeit am größten ist.

Kryokonservierung: Tieffrieren und Lagerung von Samenzellen oder Eizellen im Vorkernstadium in flüssigem Stickstoff (s.a. Vitrifikation).

Kryo-TESE: Tieffrieren von Hodenbiopsien, um darin befindliche Spermien später nach hormoneller Stimulation der Frau zur intrazytoplasmatischen Spermieninjektion nützen zu können.

Kryotransfer: Embryotransfer von zuvor tiefgefrorenen Präembryonen.

Laparoskopie: Bauchspiegelung, operativer Eingriff zur Beurteilung der Eileiterdurchgängigkeit und zu Sterilitätsoperationen am inneren Genitale der Frau.

LH-Peak: massive Ausschüttung des luteinisierenden Hormons in Zyklusmitte zur Auslösung des Eisprungs.

Lutealphase: Gelbkörperphase des weiblichen Zyklus.

Lutealinsuffizienz: Gelbkörperschwäche.

luteinisierendes Hormon (LH): fördert bei der Frau den Eisprung und die Follikelbildung.

Menarche: erste Regelblutung bei der Frau.

Menopause: letzte Regelblutung bei der Frau.

Menstruation: Regelblutung der Frau.

microsurgical epididymal sperm aspiration (MESA): Gewinnung von Samenzellen direkt aus dem Nebenhoden für die assistierte Reproduktion.

Mikroinjektion: s. ICSI.

Monitoring: Zyklusüberwachung mit Ultraschall, Hormonbestimmungen, ggf. Mukusprüfung.

Morbidität: Krankheitswahrscheinlichkeit.

Mortalität: Sterblichkeitswahrscheinlichkeit.

Motilität: Beweglichkeit.

Mukus: Schleim des Gebärmutterhalses, in Zyklusmitte fadenziehend und verflüssigt.

Myom: gutartige Muskelgeschwulst der Gebärmutterwand, je nach Lage und Größe Ursache für Unfruchtbarkeit oder auch Blutungsstörungen.

National Institute for Health and Clinical Excellence (NICE): Behörde des „National Health Service“ in England und Wales, zuständig für die Entwicklung von Leitlinien im dortigen Gesundheitssystem.
natural cycle-IVF (NC-IVF): technisch und organisatorisch aufwendige IVF im natürlichen Zyklus der Frau (ohne vorherige Hormonstimulation).
neonatal: das Neugeborene betreffend.
Oozyten: Eizellen.
Oozytenspende: Eizellspende, in Deutschland, Österreich und der Schweiz verboten.
Orgasmus: Höhepunkt der sexuellen Erregung der Frau bzw. des Mannes.
Östrogene: „weibliche“ Sexualhormone (wie z. B. Östradiol), fördern das Wachstum der inneren weiblichen Organe.
Ovar, pl. Ovarien: Eierstock, Keimdrüsen der Frau.
Ovulation: Eisprung, Follikelsprung; Zeitpunkt, zu dem die reife Eizelle für 12 bis 24 Stunden befruchtet werden kann.
Ovulationsinduktion: medikamentöse Auslösung des Eisprungs.
perinatal: die Zeit um den Geburtsvorgang herum betreffend.
Perturbation: Durchblasung (der Eileiter).
physiologisches ICSI (pICSI): Hyaluronsäure-Bindungstest in-vitro, der den Reifegrad der Spermien (und damit deren Befruchtungsfähigkeit) bestimmen soll.
Plazenta praevia: Fehllage der Plazenta, kann zu Komplikationen bei der Geburt führen.
Polkörper: Zur Reduzierung des Chromosomensatzes werden diese im Zuge der Eireifung von den Eizellen abgeschnürt und in der Regel abgebaut. Die Polkörper können auf genetische Besonderheiten im Rahmen einer IVF-Behandlung untersucht werden.
Polkörperdiagnostik (PKD): Beide Vorkerne des Prä-Embryos werden durch Absaugen aus der Zelle entfernt und diese auf genetische Veränderungen untersucht.
polyzystische Ovarien (PCO): häufige Ursache von Zyklusstörungen mit vergrößerten Eierstöcken, Ovulationsstörungen, Verschiebung der Hirnanhangsdrüsenhormone LH und FSH und Erhöhung der männlichen Hormone.
Population: Grundgesamtheit (auf die z. B. mittels einer Stichprobe geschlossen werden soll).
Portio: Gebärmuttermund.

Postkoitaltest: Das Paar soll zum Zeitpunkt des Eisprungs miteinander ungeschützten Verkehr haben. Maximal zwölf Stunden nach dem Verkehr wird aus dem Zervixkanal mit einer Pipette ein Gemisch von Zervixsekret und Samenflüssigkeit entnommen und mikroskopisch auf Anzahl, Beweglichkeit und Überlebensfähigkeit der Spermien untersucht.

Präeklampsie: Schwangerschaftsintoxikation, auch Gestose genannt.

Präimplantationsdiagnostik (PID): Entnahme einzelner Zellen des Embryos im Sechs- bis Achtzellstadium im Rahmen einer IVF-Behandlung zur gezielten Diagnose schwerer Erbkrankheiten, von Krankheiten des Embryos, die zu Fehl- oder Totgeburt führen, und zur Geschlechtsbestimmung. In Österreich und der Schweiz nicht erlaubt, in Deutschland nicht zur Geschlechtsselektion (s.a. genetisches Präimplantationsscreening).

pränatal: vorgeburtlich.

Prävalenz: Auftretenshäufigkeit von bestimmten Erkrankungen bzw. Ereignissen in der Stichprobe oder in der Population.

Progesteron: auch Gelbkörperhormon genannt, wird durch LH stimuliert, verändert die Gebärmutterschleimhaut.

Prolaktin: Hormon, das die Milchproduktion bei der (schwangeren) Frau initiiert.

Pronukleus: sog. Vorkern; beim Ablauf der normalen Befruchtung hat die Eizelle zwei Pronuklei: jeweils die Erbinformation der Frau und des Mannes.

Prostata: Vorsteherdrüse beim Mann.

randomisierte kontrollierte Studie (RCT): Studie, bei denen die untersuchten Personen per Zufall entweder der Experimental- oder der Kontrollgruppe zugeteilt werden, um systematische Untersuchungsfehler zu vermeiden.

Regenbogenfamilie: Familie mit homosexuellen/lesbischen Eltern.

Sectio: Kaiserschnitt.

Single-Embryo-Transfer (SET): Übertragung nur eines ausgewählten vitalen Embryos beim Embryotransfer zur Vermeidung des Mehrlingsschwangerschaftsrisikos (auch „elective single-embryo transfer“, eSET, genannt).

Skrotum: Hodensack.

Spermiogenese: Ausreifung der Spermien des Mannes.

Spermiogramm: standardisierte Beurteilung des Samenbefundes u.a. nach Zahl, Beweglichkeit und Form der Samenzellen.

Spermium: Samenzelle des Mannes.
Spindel-Imaging: Beurteilung des Reifegrads der Eizelle durch Betrachtung der Spindel.
Spontankonzeption: Eintritt einer Schwangerschaft nach Koitus (ohne medizinische Hilfe).
Subfertilität: eingeschränkte Fruchtbarkeit.
Testes: Hoden.
Testosteron: männliches Geschlechtshormon, fördert die Bildung und Reifung der Spermien.
testicular sperm extraction (TESE): Gewinnung von Samenzellen direkt aus dem Hodengewebe für Verfahren der assistierten Reproduktion (operative Entnahme).
Thyreoidea-stimulierendes Hormon (TSH): ein die Produktion der Schilddrüse anregendes Hormon.
Traditionelle Chinesische Medizin (TCM): eine Gruppe alternativmedizinischer Verfahren, die insbesondere Akupunktur, Kräuterheilkunde, Diäthetik („Ernährungsmedizin“) und Qi-Gong (Körperübungen) umfassen.
Überstimulation: die zu starke und nicht erwünschte Reaktion der Eierstöcke auf eine hormonelle Stimulationsbehandlung mit Eierstockzysten und Aszites, meist spontane Rückbildung, gelegentlich stationärer Aufenthalt notwendig.
unexplained infertility: ungeklärte Unfruchtbarkeit (idiopathische Infertilität).
Uterus: Gebärmutter.
Vagina: Scheide der Frau.
Varikozele: Krampfader der Hodenvene, sehr selten ursächlich für eine Einschränkung der männlichen Fruchtbarkeit.
Verkehr zum optimalen Zeitpunkt (VZO): ungeschützter Geschlechtsverkehr von Frau und Mann kurz vor bzw. während des Eisprungs, zur Optimierung der Konzeptionschancen bzw. vor einem Postkoitaltest. Auch „Geschlechtsverkehr nach Plan“ (GVnP) genannt.
Vitrifikation: Durch sehr schnelles „Schockfrieren“ können auch unbefruchtete Eizellen kryokonserviert werden.
Vorkernstadium: s.a. Pronukleus.
World Health Organization (WHO): Weltgesundheitsorganisation der Vereinigten Nationen.
Zellkern: Bestandteil der Zelle, welcher die Chromosomen enthält.
Zervix: Gebärmutterhals.

Zona pellucida: die Eizelle und später den Embryo umgebende Schutzhülle.
Zona-Imaging: Beurteilung der Zona pellucida der Eizelle mittels Polarisationsmikroskop auf Gleichförmigkeit.
Zygote: befruchtete Eizelle nach Verschmelzung der weiblichen und männlichen Zellkerne.
Zyklus: Zeitraum vom ersten Tag der Regelblutung der Frau bis zum letzten Tag vor der nächsten Regelblutung.
Zyklusmonitoring: Überwachung der Follikel- und Eizellreifung mittels Ultraschall und Hormonblutbestimmungen.
Zyste: mit Flüssigkeit gefüllter Hohlraum.

Literatur

Abusief, M. E., Hornstein, M. D., Jain, T. J. (2007): Assessment of United States fertility clinic websites according to the American Society for Reproductive Medicine (ASRM)/Society for Assisted Reproductive Technology (SART) guidelines. Fertility and Sterility 87, 88–92

Akbal, C., Mangır, N., Tavukçu, H. H., Özgür, Ö., imsek, F. (2010): Effect of Testicular Sperm Extraction Outcome on Sexual Function in Patients With Male Factor Infertility. Urology 75, 598–601

Albert, K. (2008): „I am no longer like a rare white tiger who sticks out in the Serengeti“: Internetforen für ungewollt kinderlose Frauen; eine ethnologische Studie im Cyberspace (Bericht, unveröffentlicht). Philosophische Fakultät. Universität Freiburg, Freiburg

Andarmani, N., Sievers, K., Salmassi, A., Mettler, L., Schmutzler, A. (2010): Zu lange Behandlung der Sterilität beim Allgemeinfrauenarzt. Journal für Reproduktionsmedizin und Endokrinologie 7, 509

Andersen, A.-M. N., Wohlfahrt, J., Christens, P., Olsen, J., Melbye, M. (2000): Maternal age and fetal loss: population based register linkage study. British Medical Journal 320, 1708–1712

Apfel, R. J., Keylor, R. G. (2002): Psychoanalysis and infertility – myths and realities. International Journal of Psychoanalysis 83, 85–103

Atwood, J. D., Dobkin, S. (1992): Storm clouds are coming: Ways to help couples reconstruct the crisis of infertility. Contemporary Family Therapy 14, 385–403

Auhagen-Stephanos, U. (2011): Die Bindung beginnt vor der Zeugung – Frauen in der Reproduktionsmedizin. In: Levend, H., Janus, L. (Hrsg.), Bindung beginnt vor der Geburt. Mattes, Heidelberg, 100–112

Baker, T. (1971): Radiosensitivity of mammalian oocytes with particular reference to the human female. American Journal of Obstetrics and Gynecology 110, 746–761

Balasch, J. (2010): Ageing and infertility: an overview. Gynecological Endocrinology 26, 855–860

Banis, U. (2004): Erdstrahlen und Co: Wie geopathische Belastungen uns schaden. Neue Hilfe bei Kinderlosigkeit, chronischen Krankheiten und diffusen Beschwerden. Haug, Stuttgart

Baor, L., Soskolne, V. (2010): Mothers of IVF and spontaneously conceived twins: a comparison of prenatal maternal expectations, coping resources and maternal stress. Human Reproduction, 25, 1490–1496

Barak, A., Hen, L., Boniel-Nissim, M., Shapira, N. (2008): A Comprehensive Review and a Meta-analysis of the Effectiveness of Internet-Based Psychotherapeutic Interventions. Journal of Technology in Human Services 26, 109–160

Bartoov, B., Berkovitz, A., Eltes, F., Kogosovsky, A., Yagoda, A., Lederman, H., Artzi, S., Gross, M., Barak, Y. (2003): Pregnancy rates are higher with intracytoplasmic morphologically selected sperm injection than with conventional intracytoplasmic injection. Fertility and Sterility 80, 1413–1419

Baruch, S., Kaufman, D., Hudson, K. L. (2008): Genetic testing of embryos: practices and perspectives of US in vitro fertilization clinics. Fertility and Sterility 89, 1053–1058

Beauchamp, T. L., Childress, J. F. (2009): Principles of biomedical ethics. 6. Aufl. Oxford University Press, Oxford

Beeson, D. R., Jennings, P. K., Kramer, W. (2011): Offspring searching for their sperm donors: how family type shapes the process. Human Reproduction 26, 2415–2424

Bellver, J. (2008): Impact of bodyweight and life-style on IVF outcome. Expert Review of Obstetrics and Gynecology 3, 607–625

Bertelsmann, H., de Carvalho Gomes, H., Mund, M., Bauer, S., Matthias, K. (2008): Fehlbildungsrate bei extrakorporaler Befruchtung. Deutsches Ärzteblatt 105, 11–17

BiB, Bundesinstitut für Bevölkerungsforschung (2005): Einstellungen zu demographischen Trends und zu bevölkerungsrelevanten Politiken. Ergebnisse der Population Policy Acceptance Study in Deutschland

BICA (2007): Guidelines for Good Practice in Infertility Counselling. 2. Aufl. BICA Publications, London

Bindt, C. (2002): Das Wunschkind als Sorgenkind? Mehrlingsentwicklung nach assistierter Reproduktion. Reproduktionsmedizin 17, 20–29

BKiD (2008): Richtlinien „Psychosoziale Beratung bei unerfülltem Kinderwunsch" (PB-Richtlinien von BKiD). In: Kleinschmidt/Thorn/Wischmann (2008), 117–121

Blos, C., Cleghorn, R. A. (1958): Psychogenic sterility. Fertility and Sterility 9, 84–98

Blyth, E. (2012): Guidelines for infertility counselling in different countries: Is there an emerging trend? Human Reproduction 27

–, Thorn, P., Wischmann, T. (2011): CBRC and psychosocial counselling: assessing needs and developing an ethical framework for practice. Reproductive BioMedicine Online 23, 642–651

Boivin, J. (1997): Is there too much emphasis on psychological counseling for infertile patients? Journal of Assisted Reproduction and Genetics 14, 184–186

– (2004): Psychosoziale Interventionen bei Kinderwunsch: Ein Review. Gynäkologische Endokrinologie 2, 94–109

–, Kentenich, H. (Hrsg.) (2002): Guidelines for counselling in infertility. Oxford University Press, Oxford

–, Schmidt, L. (2009): Use of complementary and alternative medicines associated with a 30% lower ongoing pregnancy/live birth rate during 12 months of fertility treatment. Human Reproduction 24, 1626–1631

–, Takefman, J. E. (1996): Impact of the in-vitro fertilization process on emotional, physical and relational variables. Human Reproduction 11, 903–907

–, Appleton, T. C., Baetens, P., Baron, J., Bitzer, J., Corrigan, E., Daniels, K. R., Darwish, J., Guerra-Diaz, D., Hammar, M. et al. (2001): Guidelines for counselling in infertility: Outline version. Human Reproduction 16, 1301–1304

–, Bunting, L., Collins, J. A., Nygren, K. G. (2007): International estimates of infertility prevalence and treatment-seeking: potential need and demand for infertility medical care. Human Reproduction 22, 1506–1512

–, Griffiths, E., Venetis, C. A. (2011): Emotional distress in infertile women and failure of assisted reproductive technologies: meta-analysis of prospective psychosocial studies. British Medical Journal 342, d223

–, Scanlan, L. C., Walker, S. M. (1999): Why are infertile patients not using psychosocial counseling? Human Reproduction 14, 1384–1391

Braverman, A. M., Boxer, A. S., Corson, S. L., Contifaris, C., Hendrix, A. (1998): Characteristics and attitudes of parents of children born with the use of assisted reproduction technology. Fertility and Sterility 70, 860–865

Bundesärztekammer (2006): (Muster-)Richtlinie zur Durchführung der assistierten Reproduktion – Novelle 2006. Deutsches Ärzteblatt 20, A1392–A1403

– (2011): Placebo in der Medizin. Deutscher Ärzteverlag, Köln

Bundesausschuss der Ärzte und Krankenkassen (2011): Richtlinien über ärztliche Maßnahmen zur künstlichen Befruchtung („Richtlinien über künstliche Befruchtung"). Bundesanzeiger 153, 3493

Burnett, J. A., Panchal, K. (2008): Incorporating Ideological Context in Counseling Couples Experiencing Infertility. Journal of Humanistic Counseling, Education and Development 47, 187–199

BZgA (1999): Medienpaket „Kinderwunsch" – Ursachen, Behandlung, Hilfen (Broschüre 4). Bundeszentrale für gesundheitliche Aufklärung (BZgA), Köln

– (2005): Medienpaket „Kinderwunsch" – Ursachen, Behandlung, Hilfen (Broschüren

1–3). Bundeszentrale für gesundheitliche Aufklärung (BZgA), Köln

Carlsen, E., Giwercman, A., Keiding, N., Skakkebaek, N. E. (1992): Evidence for decreasing quality of semen during past 50 years. British Medical Journal 305, 609–613

Chachamovich, J., Chachamovich, E., Fleck, M. P., Cordova, F. P., Knauth, D., Passos, E. (2009): Congruence of quality of life among infertile men and women: findings from a couple-based study. Human Reproduction 24, 2151–2157

Chia, V. M., Quraishi, S. M., Devesa, S. S., Purdue, M. P., Cook, M. B., McGlynn, K. A. (2010): International Trends in the Incidence of Testicular Cancer, 1973–2002. Cancer Epidemiology Biomarkers & Prevention 19, 1151–1159

Clark, A. M., Ledger, W., Galletly, C., Tomlinson, L., Blaney, F., Wang, X., Norman, R. J. (1995): Weight loss results in significant improvement in pregnancy and ovulation rates in anovulatory obese women. Human Reproduction 10, 2705–2712

Colpin, H. (2002): Parenting and psychosocial development of IVF children: Review of the research literature. Developmental Review 22, 644–673

–, Bossaert, G. (2008): Adolescents conceived by IVF: parenting and psychosocial adjustment. Human Reproduction 23, 2724–2730

Cooper, T. G., Noonan, E., von Eckardstein, S., Auger, J., Baker, H. W. G., Behre, H. M., Haugen, T. B., Kruger, T., Wang, C., Mbizvo, M. T., Vogelsong, K. M. (2010): World Health Organization reference values for human semen characteristics. Human Reproduction Update 16, 231–245

Cousineau, T. M., Green, T. C., Corsini, E., Seibring, A., Showstack, M. T., Applegarth, L., Davidson, M., Perloe, M. (2008): Online psychoeducational support for infertile women: a randomized controlled trial. Human Reproduction 23, 554–566

Covington, S. H., Burns, L. H. (Hrsg.) (2006): Infertility counseling. A comprehensive handbook for clinicans. Cambridge University Press, Cambridge/London/New York

Der Spiegel (1978): Ein Schritt Richtung Homunkulus. Heft 31, 124. Springer, Hamburg

Diedrich, K., Kunz, S. (2005): Endlich ein Baby! Knaur Ratgeber, München

–, Banz-Jansen, C., Ludwig, A. (2011): Schwangerschaftsrisiken und Outcome der Kinder nach ART. Journal für Reproduktionsmedizin und Endokrinologie 8, 108–111

–, Felberbaum, R. E., Griesinger, G., Hepp, H., Kreß, H., Riedel, U. (2008): Reproduktionsmedizin im internationalen Vergleich. Wissenschaftlicher Sachstand, medizinische Versorgung und gesetzlicher Regelungsbedarf. Gutachten im Auftrag der Friedrich-Ebert-Stiftung. Friedrich-Ebert-Stiftung, Berlin

Diedrich, K., Ludwig, M., Griesinger, G. (Hrsg.) (2012): Die Reproduktionsmedizin. Springer, Berlin/Heidelberg/New York

DIR (2008): Jahrbuch 2007. Deutsches IVF-Register, Bad Segeberg

– (2010): Jahrbuch 2009. Journal für Reproduktionsmedizin und Endokrinologie 7, 470–497

– (2011): Jahrbuch 2010. Journal für Reproduktionsmedizin und Endokrinologie 8, 253–280

Domar, A. D., Clapp, D., Slawsby, E. A., Dusek, J., Kessel, B., Freizinger, M. (2000): Impact of group psychological interventions on pregnancy rates in infertile women. Fertility and Sterility 73, 805–811

–, Gordon, K., Garcia-Velasco, J., La Marca, A., Barriere, P., Beligotti, F. (2012): Understanding the perceptions of and emotional barriers to infertility treatment: a survey in four European countries. Human Reproduction 27, 1073–1079

–, Seibel, M. M., Benson, H. (1990): The mind/body program for infertility: A new behavioral treatment approach for woman with infertility. Fertility and Sterility 53, 246–249

–, Smith, K., Conboy, L., Iannone, M., Alper, M. (2010): A prospective investigation into the reasons why insured United States patients drop out of in vitro fertilization treatment. Fertility and Sterility 94, 1457–1459

–, Zuttermeister, P. C., Seibel, M. M., Benson, H. (1992): Psychological improvement in infertile women after behavioral treatment: a replication. Fertility and Sterility 58, 144–147

Dorbritz, J. (2004): Kinderwünsche in Europa. Keine Kinder mehr gewünscht? BIB-Mitteilungen 25, 10–17

Dorn, A., Wischmann, T. (2012): Psychosomatik und psychologische Betreuung. In: Diedrich, K., Ludwig, M., Griesinger, G. (Hrsg.), Die Reproduktionsmedizin. Springer, Berlin/Heidelberg/New York

Drake, T., Grunert, G. (1979): A cyclic pattern of sexual dysfunction in the infertility investigation. Fertility and Sterility 32, 542–545

Drosdzol, A., Skrzypulec, V. (2009): Evaluation of Marital and Sexual Interactions of Polish Infertile Couples. Journal of Sexual Medicine 6, 3335–3346

Dunson, D. B., Colombo, B., Baird, D. D. (2002): Changes with age in the level and duration of fertility in the menstrual cycle. Human Reproduction 17, 1399–1403

Dyer, S., Lombard, C., Van der Spuy, Z. (2009): Psychological distress among men suffering from couple infertility in South Africa: a quantitative assessment. Human Reproduction 24, 2821–2826

Edelmann, R., Connolly, K. (2000): Gender differences in response to infertility and infertility investigations: Real or illusory? British Journal of Health Psychology 5, 365–375

Eicher, W. (2006): Andere psychosomatische Krankheitsbilder. In: Kaufmann, M., Costa, S. D., Scharl, A. (Hrsg.), Die Gynäkologie. Springer, Berlin, 793–799

Emery, M., Beran, M.-D., Darwiche, J., Oppizzi, L., Joris, V., Capel, R., Guex, P., Germond, M. (2003): Results from a prospective, randomized, controlled study evaluating the acceptability and effects of routine pre-IVF counselling. Human Reproduction 18, 2647–2653

Epstein, Y. M., Rosenberg, H. S. (2005): Assessing infertility information on the Internet: Challenges and possible solutions. Fertility and Sterility 83, 553–555

–, –, Grant, T. V., Hemenway, N. (2002): Use of the internet as the only outlet for talking about infertility. Fertility and Sterility 78, 507–514

ESHRE (2008): Good clinical treatment in assisted reproduction. The Parliament Magazine, 85–89

– (2010): ART fact sheet. ESHRE, Brussels

Esteves, S. C., Zini, A., Aziz, N., Alvarez, J. G., Sabanegh, E. S., Jr., Agarwal, A. (2011): Critical Appraisal of World Health Organization's New Reference Values for Human Semen Characteristics and Effect on Diagnosis and Treatment of Subfertile Men. Urology 7, 7

Eysenbach, G., Powell, J., Englesakis, M., Rizo, C., Stern, A. (2004): Health related virtual communities and electronic support groups: systematic review of the effects of online peer to peer interactions. British Medical Journal 328, 1166–1172

Felberbaum, R. E., Bühler, K., van der Ven, H., Blumenauer, V., Fiedler, K., Gnoth, C., Happel, L., Kupka, M. (2007): Statistische Betrachtungen aus den letzten 10 Jahren. In: Felberbaum, R. E., Bühler, K., van der Ven, H. (Hrsg.), Das Deutsche IVF-Register 1996–2006. 10 Jahre Reproduktionsmedizin in Deutschland. Springer, Heidelberg/New York/Tokyo, 201–236

Fisch, H. (2008): Declining Worldwide Sperm Counts: Disproving a Myth. Urologic Clinics of North America 35, 137–146

Ford, M. (2009): Navigating the land of If. Understanding infertility and exploring your options. Seal Press, Berkeley

Frank, O., Bianchi, P. G., Campana, A. (1994): The end of fertility: age, fecundity and fecundability in women. Journal of Biosocial Science 26, 349–368

Freeman, E. W., Boxer, A. S., Rickels, K., Tureck, R. W., Mastroianni, L. (1985): Psychological evaluation and support in a program of in vitro fertilisation and embryo transfer. Fertility and Sterility 43, 48–53

Friedler, S., Glasser, S., Azani, L., Freedman, L. S., Raziel, A., Strassburger, D., Ron-El, R., Lerner-Geva, L. (2011): The effect of medical clowning on pregnancy rates after in vitro fertilization and embryo transfer (IVF-ET). Fertility and Sterility 95, 2127–2130

Furman, I., Parra, L., Fuentes, A., Devoto, L. (2010): Men's participation in psychologic counseling services offered during in vitro fertilization treatments. Fertility and Sterility 94, 1460–1464

Garrido, N., Bellver, J., Remohí, J., Simón, C., Pellicer, A. (2011): Cumulative live-birth rates per total number of embryos needed to reach newborn in consecutive in vitro fertilization (IVF) cycles: a new approach to measuring the likelihood of IVF success. Fertility and Sterility 91, 40–46

Gaschke, S. (2005): Vorwort: Black-out im Bett. In: Gaschke, S. (Hrsg.), ZEITdokumente: Das kinderlose Land. Wie Demographie unser Leben verändert. Zeitverlag, Hamburg, 3–4

Gienger, Z., Gienger, W. (2009): Auf dem Weg zum Wunschkind. Fruchtbarkeit – Reproduktionsmedizin – begleitende Therapien. Urania Verlag, Freiburg

Gnoth, C., Godehardt, E., Frank-Herrmann, P., Friol, K., Tigges, J., Freundl, G. (2005): Definition and prevalence of subfertility and infertility. Human Reproduction 20, 1144–1147

–, Maxrath, B., Skonieczny, T., Friol, K., Godehardt, E., Tigges, J. (2011): Final ART success rates: a 10 years survey. Human Reproduction 26(8), 2239–2246

Goldschmidt, O., de Boor, C. (1976): Psychoanalytische Untersuchung funktionell steriler Ehepaare. Psyche 10, 899–923

Golombok, S., Brewaeys, A., Cook, R., Giavazzi, M. T., Guerra, D., Mantovani, A., van Hall, E., Crosignani, P. G., Dexeus, S. (1996): The European study of assisted reproduction families: family functioning and child development. Human Reproduction 11, 2324–2331

–, –, Giavazzi, M. T., MacCallum, F., Rust, J. (2002): The European study of assisted reproduction families: the transition to adolescence. Human Reproduction 17(3), 830–840

Greil, A. L., McQuillan, J. (2004): Help-seeking patterns among subfecund women. Journal of Reproductive and Infant Psychology 22, 305–319

Groß, J. (1999): Kinderwunsch und Sterilität. Zur Motivation des Kinderwunsches bei Sterilitätspatientinnen. Psychosozial Verlag, Gießen

Haagen, E. C., Tuil, W., Hendriks, J., de Bruijn, R. P. J., Braat, D. D. M., Kremer, J. A. M. (2003): Current Internet use and preferences of IVF and ICSI patients. Human Reproduction 18, 2073–2078

Halliday, J. (2007): Outcomes of IVF conceptions: are they different? Best Practice & Research Clinical Obsterics & Gynaecology 21, 67–81

Hammarberg, K., Astbury, J., Baker, H. W. G. (2001): Women's experience of IVF: a follow-up study. Human Reproduction 16, 374–383

–, Fisher, J. R. W., Rowe, H. J. (2008a): Women's experiences of childbirth and post-natal healthcare after assisted conception. Human Reproduction 23, 1567–1573

–, –, Wynter, K. H. (2008b): Psychological and social aspects of pregnancy, childbirth and early parenting after assisted conception: a systematic review. Human Reproduction Update 14, 395–414

Hämmerli, K., Znoj, H., Barth, J. (2009a): The efficacy of psychological interventions for infertile patients: a meta-analysis examining mental health and pregnancy rate. Human Reproduction Update 15, 279–295

–, –, Berger, T. (2009b): Kinderwunsch Online Coaching – ein webbasiertes Selbsthilfeprogramm. Journal für Reproduktionsmedizin und Endokrinologie 6, 111–115

Harper, J. C., Cristina Magli, M., Lundin, K., Barratt, C. L. R., Brison, D. (2012a): When and how should new technology be introduced into the IVF laboratory? Human Reproduction 27, 303–313

–, Wilton, L., Traeger-Synodinos, J., Goossens, V., Moutou, C., SenGupta, S. B., Pehlivan Budak, T., Renwick, P., De Rycke, M., Geraedts, J. P. M., Harton, G. (2012b): The ESHRE PGD Consortium: 10 years of data collection. Human Reproduction Update 18(3), 234–247

Herbert, D. L., Lucke, J. C., Dobson, A. J. (2010): Depression: an emotional obstacle to seeking medical advice for infertility. Fertility and Sterility, 94, 1817–1821

Heslehurst, N., Ells, L., Simpson, H., Batterham, A., Wilkinson, J., Summerbell, C. (2007): Trends in maternal obesity incidence rates, demographic predictors, and health inequalities in 36 821 women over a 15-year period. BJOG: An International Journal of Obstetrics & Gynaecology 114, 187–194

Himmel, W., Meyer, J., Kochen, M. M., Michelmann, H. W. (2005): Information Needs and Visitors' Experiences of an Internet Expert Forum on Infertility. Journal of Medical Internet Research 7, e20 <URL:http//www.jmir.org/2005/2002/e2020/>

Hjollund, N. H., Bontis, J., Henriksen, T. B., Giwercman, A., Olsen, J., The Danish First Pregnancy Planner Study Team (2004): Reproductive Effects of Male Psychologic Stress. Epidemiology 15, 21–27

Höfer, T., Przyrembel, H., Verleger, S. (2004): For the Classroom: New evidence for the Theory of the Stork. Paediatric & Perinatal Epidemiology 18, 88–92

Holmes, M. M., Resnick, H. S., Kilpatrick, D. G., Best, C. L. (1996): Rape-related pregnancy: Estimates and descriptive characteristics from a national sample of women. American Journal of Obstetrics and Gynecology 175, 320–325

Homan, G. F., Davies, M., Norman, R. (2007): The impact of lifestyle factors on reproductive performance in the general population and those undergoing infertility treatment: a review. Human Reproduction Update 13, 209–223

Huang, J. Y. J., Discepola, F., Al-Fozan, H., Tulandi, T. (2005): Quality of fertility clinic websites. Fertility and Sterility 83, 538–544

Human Fertilisation and Embryology Authority (2009): Code of Practice. 8 Aufl., http://www.hfea.gov.uk/docs/8th_Code_of_Practice.pdf, 30.4.12

Hvidtjørn, D., Grove, J., Schendel, D., Sværke, C., Schieve, L. A., Uldall, P., Ernst, E., Jacobsson, B., Thorsen, P. (2010): Multiplicity and early gestational age contribute to an increased risk of cerebral palsy from assisted conception: a population-based cohort study. Human Reproduction 25, 2115–2123

Institut für Demoskopie Allensbach (2004): Einflußfaktoren auf die Geburtenrate. Ergebnisse einer Repräsentativbefragung der 18- bis 44-jährigen Bevölkerung. Archiv-Nr. 5177

Jaffe, J., Diamond, M. O. (2010): Reproductive Trauma. Psychotherapy with Infertility and Pregnancy Loss Clients. American Psychological Association, Washington

Jaques, A. M., Amor, D. J., Baker, H. W. G., Healy, D. L., Ukoumunne, O. C., Breheny, S., Garrett, C., Halliday, J. L. (2010): Adverse obstetric and perinatal outcomes in subfertile women conceiving without assisted reproductive technologies. Fertility and Sterility 94, 2674–2679

Jeker, L., Micioni, G., Ruspa, M. (1989): Kinderwunsch bei sterilen Ehepaaren: Einige psychodynamische Hypothesen. In: Kemeter, P., Lehmann, F. (Hrsg.), Psychosomatik der Infertilität. Springer, Berlin/Heidelberg/New York, 25–32

Johansson, M., Adolfsson, A., Berg, M., Francis, J., Hogström, L., Janson, P. O., Sogn, J., Hellström, A.-L. (2010): Gender perspective on quality of life, comparisons between groups 4–5.5 years after unsuccessful or successful IVF treatment. Acta Obstetricia et Gynecologica Scandinavica 89, 683–691

Kahlor, L., Mackert, M. (2009): Perceptions of infertility information and support sources among female patients who access the Internet. Fertility and Sterility 91, 83–90

Kainz, K. (2001): The role of the psychologist in the evaluation and treatment of infertility. Women's Health Issues 11, 481–485

Katalinic, A., Rosch, C., Ludwig, M. (2004): Pregnancy course and outcome after intracytoplasmic sperm injection: a controlled, prospective cohort study. Fertility and Sterility 81, 1604–1616

Katzorke, T. (2008): Entstehung und Entwicklung der Spendersamenbehandlung in Deutschland. Journal für Reproduktionsmedizin und Endokrinologie 5, 14–20

Kentenich, H., Wischmann, T., Stöbel-Richter, Y. (Hrsg.) (2012): Fertilitätsstörungen – psychosomatisch orientierte Diagnostik und Therapie. Leitlinie und Quellentext (1. Revision)

Kleinschmidt, D., Thorn, P., Wischmann, T. (Hrsg.) (2008): Kinderwunsch und professionelle Beratung. Das Handbuch des Beratungsnetzwerkes Kinderwunsch Deutschland (BKiD). Kohlhammer, Stuttgart

Klusmann, D. (2002): Sexual Motivation and the Duration of Partnership. Archives of Sexual Behavior 31, 275–287

Klußmann, R., Nickel, M. (2009): Psychosomatische Medizin und Psychotherapie. Ein Kompendium für alle medizinischen Teilbereiche. 6. Aufl. Springer, Wien

Kraut, R., Patterson, M., Lundmark, V., Kiesler, S., Mukophadhyay, T., Scherlis, W. (1998): Internet paradox: A social technology that reduces social involvement and psychological well-being? American Psychologist 53, 1017–1031

Kreyenfeld, M. (2010): Uncertainties in Female Employment Careers and the Postponement of Parenthood in Germany. European Sociological Review 26, 351–366

von Krosigk, E., Mueller, P. (2005): Spirituelle Empfängnis. Sanfte Wege bei ungewollter Kinderlosigkeit. vdm Verlag Dr. Müller, Saarbrücken

Kupka, M. S., Bühler, K., Felberbaum, R. E. (2009): Qualitätssicherung und Qualitätskontrolle in der Reproduktionsmedizin. Nationale und internationale Einrichtungen. Der Gynäkologe 42, 522–534

de La Rochebrochard, E., Quelen, C., Peikrishvili, R., Guibert, J., Bouyer, J. (2009): Long-term outcome of parenthood project during in vitro fertilization and after discontinuation of unsuccessful in vitro fertilization. Fertility and Sterility 92, 149–156

Lawlor, D. A., Nelson, S. M. (2012): Effect of age on decisions about the numbers of embryos to transfer in assisted conception: a prospective study. The Lancet 379(9815), 521–527

Leanne, R., Irshad, A., Steve, H., Andrew, D. (2009): Intercessory prayer for the alleviation of ill health. Cochrane Database of Systematic Reviews: Reviews 2007, 2

Levin, I. (2004): Living Apart Together: A New Family Form. Current Sociology 52, 223–240

Levitas, E., Lunenfeld, E., Weiss, N., Friger, M., Har-Vardi, I., Koifman, A., Potashnik, G. (2005): Relationship between the duration of sexual abstinence and semen quality: analysis of 9,489 semen samples. Fertility and Sterility 83, 1680–1686

–, Parmet, A., Lunenfeld, E., Bentov, Y., Burstein, E., Friger, M., Potashnik, G. (2006): Impact of hypnosis during embryo transfer on the outcome of in vitro fertilization-embryo transfer: a case-control study. Fertility and Sterility 85, 1404–1408

Lintsen, A. M. E., Verhaak, C. M., Eijkemans, M. J. C., Smeenk, J. M. J., Braat, D. D. M. (2009): Anxiety and depression have no influence on the cancellation and pregnancy rates of a first IVF or ICSI treatment. Human Reproduction 24, 1092–1098

de Liz, T. M., Strauss, B. (2005): Differential efficacy of group and individual/couple psychotherapy with infertile patients. Human Reproduction 20, 1324–1332

Ludwig, A. K., Katalinic, A., Jendrysik, J., Thyen, U., Sutcliffe, A. G., Diedrich, K., Ludwig, M. (2008): Attitudes towards disclosure of conception mode in 899 pregnancies conceived after ICSI. Reproductive BioMedicine Online 16, 10–17

Ludwig, M. (2011): Mitteilungen der Gesellschaften – BRZ. Journal für Reproduktionsmedizin und Endokrinologie 8, 224–226

–, Ludwig, A. K. (2007): Fehlbildungen und Entwicklung nach assistierter Reproduktion. Gynäkologische Endokrinologie 5, 219–222

Lycett, E., Daniels, K., Curson, R., Golombok, S. (2005): School-aged children of donor insemination: a study of parents' disclosure patterns. Human Reproduction 20, 810–819

Malik, S. H., Coulson, N. (2008): The male experience of infertility: a thematic analysis of an online infertility support group bulletin board. Journal of Reproductive and Infant Psychology 26, 18–30

Malizia, B. A., Hacker, M. R., Penzias, A. S. (2009): Cumulative Live-Birth Rates after In Vitro Fertilization. New England Journal of Medicine 360, 236–243

Mantel, H. (2003): Clinical waste. In: Haynes, J., Miller, J. (Hrsg.), Inconceivable conceptions. Psychological aspects of infertility and reproductive technology. Brunner-Routledge, Hove/New York, 19–26

Mariano, C., Hickey, R. (1998): Multiple pregnancy, multiple needs. Canadian Nurse 94, 26–30

Marriott, J. V., Stec, P., El-Toukhy, T., Khalaf, Y., Braude, P., Coomarasamy, A. (2008): Infertility information on the World Wide Web: a cross-sectional survey of quality of infertility information on the internet in the UK. Human Reproduction 23, 1520–1525

Marx, J. (2003): „Der Wille zum Kind" und der Streit um die physiologische Unfruchtbarkeit der Frau. In: Stingelin, M. (Hrsg.), Biopolitik und Rassismus. Suhrkamp Verlag, Frankfurt/M., 112–159

McQuillan, J., Greil, A. L., White, L., Jacob, M. C. (2003): Frustrated Fertility: Infertility and Psychological Distress Among Women. Journal of Marriage and Family 65, 1007–1018

Michelmann, H. W. (2009): Wunder, Mythen und Märchen in der Reproduktion. Journal für Reproduktionsmedizin und Endokrinologie 6, 21–25

Middelburg, K. J., Heineman, M. J., Bos, A. F., Hadders-Algra, M. (2008): Neuromotor, cognitive, language and behavioural outcome in children born following IVF or ICSI – a systematic review. Human Reproduction Update 14, 219–231

Mikkelsen, A. T., Madsen, S. A., Ohrt, L., Dessing, L., Humaidan, P. (2010): Psychological aspects of male infertility in a Scandinavian ICSI population – a prospective questionnaire study. Human Reproduction 25, i50–i51

Mills, M., Rindfuss, R. R., McDonald, P., te Velde, E. (2011): Why do people postpone parenthood? Reasons and social policy incentives. Human Reproduction Update 17, 848–860

Min, J. K., Breheny, S. A., MacLachlan, V., Healy, D. L. (2004): What is the most relevant standard of success in assisted reproduction? The singleton, term gestation, live birth rate per cycle initiated: the BESST endpoint for assisted reproduction. Human Reproduction 19, 3–7

Monach, J. (2003): Counselling – its role in the infertility team. Human Fertility (Cambridge) 6, S17–S21

de Mouzon, J., Goossens, V., Bhattacharya, S., Castilla, J. A., Ferraretti, A. P., Korsak, V., Kupka, M., Nygren, K. G., Andersen, A. N. (2010): Assisted reproductive technology in Europe, 2006: results generated from European registers by ESHRE. Human Reproduction 25, 1851–1862

–, –, –, –, –, –, –, –, – (2012): Assisted reproductive technology in Europe, 2007: results generated from European registers by ESHRE. Human Reproduction 27(4), 954–966

–, Lancaster, P., Nygren, K. G., Sullivan, E., Zegers-Hochschild, F., Mansour, R., Ishihara, O., Adamson, D. (2009): World Collaborative Report on Assisted Reproductive Technology, 2002. Human Reproduction 24, 2310–2320

NICE – National Institute for Clinical Excellence (2004): Fertility: assessment and treatment for people with fertility problems. Clinical guideline 11, NICE, London

Nie, J. B. (2011): Non-medical sex-selective abortion in China: ethical and public policy issues in the context of 40 million missing females. British Medical Bulletin 98, 7–20

van Noord-Zaadstra, B. M., Looman, C. W., Alsbach, H., Habbema, J. D., te Velde, E. R., Karbaat, J. (1991): Delaying childbearing: effect of age on fecundity and outcome of pregnancy. British Medical Journal 302, 1361–1365

Norré, J., Wischmann, T. (2011): The position of the fertility counsellor in a fertility team: A critical appraisal. Human Fertility (Cambridge) 14, 154–159

Nygren, K. G. (2010): Thirty years now – But can we say IVF is safe? Journal für Reproduktionsmedizin und Endokrinologie 7, 225–228

Okamura, K., Bernstein, J., Fidler, A. (2002): Assessing the quality of infertility resources on the World Wide Web: tools to guide clients through the maze of fact and fiction. Journal of Midwifery & Women's Health 47, 264–268

Owen, L., Golombok, S. (2009): Families created by assisted reproduction: Parent-child relationships in late adolescence. Journal of Adolescence 32, 835–848

Pasch, L. A., Gregorich, S. E., Katz, P. K., Millstein, S. G., Nachtigall, R. D., Bleil, M. E., Adler, N. E. (2012): Psychological distress and in vitro fertilization outcome. Fertility and Sterility 98: 459–464

Paulitz, H. (Hrsg.) (2006): Adoption: Positionen, Impulse, Perspektiven; ein Praxishandbuch. 2. überarb. u. erw. Aufl. Beck, München

Pearson, H. (2008): Making babies: the next 30 years. Nature 4544, 260–262

Pennings, G., de Wert, G., Shenfield, F., Cohen, J., Tarlatzis, B., Devroey, P. (2008): ESHRE Task Force on Ethics and Law 15: Cross-border reproductive care. Human Reproduction 23, 2182–2184

Petersen, P. (1987): Manipulierte Fruchtbarkeit. Problematik der Retortenbefruchtung (In-Vitro-Fertilisation) aus der Sicht eines Psychosomatikers. Fertilität 3, 99–109

Peterson, B. D., Boivin, J., Norré, J., Smith, C., Thorn, P., Wischmann, T. (2012): An introduction to infertility counseling: a guide for mental health and medical professionals. Journal of Assisted Reproduction and Genetics, 29, 243–248

–, Pirritano, M., Christensen, U., Schmidt, L. (2008): The impact of partner coping in couples experiencing infertility. Human Reproduction 23, 1128–1137

Pinborg, A., Hougaard, C. O., Nyboe Andersen, A., Molbo, D., Schmidt, L. (2009): Prospective longitudinal cohort study on cumulative 5-year delivery and adoption rates among 1338 couples initiating infertility treatment. Human Reproduction 24, 991–999

Pook, M., Krause, W. (2005): Stress reduction in male infertility patients: A randomized, controlled trial. Fertility and Sterility 83, 68–73

–, Tuschen-Caffier, B., Krause, W., Florin, I. (2000): Psychische Gesundheit und Partnerschaftsqualität idiopathisch infertiler Paare. In: Brähler, E., Felder, H., Strauß, B. (Hrsg.), Fruchtbarkeitsstörungen. Jahrbuch der Medizinischen Psychologie, Bd. 17. Hogrefe, Göttingen, 262–271

Purdue, M. P., Devesa, S. S., Sigurdson, A. J., McGlynn, K. A. (2005): International patterns and trends in testis cancer incidence. International Journal of Cancer 115, 822–827

Rauprich, O., Berns, E., Vollmann, J. (2011): Information provision and decision-making in assisted reproduction treatment: results from a survey in Germany. Human Reproduction 26, 2382–2391

Readings, J., Blake, L., Casey, P., Jadva, V., Golombok, S. (2011): Secrecy, disclosure and everything in-between: decisions of parents of children conceived by donor insemination, egg donation and surrogacy. Reproductive BioMedicine Online 22, 485–495

Revermann, C., Hüsing, B. (2011): Fortpflanzungsmedizin – Rahmenbedingungen, wissenschaftlich-technische Fortschritte und Folgen. Edition Sigma, Berlin

Rohde, A., Dorn, A. (2007): Gynäkologische Psychosomatik und Gynäkopsychiatrie. Schattauer, Stuttgart

Romundstad, L. B., Romundstad, P. R., Sunde, A., von Düring, V., Skjærven, R., Gunnell, D., Vatten, L. J. (2008): Effects of technology or maternal factors on perinatal outcome after assisted fertilisation: a population-based cohort study. The Lancet 372, 737–743

Rowe, P. J., Comhaire, F. H., Hargreave, T. B., Mellows, H. J. (1993): WHO laboratory manual for the examination of human semen and sperm-cervical mucus interaction. Cambridge University Press, Cambridge

Saleh, R. A., Ranga, G. M., Raina, R., Nelson, D. R., Agarwal, A. (2003): Sexual dysfunction in men undergoing infertility evaluation: a cohort observational study. Fertility and Sterility 79, 909–912

SART/ASRM (2002): Society for Assisted Reproductive Technology and the American Society for Reproductive Medicine, Birmingham (Alabama). Fertility and Sterility 77, 18–31

Sartorius, G. A., Nieschlag, E. (2009): Paternal age and reproduction. Human Reproduction Update 16, 65–79

Schilling, K., Toth, B., Rösner, S., Strowitzki, T., Wischmann, T. (2012): Prevalence of Behaviour-related Fertility Disorders in a Clinical Sample – Results of a pilot study. Archives of Gynaecology and Obstetrics

Schindele, E. (2007): Rohstoff für das Mutterglück. DIE ZEIT vom 18. Januar 2007, Hamburg

Schirren, C. (1961): Fertilitätsstörungen des Mannes. Enke, Stuttgart

Schmidt, L. (2006): Infertility and assisted reproduction in Denmark. Epidemiology and psychosocial consequences. Lægeforeningens Forlag, Copenhagen

–, Holstein, B. E., Boivin, J., Tjornhoj-Thomsen, T., Blaabjerg, J., Hald, F., Rasmussen, P. E., Nyboe Andersen, A. (2003): High ratings of satisfaction with fertility treatment are common: findings from the Copenhagen Multicentre Psychosocial Infertility (COMPI) Research Programme. Human Reproduction 18, 2638–2646

Schmitt, C., Winkelmann, U. (2005): Wer bleibt kinderlos? Was sozialstrukturelle Daten über Kinderlosigkeit bei Frauen und Männern verraten. Feministische Studien 1, 9–23

Seligman, M. E. P. (1995): The effectiveness of psychotherapy: The Consumer Reports study. American Psychologist 50, 965–974

Sermon, K. D., Michiels, A., Harton, G., Moutou, C., Repping, S., Scriven, P. N., SenGupta, S., Traeger-Synodinos, J., Vesela, K., Viville, S. (2006): ESHRE PGD Consortium data collection VI: cycles from January to December 2003 with pregnancy follow-up to October 2004. Human Reproduction 22, 323–336

Sheard, C., Cox, S., Oates, M., Ndukwe, G., Glazebrook, C. (2007): Impact of a multiple, IVF birth on post-partum mental health: a composite analysis. Human Reproduction 22, 2058–2065

Shenfield, F., de Mouzon, J., Pennings, G., Ferraretti, A. P., Nyboe Andersen, A., de Wert, G., Goossens, V. (2010): Cross border reproductive care in six European countries. Human Reproduction 25, 1361–1368

Shkedi-Rafid, S., Hashiloni-Dolev, Y. (2011): Egg freezing for age-related fertility decline: preventive medicine or a further medicalization of reproduction? Analyzing the new Israeli policy. Fertility and Sterility 96, 291–294

Simoens, S., Dunselman, G., Dirksen, C., Hummelshoj, L., Bokor, A., Brandes, I., Brodszky, V., Canis, M., Colombo, G. L., DeLeire, T. (2012): The burden of endometriosis: costs and quality of life of women with endometriosis and treated in referral centres. Human Reproduction 27(5), 1292–1299

Slama, R., Hansen, O. K. H., Ducot, B., Bohet, A., Sorensen, D., Giorgis Allemand, L., Eijkemans, M. J. C., Rosetta, L., Thalabard, J. C., Keiding, N. (2012): Estimation of the frequency of involuntary infertility on a nationwide basis. Human Reproduction 27(5), 1489–1498

Smith, J. F., Walsh, T. J., Shindel, A. W., Turek, P. J., Wing, H., Pasch, L., Katz, P. P. (2009): Sexual, Marital, and Social Impact of a Man's Perceived Infertility Diagnosis. Journal of Sexual Medicine 6, 2505–2515

Sommergruber, M., Aburumieh, A., Dohr, G., Feichtinger, W., Hengstschläger, M., Huber, J., Moser, M., Pusch, H., Szalay, S., Tews, G. (2009): Karzinomrisiko bei assistierter Reproduktion. Stellungnahme der Österreichischen Gesellschaft für Reproduktionsmedizin und Endokrinologie. Journal für Reproduktionsmedizin und Endokrinologie 3, 116–121

Souter, V., Penney, G., Hopton, J., Templeton, A. (1998): Patient satisfaction with the management of infertility. Human Reproduction 13, 1831–1836

Speidel, H. (1989): Kritische Gedanken zur psychosomatischen Medizin. In: Söllner, W., Wesiack, W., Wurm, B. (Hrsg.), Soziopsychosomatik. Springer, Berlin/Heidelberg/New York/Tokyo, 115–124

spektrumdirekt (2004): Fachzeitschrift nimmt umstrittenen Artikel aus dem Internet. http://www.wissenschaft-online.de/artikel/722582

Spiewak, M. (2002): Wie weit gehen wir für ein Kind? Im Labyrinth der Fortpflanzungsmedizin. Eichborn, Frankfurt/M.

Stammer, H., Verres, R., Wischmann, T. (2004): Paarberatung und -therapie bei unerfülltem Kinderwunsch. Hogrefe, Göttingen

Stauber, M. (1988): Psychosomatik der sterilen Ehe. 2. Aufl. Grosse, Berlin

Steptoe, P., Edwards, R. (1978): Birth after the reimplantation of a human embryo. Lancet 312, 366

Stewart, L. M., Holman, C. D. A. J., Hart, R., Finn, J., Mai, Q., Preen, D. B. (2011): How effective is in vitro fertilization, and how can it be improved? Fertility and Sterility 95, 1677–1683

Stöbel-Richter, Y., Brähler, E. (2006): Ausgewählte Fakten zum politischen Lamento über Deutschlands sinkende Kinderzahlen. Journal für Reproduktionsmedizin und Endokrinologie 5, 307–314

–, Borkenhagen, A., Wisch, S., Brähler, E. (2006): Wissen und Einstellungen der deutschen Bevölkerung zu Aspekten der modernen Reproduktionsmedizin. Ergebnisse einer aktuellen Bevölkerungsbefragung. In: Stöbel-Richter, Y., Ludwig, A., Franke, P., Neises, M., Lehmann, A. (Hrsg.), Anspruch und Wirklichkeit in der psychosomatischen Gynäkologie und Geburtshilfe. Psychosozial-Verlag, Gießen, 163–171

–, Thorn, P., Kentenich, H., Brähler, E., Wischmann, T. (2011): Umfrageergebnisse zum Stellenwert psychosozialer Beratung in reproduktionsmedizinischen Zentren in

Deutschland – eine Pilotstudie. Journal für Reproduktionsmedizin und Endokrinologie 8, 416–423

Strauß, B. (Hrsg.) (2000): Ungewollte Kinderlosigkeit. Psychologische Diagnostik, Beratung und Therapie. Hogrefe, Göttingen

–, Brähler, E., Kentenich, H. (Hrsg.) (2004): Fertilitätsstörungen – psychosomatisch orientierte Diagnostik und Therapie. Leitlinie und Quellentext. Schattauer, Stuttgart

–, de Liz, M. et al. (2012): Prävention von Fertilitätsstörungen. In: Kentenich/Wischmann/Stöbel-Richter (2012)

Strowitzki, T. (1998): Wenn das Wunschkind ausbleibt: Ursachen, Diagnose und Behandlungsmöglichkeiten. Hüthig, Heidelberg

– (2009): Gute Klinische Behandlung („Good Clinical Treatment") bei Maßnahmen der assistierten Reproduktion (ART). Gynäkologische Endokrinologie 7, 39–44

Sundby, J., Schmidt, L., Heldaas, K., Bugge, S., Tanbo, T. (2007): Consequences of IVF among women: 10 years post-treatment. Journal of Psychosomatic obstetrics and Gynecology 28, 115–120

Sutcliffe, A. G., Ludwig, M. (2007): Outcome of assisted reproduction. The Lancet 370, 351–359

The ESHRE Capri Workshop Group (1996): Guidelines to the Prevalence, Diagnosis, Treatment and Management of Infertility. Human Reproduction 4, 1775–1807

Thonneau, P., Marchand, S., Tallec, A., Ferial, M. L., Ducot, B., Lansac, J., Lopes, P., Tabaste, J. M., Spira, A. (1991): Incidence and main causes of infertility in a resident population (1,850,000) of three French regions (1988–1989). Human Reproduction 6, 811–816

Thorn, P. (2006): Die Geschichte unserer Familie. Ein Buch für Familien, die sich mit Hilfe der Spendersamenbehandlung gebildet haben. FamART Verlag, Mörfelden

– (2008a): Mehrlingsschwangerschaften – Das große Risiko der Reproduktionsmedizin. In: Kleinschmidt/Thorn/Wischmann (2008), 68–72

– (2008b): Eine Familie … ist eine Familie … ist eine Familie? In: Kleinschmidt/Thorn/Wischmann (2008), 99–105

– (2008c): Familiengründung mit Samenspende. Ein Ratgeber zu psychosozialen und rechtlichen Fragen. Kohlhammer, Stuttgart

–, Hermann-Green, L. (2009): Die Geschichte unserer Familie. Ein Buch für lesbische Familien mit Wunschkindern durch Samenspende. FamART Verlag, Mörfelden

–, Wischmann, T. (2008a): Eine kritische Würdigung der Novellierung der (Muster-)Richtlinie der Bundesärztekammer 2006 aus der Perspektive der psychosozialen Beratung. Journal für Reproduktionsmedizin und Endokrinologie 1, 39–44

–, – (2008b): Leitlinien für die psychosoziale Beratung bei Gametenspende. Journal für Reproduktionsmedizin und Endokrinologie 3, 147–152

–, – (2010): Leitlinien des BKiD „Psychosoziale Beratung für Frauen und Männer, die eine Kinderwunschbehandlung im Ausland beabsichtigen". Journal für Reproduktionsmedizin und Endokrinologie 7, 394–402

–, –, Blyth, E. (2012): Cross-border reproductive services – suggestions for ethically based minimum standards of care in Europe. Journal of Psychosomatic Obstetrics & Gynecology 33, 1–6

Tuil, W. S., Verhaak, C. M., De Vries Robbe, P. F., Kremer, J. A. M. (2008): IVF patients show three types of online behaviour. Human Reproduction 23, 2501–2505

Ulrich, D., Gagel, D. E., Hemmerling, A., Pastor, V. S., Kentenich, H. (2004): Couples becoming parents: something special after IVF? Journal of Psychosomatic Obstetrics & Gynecology 25, 99–113

Valojerdi, M., Karimian, L., Yazdi, P., Gilani, M. A., Madani, T., Baghestani, A. (2006): Efficacy of a human embryo transfer medium: a prospective, randomized clinical trial study. Journal of Assisted Reproduction and Genetics 23, 207–212

Van den Broeck, U., Emery, M., Wischmann, T., Thorn, P. (2010): Counselling in infertility: Individual, couple and group interventions. Patient Education and Counseling 81, 422–428

Vayena, E., Rowe, P. J., Griffin, P. D. (2002): Current Practices and Controversies in Assisted

Reproduction. World Health Organization, Geneva

Wacker, B. (2000): Auslandsadoption in Deutschland. Eine kritische Analyse des Status quo aus der Sicht von terre des hommes. In: Paulitz, H. (Hrsg.), Adoption: Positionen, Impulse, Perspektiven. C. H. Beck, München, 216–231

Wallace, W. H. B., Kelsey, T. W. (2010): Human Ovarian Reserve from Conception to the Menopause. PLoS ONE 5, e8772

Wang, Y. A., Kovacs, G., Sullivan, E. A. (2010): Transfer of a selected single blastocyst optimizes the chance of a healthy term baby: a retrospective population based study in Australia 2004–2007. Human Reproduction 25, 1996–2005

Weissman, A., Gotlieb, L., Ward, S., Greenblatt, E., Casper, R. F. (2000): Use of the Internet by infertile couples. Fertility and Sterility 73, 1179–1182

White, Y. A. R., Woods, D. C., Takai, Y., Ishihara, O., Seki, H., Tilly, J. L. (2012): Oocyte formation by mitotically active germ cells purified from ovaries of reproductive-age women. Nat Med 18, 413–421

WHO (1993): WHO laboratory manual for the Examination and processing of human semen. 3. Aufl. World Health Organization, Geneva

– (2010): WHO laboratory manual for the Examination and processing of human semen. 5. Aufl. World Health Organization, Geneva

Wingert, S., Harvey, C. D. H., Duncan, K. A., Berry, R. E. (2005): Assessing the needs of assisted reproductive technology users of an online bulletin board. International Journal of Consumer Studies 29, 468–478

Winkler, D. (2005): Psychische, physische und sozioökonomische Folgen für Familien nach der Geburt höhergradiger Mehrlinge (Dissertation, unveröffentlicht), Frauenklinik Großhadern. Ludwigs-Maximilians-Universität, München

Wisborg, K., Ingerslev, H. J., Henriksen, T. B. (2010): IVF and stillbirth: a prospective follow-up study. Human Reproduction 25(5), 1312–1316

Wisch, S., Dye, L., Stöbel-Richter, Y., Borkenhagen, A., Strauß, B. (2005): Einstellungen zu Eizellspende, Leihmutterschaft und reproduktivem Klonen – Ergebnisse eine Befragung unter Ärztinnen und Ärzten. Journal für Reproduktionsmedizin und Endokrinologie 5, 312

Wischmann, T. (2003): Psychosoziale Aspekte bei Fertilitätsstörungen. Der Gynäkologe 36, 125–136

– (2004): „Heidelberger Kinderwunsch-Sprechstunde“ – Psychosomatische Beratungs- und Betreuungskonzepte für Paare mit unerfülltem Kinderwunsch (Habilitationsschrift, unveröffentlicht), Medizinische Fakultät. Universität Heidelberg, Heidelberg

– (2006a): Die Zukunft der menschlichen Reproduktion – „Krieg der Klone“? Geburtshilfe und Frauenheilkunde 66, 192–195

– (2006b): Psychogenese von Fertilitätsstörungen. Eine Übersicht. Geburtshilfe und Frauenheilkunde 66, 34–43

– (2006c): Ungewollte Kinderlosigkeit – Ein brennendes Problem: Aus psychologischer Sicht. In: Paulitz (2006), 32–42

– (2008a): „Paracyclische Ovulationen“ und „Schreckblutung“ – Zur Rezeption der Arbeiten Hermann Stieves in der psychosomatischen Gynäkologie. gynäkologische praxis 32, 709–713

– (2008b): Psychosoziale Aspekte der Spendersamenbehandlung – eine Übersicht. Geburtshilfe und Frauenheilkunde 68, 1147–1153

– (2008c): Psychologische Aspekte bei Endometriose und Kinderwunsch – einige kritische Anmerkungen. Geburtshilfe und Frauenheilkunde 68, 231–235

– (2008d): Psychosoziale Entwicklung von IVF-Kindern und -Eltern. Journal für Reproduktionsmedizin und Endokrinologie 6, 329–334

– (2009a): Implikationen der psychosozialen Unterstützung bei Fertilitätsstörungen – eine kritische Bestandsaufnahme. Journal für Reproduktionsmedizin und Endokrinologie 6, 214–222

– (2009b): Bedeutung einer begleitenden psychologischen Behandlung. Gynäkologische Endokrinologie 7, 93–98

– (2009c): Sexualstörungen bei Paaren mit Kinderwunsch. Sexuologie 16, 111–121

– (2011): „Paracyclische Ovulationen“ und „Schreckblutung“ – Eine Fortsetzung. In: Ditz, S., Schlehofer, B., Siedentopf, F., Sohn, C., Herzog, W., Rauchfuß, M. (Hrsg.), Nichts ist unmöglich?! Frauenheilkunde in Grenzbereichen. Beiträge der 39. Jahrestagung der Deutschen Gesellschaft für Psychosomatische Frauenheilkunde und Geburtshilfe 2010. Mabuse-Verlag, Frankfurt/M., 147–152

– (2012a): Funktionelle Sterilität und Infertilität/psychogene Fertilitätsstörung. In: Rauchfuß, M., Weidner, M., Neises, M. (Hrsg.), Leitfaden Integrierte Psychosomatische Frauenheilkunde. Deutscher Ärzteverlag, Köln, 238–245

– (2012b): Psychosoziale Beratung bei Wunsch nach Gametenspende. In: Dorn, A., Kimmich-Laux, D., Richter-Appelt, H., Rauchfuß, M. (Hrsg.), Die Psyche im Spiegel der Hormone. Beiträge der 40. Jahrestagung der Deutschen Gesellschaft für Psychosomatische Frauenheilkunde und Geburtshilfe 2011. Mabuse-Verlag, Frankfurt/M., 229–238

–, Stammer, H. (2010): Der Traum vom eigenen Kind. Psychologische Hilfen bei unerfülltem Kinderwunsch. 4. Aufl. Kohlhammer, Stuttgart

–, Korge, K., Scherg, H., Strowitzki, T., Verres, R. (2012): A Ten-Year Follow-Up Study on Psychosocial Factors Affecting Couples after Infertility Treatment. Human Reproduction 27

–, Scherg, H., Brähler, E. (2002): Beziehungsmuster ungewollt kinderloser Paare im Gießen-Test. Zeitschrift für Klinische Psychologie, Psychiatrie und Psychotherapie 50, 409–426

–, –, Strowitzki, T., Verres, R. (2009): Psychosocial characteristics of women and men attending infertility counselling. Human Reproduction 24, 378–385

–, Stammer, H., Gerhard, I., Verres, R. (1997): „Heidelberger Kinderwunschsprechstunde“ – Ein Modell psychosomatischer Beratung von Paaren mit unerfülltem Kinderwunsch. Geburtshilfe und Frauenheilkunde 52, 405–412

–, –, Scherg, H., Gerhard, I., Verres, R. (2001): Psychological characteristics of infertile couples: A study by the “Heidelberg Fertility Consultation Service”. Human Reproduction 16, 1753–1761

Worrilow, K. C., Eid, S., Matthews, J. M., Pelts, E. J., Khoury, C., Liebermann, J. (2009): A multisite clinical trial evaluating PICSI versus intracytoplasmic sperm injection (ICSI): positive clinical outcomes observed in a prospective, randomized and double-blinded study. Fertility and Sterility 92, S36–S37

www.wunschkinder.net (zitiert am 26.05.2010 im „Kinderwunsch-Forum“; letzter Zugriff: 07.08.2011)

Zart, B. (2008): Paare stärken. Deutsche Hebammenzeitschrift 9, 32–35

Zegers-Hochschild, F., Adamson, G. D., de Mouzon, J., Ishihara, O., Mansour, R., Nygren, K., Sullivan, E., van der Poel, S. (2009): The International Committee for Monitoring Assisted Reproductive Technology (ICMART) and the World Health Organization (WHO) Revised Glossary on ART Terminology, 2009. Human Reproduction 24, 2683–2687

Zhu, J. L., Hvidtjørn, D., Basso, O., Obel, C., Thorsen, P., Uldall, P., Olsen, J. (2010): Parental infertility and cerebral palsy in children. Human Reproduction 25, 1342–1345

Sachregister

Leseprobe aus:

Nina Knoll / Urte Scholz / Nina Rieckmann:
Einführung Gesundheitspsychologie

1 Einführung

Gesundheitspsychologie ist eine Subdisziplin der Psychologie, die sich in den 80er Jahren als eigenständiges Fach in Forschung und Lehre etabliert hat und ein rapides Wachstum erlebt. Sie integriert Fragestellungen und Wissen aus allen Bereichen der Psychologie und den Gesundheitswissenschaften. Ihr Gegenstand sind psychologische Prozesse, die bei der Förderung und Erhaltung von Gesundheit, Vermeidung von Krankheit und in der Gesundheitsversorgung und Rehabilitation eine Rolle spielen (Matarazzo 1980).

Gesundheitspsychologen untersuchen, wie Verhalten, Kognitionen, Emotionen, Motivation und Persönlichkeit einer Person ihre Gesundheit beeinflussen. Zu den zentralen Forschungsfragen der Gesundheitspsychologie gehören: „Welche Verhaltensweisen fördern den Erhalt von Gesundheit?", „Was sind wirksame Maßnahmen zur Prävention von Krankheiten?" und „Welche Faktoren fördern die Lebensqualität bei vorhandener Krankheit?"

Die Gesundheitspsychologie gehört zu den anwendungsbezogenen Fächern der Psychologie. Innerhalb der Gesundheitspsychologie kann man dennoch grundlagenbezogene Forschungsfelder von den rein angewandten Forschungsgebieten unterscheiden. Spezifische Grundlagen-Forschungsfelder sind beispielsweise gesundheitsrelevantes Verhalten (z.B. Ernährung), Stressbewältigung, Risikowahrnehmung oder subjektive Krankheitstheorien. Dabei werden sowohl individuelle Faktoren wie Persönlichkeit, konstitutionelle Veranlagung, Informationsverarbeitungsprozesse als auch soziale Faktoren wie soziale Netzwerke, konkrete Unterstützungsleistungen, Verhaltensnormen, Zugang zu medizinischen Versorgungssystemen berücksichtigt. Die angewandte Gesundheitspsychologie beschäftigt sich mit der Entwicklung und Evaluation von Gesundheitsförderungsprogrammen.

Kennzeichnend für die Gesundheitspsychologie als wissenschaftliche Disziplin ist die Integration von Befunden aus verschiedenen Bereichen der Psychologie wie Sozialpsychologie, Wahrnehmungs- und kognitive Psychologie, Entwicklungspsychologie sowie die Verpflichtung gegenüber dem biopsychosozialen Modell (s. Abschnitt 1.1.2).

Dabei versteht sie sich

> „als ein neues psychologisches Fach, das sich mit den Entstehungsbedingungen und der Prävention von gesundheitlichen Störungen und Risikofaktoren befasst. Dies geschieht unter Rückgriff auf Erkenntnisse anderer psychologischer Fächer und unter besonderer Berücksichtigung protektiver Faktoren von Gesundheit.“ (Schwarzer 2001)

1.1 Was ist Gesundheit? Das biomedizinische und das biopsychosoziale Modell

Die Erforschung des Zusammenspiels zwischen psychischen und somatischen (körperlichen) Phänomenen hat eine lange Tradition in der Psychologie. Die Untrennbarkeit dieser beiden Phänomene wird durch empirische Befunde verschiedener Disziplinen verdeutlicht. Sie haben gezeigt, dass z.B. das Immunsystem von emotionalen Zuständen beeinflussbar ist oder dass genetische Veranlagungen und Verhaltensweisen in der Entstehung von Krankheiten interagieren. Diese Erkenntnisse sind allerdings neueren Datums, und Bemühungen, daraus resultierende Präventionsideen in die Versorgungsstruktur somatischer Erkrankungen zu übertragen, sind andauernd.